Urologic Surgery Next

4

■担当編集委員
土谷順彦
山形大学医学部腎泌尿器外科学講座 教授

■編集委員
荒井陽一
宮城県立がんセンター 総長/東北大学 名誉教授
髙橋　悟
日本大学医学部泌尿器科学系泌尿器科学分野 主任教授
山本新吾
兵庫医科大学泌尿器科学講座 主任教授
土谷順彦
山形大学医学部腎泌尿器外科学講座 教授

オープンサージャリー

MEDICAL VIEW

本書では，厳密な指示・副作用・投薬スケジュール等について記載されていますが，これらは変更される可能性があります。本書で言及されている薬品については，製品に添付されている製造者による情報を十分にご参照ください。

Urologic Surgery Next No.4
Open Surgery
(ISBN978-4-7583-1333-9 C3347)

Editor: Norihiko Tsuchiya

2019. 4. 1 1st ed

Printed and Bound in Japan

Medical View Co., Ltd.
2-30 Ichigayahonmuracho, Shinjyukuku, Tokyo, 162-0845, Japan
E-mail ed @ medicalview.co.jp

「Urologic Surgery Next」シリーズ

刊行にあたって

近年の泌尿器科手術の進化はめざましい。既に普及しているエンドウロロジー，腹腔鏡手術は，機器の進歩と相まってさらに洗練されてきた。近年，手術支援ロボットの導入により泌尿器科手術はさらに大きく変貌した。前立腺全摘術の多くがロボット支援下に行われ，腎部分切除術や膀胱全摘術にも適応が拡大されてきている。このような背景を踏まえて，現在の泌尿器科手術の実際をまとめた新たな手術シリーズとして「Urologic Surgery Next」シリーズを刊行することとなった。

本シリーズでは，これまで「Urologic Surgery」シリーズ全12巻(2000～2002年)，「新Urologic Surgery」シリーズ全8巻(2009～2011年)が刊行され，いずれも好評を得てきた。最初のシリーズの刊行は泌尿器腹腔鏡手術の多くが保険収載されていなかった時期であり，第1巻としてエンドウロロジー，第2巻として泌尿器腹腔鏡手術が上梓されている。次の新シリーズは臓器別・疾患別の構成となり，低侵襲手術の普及を反映して，各巻にエンドウロロジー，腹腔鏡手術，開放手術が併記して解説されている。

前シリーズ刊行後の2012年は，ロボット支援腹腔鏡下前立腺全摘術が保険収載され，文字通り本邦におけるロボット手術元年となった。その後のロボット手術の普及は急速であり，標準手術の一つとして定着している。腹腔鏡手術においては，泌尿器腹腔鏡技術認定制度の発足後10年以上が経過し，より洗練された標準術式として進化してきた。細径尿管鏡の開発などによりエンドウロロジーもさらに進化を遂げている。今後，手術開発と教育は新たな局面を迎えていると言えよう。

今回，シリーズ3作目として発刊される「Urologic Surgery Next」シリーズでは，最近の手術の進歩を踏まえ，以下の編集方針にて企画された。

1. Urologic Surgeryシリーズの中でも進化した術式を重点的に解説する。
2. 主にアプローチ別に構成し，必要な解剖，基本手技，トラブルシューティングなどを充実させる。
3. 主要な術式では，テーマ・ポイントを絞った手術手技の解説を設ける。
4. オープンサージャリーを一つの巻にまとめ，到達法，代表的な術式，血管処理，などを詳述する。
5. これまでのシリーズと同様に，イラストを駆使して視覚的にわかりやすい記述とする。

執筆は第一線で活躍されておられる若手の術者にお願いした。本シリーズが多くの泌尿器外科医の日々の研鑽に役立てられることを願っている。

2018年3月

編集委員　荒井陽一
高橋　悟
山本新吾
土谷順彦

序文

1804年（文化元年）華岡青洲が世界で初めて全身麻酔下で行った乳癌手術から2世紀が過ぎた。その歴史上の直近のわずか30年間でSurgery 1.0（開放手術）からより低侵襲を目指したSurgery 2.0（内視鏡手術），そしてSurgery 3.0（ロボット支援手術）へと外科手術は劇的な変化を遂げつつある。手術をソフトウエアに例えると，これらの変化はバージョンアップ，すなわち手術方式（概念）の一新ということになる。しかし，実際には全ての手術がロボット支援手術に置き換わっているわけではない。それぞれのバージョンは現在でも常にアップデート，すなわち術式の一部の更新が日々続けられているのである。本シリーズでは，荒井陽一先生の発案で腹腔鏡手術，ロボット支援手術，そして開放手術の3つのバージョンを独立した巻とした。このことは，3つの術式が混在する泌尿器科手術の現状を如実に反映しているものと考えている。

本巻で扱う開放手術の数は年々減少しており，今や若手の泌尿器科医の関心は腹腔鏡手術を通り越しロボット支援手術に向いている。しかし，多くの一般的な泌尿器科手術が腹腔鏡手術やロボット支援手術に置き換わった中で，開放手術が実臨床で担う役割はむしろ大きくなっているように感じられる。現在，開放手術の真価が最も発揮されるのは，内視鏡手術の適応外となるような高難度手術や拡大手術である。開放手術の熟達者が減少していく時代において，数少ない貴重な開放手術の症例から確かな技術を習得することは，これまで以上に重要性が増すのではなかろうか。

Surgery 1.0（開放手術）のアップデートには腹腔鏡手術やロボット支援手術の影響も少なくないと思われる。私自身も腹腔鏡手術の経験が開放手術に，ロボット支援手術の経験が腹腔鏡手術のスキルアップに大きく影響していることを実感している。本巻の発刊により3つの手術方法が出揃ったわけであるが，各手術法の限界と可能性を含めてこれらを読み比べていただくことをお勧めしたい。本巻のみならず異なる手術法の中から，読者の皆様方の開放手術におけるステップアップに繋がるヒントを探し出していただければ幸いである。

2019年2月

土谷順彦

執筆者一覧

担当編集委員

土谷順彦　山形大学医学部腎泌尿器外科学講座教授

執筆者（掲載順）

出口順夫　埼玉医科大学総合医療センター血管外科教授
仲西昌太郎　琉球大学医学部腎泌尿器外科学講座
斎藤誠一　琉球大学医学部腎泌尿器外科学講座教授
浦上慎司　虎の門病院泌尿器科医長
三宅秀明　浜松医科大学泌尿器科学講座教授
川村幸治　千葉大学大学院医学研究院泌尿器科学講師
今本　敬　千葉大学大学院医学研究院泌尿器科学講師
市川智彦　千葉大学大学院医学研究院泌尿器科学教授
吉村一宏　近畿大学医学部泌尿器科教授
植村天受　近畿大学医学部泌尿器科主任教授
藤﨑　明　自治医科大学医学部腎泌尿器外科学講座泌尿器科学部門講師
高山達也　自治医科大学医学部腎泌尿器外科学講座泌尿器科学部門准教授
森田辰男　自治医科大学医学部腎泌尿器外科学講座泌尿器科学部門講師
安部崇重　北海道大学病院泌尿器科講師
丸山　覚　北海道がんセンター泌尿器科医長
篠原信雄　北海道大学大学院医学研究科腎泌尿器外科学分野教授
冨田善彦　新潟大学大学院医歯学総合研究科腎泌尿器病態学分野・分子腫瘍学分野教授
西村和郎　大阪国際がんセンター泌尿器科主任部長
川島清隆　栃木県立がんセンター泌尿器科科長
古賀文隆　がん・感染症センター都立駒込病院腎泌尿器外科部長
井川　掌　久留米大学医学部泌尿器科学講座主任教授
末金茂高　久留米大学医学部泌尿器科学講座准教授
米瀬淳二　がん研有明病院泌尿器科部長
中川　徹　帝京大学医学部泌尿器科学講座主任教授
星　昭夫　筑波大学医学医療系腎泌尿器外科講師
河合弘二　筑波大学医学医療系腎泌尿器外科病院教授
井手健太郎　広島大学病院消化器外科・移植外科診療准教授
大段秀樹　広島大学病院消化器外科・移植外科教授
八木澤　隆　自治医科大学腎泌尿器外科学講座腎臓外科学部門教授
松浦朋彦　岩手医科大学泌尿器科学講座助教
加藤廉平　岩手医科大学泌尿器科学講座助教
小原　航　岩手医科大学泌尿器科学講座教授
西田隼人　山形大学医学部腎泌尿器外科学講座助教
土谷順彦　山形大学医学部腎泌尿器外科学講座教授

Urologic Surgery Next No.4 オープンサージャリー

目 次

I

血管を扱うための手術器具と基本手技

I

血管を扱うための手術器具と基本手技

埼玉医科大学総合医療センター血管外科教授　**出口順夫**

昨今では，腹部，骨盤内悪性腫瘍に対する手術において，その遠隔成績向上のために拡大切除など血管を含む組織の手術操作が要求されることが多くなり，その分野でも血管外科基本手技を習得することは必要条件となりつつある。逆に，基本操作が間違っていると，術後早期の虚血やうっ血による臓器障害を起こすなど術後成績に直接影響する事態になる。

本項では，血管手術の手技と必要な器材について，泌尿器科手術を想定して基本的事項を記述する。

血管手術に必要な器材

血管手術に必要な器材は，血管内膜に対する損傷が少なく，かつ手術操作に適したものでなくてはならず，通常使用する器材を不用意に使用してはならない。

血管鉗子

血管鉗子は，十分な把持力で確実な血行遮断ができ，内膜損傷が少ないものを選ぶ必要がある。血管外科が一般的に扱う硬化性変化の強い動脈と異なり，泌尿器科で対象になる動静脈はおおむね正常に近いものであるため，軽度の損傷が血管の攣縮を起こすことがあるため，短時間の遮断でも血管用の遮断鉗子（DeBakey型，Cooley型の遮断鉗子やBulldog鉗子）を用いるのが安全である。Satinsky型の遮断鉗子も用いられる。血管鉗子の把持力を確かめるには，自分の拇指球を挟んで確かめることが多い。しっかり把持できて痛くないものが適当と考えてよい。

ときに，血管鉗子の代わりにバルーンを用いて血流を遮断することがある。これは，血管を押しつぶさない，狭い術野でも使用できるという利点があるものの，内膜を直接圧迫することから，適度の強さで圧迫する必要があり，限られた血管に慣れた術者が使用するのが望ましい。

持針器

繊細な操作となるためMattew型持針器は用いられず，吻合時にも針先が見えやすいHegar型持針器が用いられる。ただ，6-0より細い縫合糸を使用する場合は，Jacobson型の持針器が使いやすい。

鑷子

一般的には血管鑷子といえばDeBakey型のものを指すが，実際には把持力が強すぎ，動脈を直接把持すると内膜損傷を起こすので注意が必要である。また，出血時に不用意に静脈壁を把持すると，その結果静脈壁損傷を起こし，より止血に難渋する事態になることを銘記すべきである。筆者は，ダイアモンドなど超硬チップ付き鑷子もしくはマイクロ用の血管鑷子を好んで使用している。

剪刀

血管周囲の剥離には，緩やかに彎曲し先端が鈍であるMetzenbaum型が使いやすい。Mayor型は少し太い印象があるが，好みで使用される。血管壁の吻合の際には，真っ直ぐに血管壁を切り開く必要があるので，Potts型剪刀が用いられる。

血管テープ

血管手術においては，血管を周囲組織から十分に剥離し，愛護的に血管を保持する必要が生じるが，そのために血管テープを用いることが便利である。血管テープでの適切な血管確保は血管鉗子の操作が容易となり，不測の出血にも素早く安全に対処することができる。通常は，中小動脈，静脈の保持にはゴム製のベッセルループが使用される。

血管縫合糸

血管縫合糸は，①血栓をつくりにくい，②抗張力が強く体内で劣化しない(吸収されない)，③滑りがよくて組織を損傷しない・外膜を内腔へ引きずり込まない，という条件が必要である。この条件を満たすものとして，一般的には非吸収糸で滑りのよいポリプロピレンモノフィラメント糸(プロリーン®，ネスピレン®，サージリン®など)が使用される。針は，丸針がよく用いられるが，針の一部を鋭利にカットしている糸もある。針の彎曲は3/8周と1/2周のものがあり，対象の血管の大きさや術野の深さなどで選択される。腎動脈には5-0，6-0サイズが用いられる。腎静脈も同様のサイズが用いられるが，静脈は大きい針を確実にかけたほうが裂けないため，ワンサイズ大きめの糸を使用することもある。

ヘパリン加生理食塩水

血管遮断の間は，常に血栓形成の危険があり，形成された血栓は遮断解除後に塞栓子として中枢・末梢の血管を閉塞させ，または，吻合部位での血栓閉塞の引き金になる可能性がある。そのため血管手術では，局所的あるいは全身的なヘパリン投与を行う。ヘパリン加生理食塩水(生理食塩水100mL当たり未分画ヘパリン1,000〜2,000単位入れて溶解する)を吻合部局所にかけて内腔を洗浄する。細いフィブリン糊様血栓でも十分に血栓閉塞の原因となることを知るべきである。

血管手術基本手技

血管の露出

血管手術を行うにあたって，まず重要なことは，血管の十分な剥離である。健常な血管まで露出することは，吻合や遮断に伴うさまざまな血管損傷を防ぐことになるだけでなく，手術操作自体が容易になり，良好な結果につながる。動脈はvaso vasorumが透けて見えるところが良い剥離層であり，静脈も脂肪が付着していない青く透見できるところが良い剥離層である。顕微鏡的には外膜の外のlooseな部分が最も剥離には良い層となる。また，手順として血管は腹側から真っ直ぐに剥離して，観音開きに剥離を進めるのが損傷を少なくするコツである（図1～3）。

剥離の順番は中枢側より始め，末梢側，その間の分枝の順が原則であり，中枢側からの剥離により血管損傷を起こしても容易に出血のコントロールができる。剥離は血管壁にできるだけ接して施行することが基本であり，それにより随伴する静脈の損傷を予防することができる。

吻合する血管は，再建時，長軸方向に強い張力がかからないように十分に遊離する必要がある。無理な張力下での吻合は，吻合血管が裂ける原因になるだけでなく，内腔が狭くなり閉塞する原因となる。

基本的にはこの手技は，リンパ節郭清においても同様である。また，腫瘍が血管に浸潤している場合は，この剥離層で血管を分離することは困難になる。

血行遮断

血行遮断によって臓器が虚血やうっ血になるため，臓器ごとに常温下での安全な遮断時間を知っておく必要がある。もし，吻合に時間を要し，長時間の遮断時間が必要と考えられるときは，冷却食塩水の還流や，シャントチューブの挿入を検討することも有用である。遮断鉗子を用いるときは，中枢側から掛けるのが原則であり，ゆっくりとワンノッチずつ鉗子を掛けることが重要である。一般的には3～4ノッチくらいが適当である。必要以上に強く遮断をかけることは血管損傷に繋がる。また，遮断鉗子をどの向きにかけると吻合しやすいかイメージすることが大事である。つまり，実際の血管の吻合においては，どの程度血管を剥離して，どの向きで遮断鉗子をかけるかというデザインが，より早く確実な吻合を行うポイントになることを銘記すべきである。

血管切開

吻合において最も大切なことは，正しく血管を切開することといってよい。切開においては，対側の血管壁を損傷しない，切開線が斜めにならない，切開縁が不整にならない，などが重要である。そのためには，まず，尖刃メスで血管壁に穴を開け，Potts剪刀を挿入して刃先を持ち上げながら真っ直ぐに切開することがコツである。

図1 整形外科術中損傷後の右大腿動脈瘤
画面左奥（患者の右側背側）より損傷が加えられ，壁内血腫が透見される。テーピングは総大腿動脈，浅大腿動脈，大腿深動脈にかかっているが，この層での剥離が肝要である。

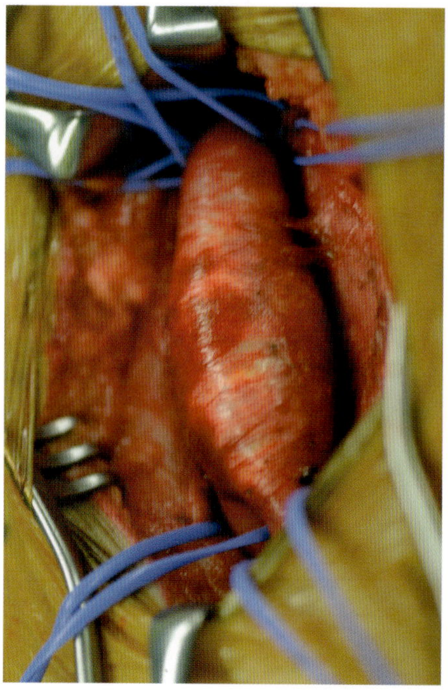

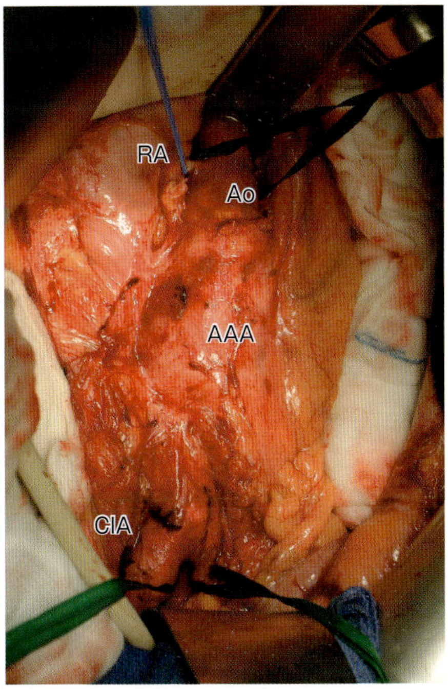

図2 **腹部大動脈瘤の動脈テーピング**
腎動脈分岐レベルから大動脈の拡張がみられ，右腎動脈（RA），腹部大動脈（Ao），両側総腸骨動脈（CIA）にテーピングが掛かっている。瘤（AAA）の剥離は行わない。

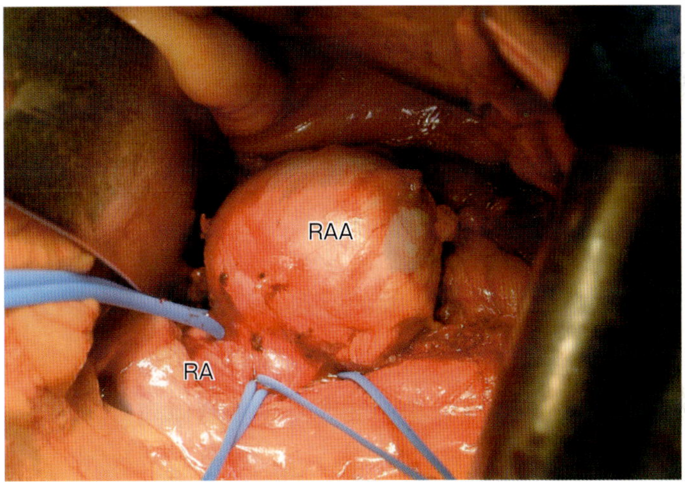

図3 **左腎動脈瘤の術中写真**
この場合でも嚢状の腎動脈瘤（RAA）は一部脂肪が付着しているが，瘤の流入および流出の腎動脈（RA）は通常の動脈の剥離ラインで剥離されている。

血管吻合

血管吻合は内膜同士を合わせるように外翻の全層一層縫合で行う。硬化性変化が強い動脈では，内膜剥離を予防するため，両端針を用い内膜から外膜へ針を出すようにするが，一般的に，外膜－内膜－内膜－外膜の順に通して連続縫合を基本とする。連続縫合は均等に力が加わり吻合部からの出血が少ないからである。

腎動脈，腸骨動脈などの中等度径の動脈吻合（図4）

内腔を確認して複数の結節縫合を置くのがよい。全部を結節にすると糸が多く煩雑となるので，両端の2点支持，もしくは，その間にさらに2点の4点支持で確実に血管内膜を合わせることが大事である。その間を連続で吻合していくが，支持糸の近くは内腔を見ながら吻合し，外膜が巻き込まれないように注意する。ある程度内腔が合ったら，支持糸を引っ張り縫合線が真っ直ぐになるようにすると縫いやすい。遮断鉗子をローテーションさせて，常に縫合ラインを手前にもってくるのも良い方法である。

図4 中等度径の動脈吻合

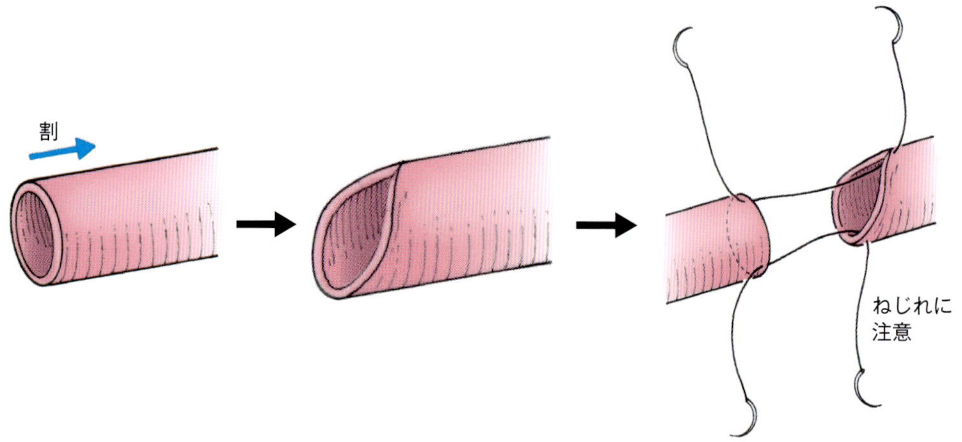

図5 動脈修復

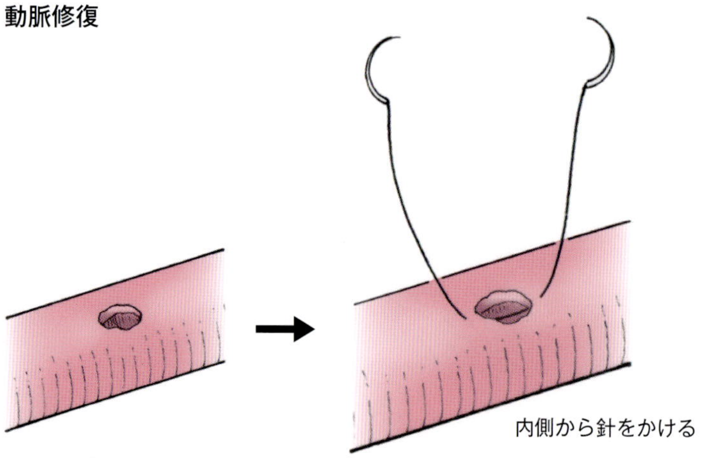

腎動脈，腸骨動脈などの中等度径の動脈修復（図5）

ある程度細い血管を修復する場合は，長軸方向に，内腔から針を通し，やや外反するように合わせることがコツである。完全に長軸に沿って損傷した場合は修復が難しくなることがある。

腎静脈，腸骨静脈などの中等度径の静脈吻合（図6）

静脈吻合は均等に力がかかり，裂けないようにするため連続縫合が基本である。しかし，巾着様の狭窄をつくることになるので注意が必要である。両端に2点支持糸を置き，もう1本の糸で後壁をからげて，両端にかけた糸を互いに引っ張りながらその糸を締めるようにすると巾着になるのが予防される。Starzlらが提唱している，直径の1/3程度の余裕を残して結び目をつくる，いわゆるgrowth factor techniqueも行われるが，実際の加減が難しい。

静脈損傷のときは出血点を指で押さえ，少し離れたところから糸をかけ，止血の指をずらしながらかがり縫いをすると止血を行いやすい。このときプレジェットを用いると，結紮のときの静脈の裂け込みが予防できる。

吻合部からの出血の対処法（図7）

遮断を解除した後は，血流を再開して吻合部を膨らませることが大事である。一呼吸おいて吻合部を確認し，拍動性出血をみた場合は中枢のみ遮断鉗子をかけ，出血点を塞ぐように結節で浅く針を掛ける。針穴の出血の場合は，焦らず押さえるとほとんどの場合は止血される。静脈の場合は裂けやすいので，ある程度しっかり血管壁をとって止血する。結節が基本であるが，場合によってはマットレスで掛ける。

図6 静脈吻合

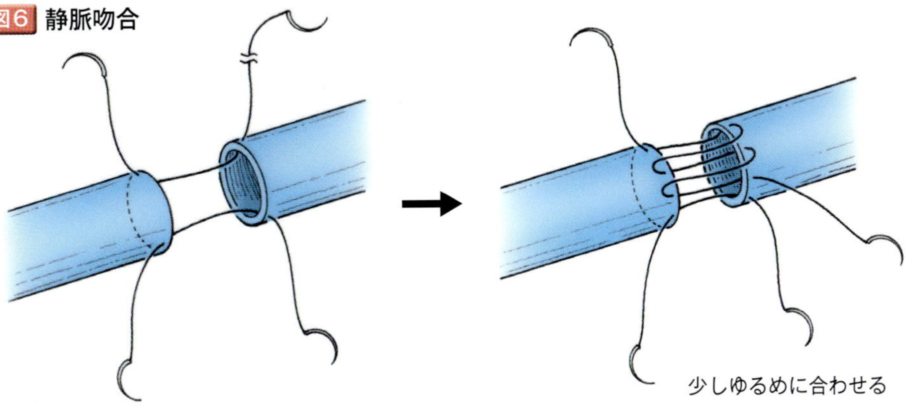
少しゆるめに合わせる

図7 吻合部からの出血

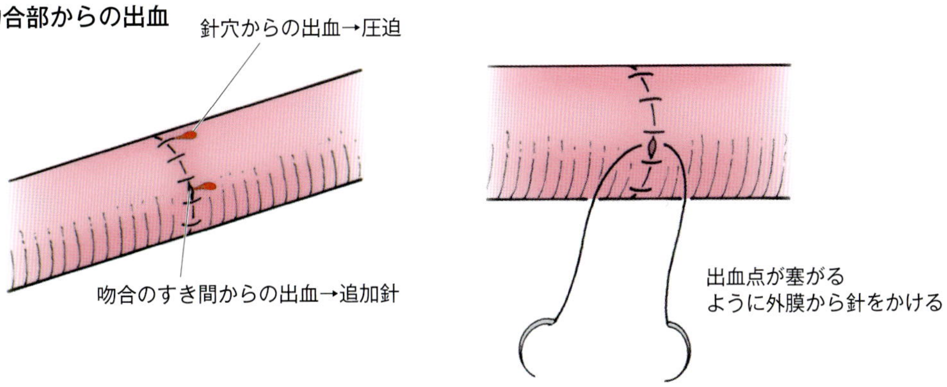
針穴からの出血→圧迫
吻合のすき間からの出血→追加針
出血点が塞がる
ように外膜から針をかける

おわりに

血管手術では，手術部位での出血，狭窄，血栓閉塞などが起こりやすく，一般外科手術に比べ困難と思われているが，注意する点を理解し，基本原則どおりに施行すれば特殊な手技を要するものではない。落ち着いて対応することにより，不用意な操作を避けることが肝要である。

Ⅱ アプローチ法

腎・副腎への経後腹膜到達法
経第11肋骨ならびに第12肋骨後腹膜アプローチ法

琉球大学医学部腎泌尿器外科学講座　仲西昌太郎
琉球大学医学部腎泌尿器外科学講座教授　斎藤誠一

外側腹壁の解剖

われわれ泌尿器科医が主に扱う後腹膜腔アプローチによる腹壁解剖の構成は，浅層から皮膚，主に脂肪からなる皮下組織（浅筋膜），筋と腱，横筋筋膜，腎傍脂肪体（いわゆるflank pad），外側円錐筋膜の順に構成される。

外側腹壁には対になった3つの筋がある。すなわち外腹斜筋，内腹斜筋，腹横筋である。これらの包囲性筋束は互いに交差する。外側2層の筋束は互いに対角に走行し，主な部位は直角に交差する。3層目の腹横筋は横走する。これら3枚の筋は前方内側で厚いシートのような腱膜に移行する。外腹斜筋，内腹斜筋，腹横筋それぞれの起始，停止，神経支配を 表1 に示す。

神経血管面（neurovascular plane）は，外側腹壁では内腹斜筋と腹横筋の間に存在し，肋間では内肋間筋と最内肋間筋の間に肋間動静脈および肋間神経として位置する。なお肋間筋は，外側から内側に向かって外肋間筋（外腹斜筋に連続する），内肋間筋（内腹斜筋に連続する），最内肋間筋から構成される。外側腹壁の神経血管面にこの壁に分布する神経と血管が含まれ，腹壁の前部で神経・血管は神経血管面から離れ，多くは皮下組織に存在するようになる。

腎・副腎への経後腹膜到達法

経第11肋骨後腹膜アプローチ法のほうが，経第12肋骨後腹膜アプローチ法に比較して汎用性が高い。副腎への到達や，より直視下に腎門部が観察できること，腎部分切除術において腎のあらゆる部位を容易に手術できる点でも優れている。

経第12肋骨後腹膜アプローチ法では腎を引き出すような形の操作となる。特に肥満で腎周囲脂肪組織が非常に厚い場合には，腎静脈が過伸展し損傷するリスクがあるため，筆

表1 外側斜筋，内側斜筋，腹横筋の起始，停止，神経支配

筋	起始	停止	神経支配
腹横筋	第12肋軟骨の内面，胸腹筋膜，腸骨稜，鼠径靱帯の外側1/3	内腹斜筋の腱膜のついている白線，恥骨稜，結合腱を介して恥骨櫛	胸腹神経（胸神経下部6本の前枝）と第1腰神経
内腹斜筋	胸腹筋膜，腸骨稜の前2/3，鼠径靱帯の外側1/2	第10～12肋骨下縁，結合腱を介して恥骨櫛	
外腹斜筋	第5～12肋骨の外面	白線，恥骨結節，恥骨稜の前1/2	胸腹神経（胸神経下部5本【第7～11胸神経】）と肋下神経

者らはこのような状況では経第11肋骨アプローチ法を勧めたい。経第11肋骨アプローチ法の短所はやや時間が余分にかかることであるが，その後の操作のしやすさを考慮すればあまり大きな問題ではない。

注意するポイント

第11肋骨上切開を行う場合は，肋骨の直下に胸膜が来ているので注意が必要である。肋骨を切除後，胸膜を確認し（横隔膜の厚みと広がりによっては胸膜が確認できない場合もある），外側の横隔膜脚を切開し，緊張を取り，胸膜を頭側に逃がす。

手技の流れ

体位は患側を上にした側臥位，いわゆる腎摘位とする。腋窩に枕を入れ，神経圧迫を予防する。患側の下肢（上になっている）は伸展し，対側の下肢（下になっている）は屈曲させ，膝，踝の下に枕を置く。さらに手術台の頭側，足側ともに下げ，側腹部を上げるジャックナイフ位を取る。肩甲骨付近および骨盤部で，皮膚にパーミロール®を貼付し，その上に幅広のテープを貼り，体が前後に倒れないように手術台に固定する。

手術手技

経第11肋骨アプローチ

経第11肋骨アプローチの大まかなイメージとしては，第11肋骨切除後，第12肋骨の上縁から下縁に向かって第12肋骨の裏面で横隔膜を剥離するようにして（この操作により，胸膜損傷をまず回避できる），できるだけ横隔膜の体壁付着部（腰方形筋）で横隔膜を切離し，第11肋骨背側の後腹膜腔を展開する形とする。後腹膜側からと肋骨側から観察しながらの手術となるため，立体的なイメージが大切となる。

皮膚切開

皮膚切開は，固有背筋外縁の第11肋骨直上から，肋骨に沿って正中に向かう斜切開を置く。背側端を固有背筋外縁から始めるが，腹側端は腹直筋外縁の外側までとする。腎摘除術の場合は，肋骨先端から腹側へは横切開気味に置く。

皮下組織の切開

皮下組織を電気メスで切開し，背側では広背筋，下後鋸筋を電気メスの凝固で切開する。腹側では外腹斜筋を切開する（図1）。これらの操作で第11肋骨前面が露出される。肋骨の長軸に沿って切除予定の長さまで切開を伸ばす。

肋骨の剥離

肋骨の上縁，下縁に電気メスを当てるようにして外・内肋間筋および肋骨骨膜を肋骨から外す。肋骨裏面は肋骨の中央部で肋骨と肋骨骨膜の間にスペースをつくるようにする。この操作に際しては，指を用いて優しく剥離を行う。肋骨裏面の剥離は用指の代わりにラスパトリウム®を用いてもよい。肋骨中央部の裏面にある程度のスペースができたら，肋骨剪刀を用いて肋骨を切断する。末梢側の肋骨の切断端をコッヘルで把持し，肋骨裏面を用指もしくは電気メスで剥離する。肋骨の末梢端は肋軟骨となっていて，切れやすいので，肋軟骨ともども回収するように注意する。中枢側の肋骨は裏面をやはり指で優しく脊柱方向に剥離する。予定の肋骨切断ラインの少し手前で，肋骨剪刀を用いて切断し，その後，さらに肋骨断端が出っ張らないように肋骨をリュエル®で噛み落とし，断端をヤスリでならし，丸くなったことを確認する。

筋膜切開

肋骨先端部で，腹横筋筋膜，横筋筋膜を電気メスで小切開し，後腹膜腔に入る（図2）。後腹膜腔側から観察しつつ，第12肋骨上縁（肋間筋）を切離するが，この際，肋間神経は可及的に温存し，肋間動静脈の枝は適宜止血・切離する。第12肋骨上縁から下縁に向かって第12肋骨裏面で横隔膜を剥離する。横隔膜が体壁に付着している部位（腰方形筋）で横隔膜を切離することで（胸膜がよく見えない場合でもこの操作で胸膜損傷を避けることができる），横隔膜（ならびに胸膜）は挙上する。後腹膜腔も同時に展開しつつ，開創により胸膜に緊張がかからなくなるまで，横隔膜の体壁付着部を頭側に向かって切離する。以上の操作により胸膜に緊張がかからなくなり，安全に切開創を広げることが可能となる。

腹膜剥離

腹側に関しては，内腹斜筋と腹横筋の間に神経血管面が存在することを認識し，内腹斜筋切開時にそれを損傷しないよう注意する。腹横筋および横筋筋膜を切開する場合は，その内側にある腹膜に注意し，その折り返しを視認しながら，それを腹横筋および横筋筋膜から剥離し切開する（図3）。創を展開するために腹膜をある程度横筋筋膜から剥離しておくことが大事である。

以上の操作により後腹膜腔が十分展開されることとなる（flank padの除去以降の工程は別項を参照すること）。

経第12肋骨アプローチ

経第11肋骨アプローチの縮小版である。皮膚切開は，固有背筋外縁の第12肋骨直上から，肋骨に沿って正中に向かう斜切開を置く。背側端を固有背筋外縁から始めるが，腹側端は腹直筋外縁より背側で止める。腎摘除術の場合は，肋骨先端から腹側へは横切開気味に置く。以下，経第11肋骨アプローチで示した方法と同様にアプローチする。第12肋骨の中枢側（脊柱方向）では胸膜が伸びていることもあり，横隔膜切離時には胸膜損傷に気をつける。

処置のコツ

皮下組織の切開

皮下組織・外腹斜筋切開時，切断する肋骨を用指的に認識しながら，その直上を切開するように心がける。

肋骨の剥離

最初から肋骨直上をラスパトリウム®を用いて剥離することも可能だが，本解説のように電気メスで肋骨直上の骨膜をある程度切開し，骨膜の断端を視認し剥離を行ったほうが要する時間が短くなる。

図1 **第11肋骨上の外腹斜筋を切開したところ**

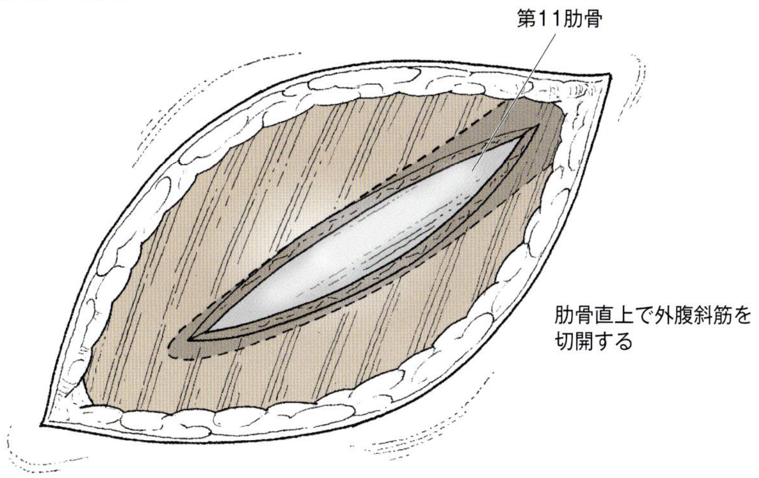

図2 **肋骨先端で腹横筋の一部を切開し後腹膜腔を展開したところ**

外側では腹横筋で覆われた内側に横隔膜，胸膜が存在する。

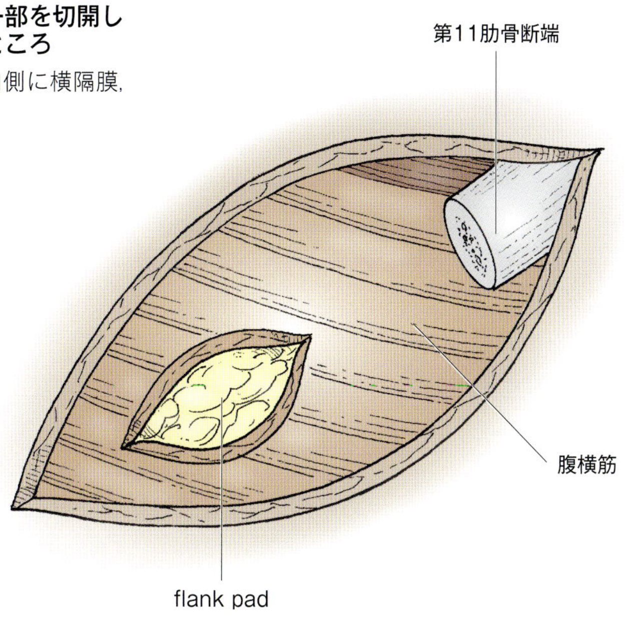

図3 **腹横筋の切開ライン**

横隔膜に関しては付着部で切開する。

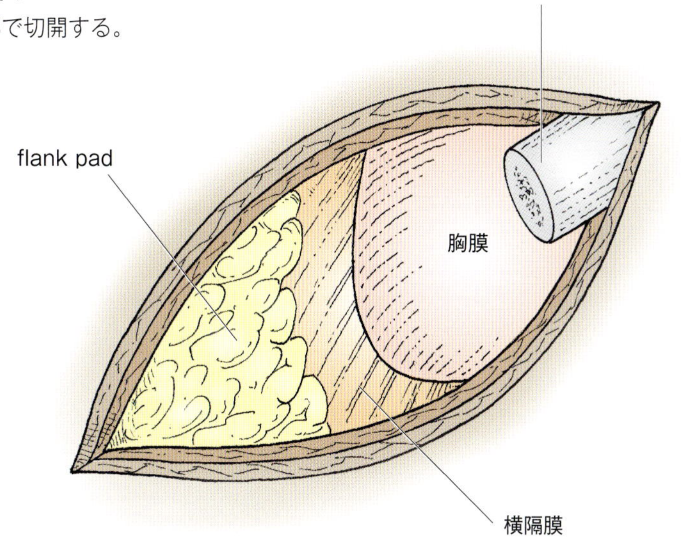

また，肋骨を剥離するとき，その操作を行う前に肋骨先端より腹側の外腹斜筋を切断しておいたほうが，創が展開しやすくなり広い術野での操作が可能となる。

トラブルシューティング

胸膜損傷

肋骨切除時に胸膜損傷を生じることがある。修復のポイントとして以下のことが挙げられる。

①まず胸膜損傷部を周囲組織から十分剥離し，修復時に損傷部に緊張がかかることを避ける。

②吸収糸で縫合閉鎖するが，そのまま閉鎖するのではなくネラトンカテーテルなどを胸腔内に留置し，肺を加圧してもらい胸腔内の空気を脱気（ネラトンカテーテルの一側端は胸腔内，もう一端は水の中に入れておく）し縫合閉鎖する。

経腹ならびに経胸腹アプローチ法（腎・副腎の大きな腫瘍に対する）

虎の門病院泌尿器科医長　浦上慎司

腎・副腎に到達する開放手術には経後腹膜到達法，経腹到達法，経胸腹到達法の3つのアプローチ法がある。本項では腎・副腎の大きな腫瘍に対する経腹，経胸腹の2つのアプローチ法について解説する。

適応，禁忌

巨大な腫瘍，周辺臓器に浸潤を疑う腫瘍，下大静脈腫瘍塞栓のある腫瘍，広範なリンパ節郭清を必要とする腫瘍は，経腹と経胸腹の2つのアプローチ法が良い適応となる。

基本的には大血管へのアプローチが容易である経腹アプローチを選択するが，横隔膜を押し上げる腎上極や副腎の大きな腫瘍や肝あるいは脾膵背面の腫瘍の場合は，腎・副腎の上方後方からのアプローチが可能で，肝・脾・膵など周囲臓器の可動性も増し広い術野を得ることができる経胸腹アプローチを選択する。特に巨大な褐色細胞腫の場合，背側に豊富な血管が流出入するが，経胸腹アプローチでは腫瘍背側へのアプローチが容易で，早期にこれらの血管を処理可能なため，出血・血圧コントロールに有効である。

一方，経胸腹アプローチは，開胸による心肺機能に及ぼす麻酔のリスク，大きな術創による術後創痛，腸管切除や腸管損傷の考えられる症例では術野汚染拡大のリスクなどがある。また，腫瘍被膜損傷や周囲への浸潤の可能性が高い場合は，胸腔内播種など余計なリスクを負う。

選択したアプローチにより，手術の難易度に格段の差が生じる場合があるので，各々の利点と欠点をよく理解したうえで，適切なアプローチを選択すべきである。

術前検査，術前準備

腎・副腎の大きな腫瘍では，進展度を正確に評価し，手術方法や手術アプローチを十分に検討し，手術侵襲に応じて術前のリスク評価を十分に行う。特に開胸の必要がある場合は，閉塞性換気障害や肺塞栓症の有無など心機能・呼吸機能の評価は慎重に行う必要がある。また，副腎腫瘍の場合は，内分泌学的検査は必須である。

麻酔

胸部硬膜外麻酔を併用した気管内挿管による全身麻酔を原則とする。経胸腹アプローチの場合も基本的には分離肺換気とせず，胸腔にタオルを入れて肺を保護する。

手術手技

経腹到達法

体位

腎門が前面に挙上されるよう腰背部にクッションを入れた仰臥位（図1a）とする。

Advanced Technique

腎外側あるいは背側に腫瘍が大きく張り出している場合は，外側・背側が処理しやすいように，患側背部にクッションを入れた約30°の半側臥位で，腰部で手術台を折り，患側腹部を過伸展させるジャックナイフ体位とするとよい（図1b）。

切開（図1a）

基本に筋断裂がなく疼痛の少ない正中切開（図1a①）としている。症例に応じて横切開(chevron切開)（図1a②），L字あるいは逆L字切開(flap切開)（図1a③）などもある。

正中切開

皮膚切開は剣状突起から臍を迂回し，臍下まで置く。皮下脂肪を切開し，腹直筋前鞘を露出，白線で切開する。なるべく腹直筋を損傷しないように分けて，腹直筋後鞘を切開する。腹膜前脂肪が厚いことがあるので，少しずつ切開し，腹膜を同定し有効鑷子で薄く保持し，メッツェンバウムで切開する。

Advanced Technique

腹壁に癒着している腸管の損傷を避けるため，肝臓の直上で腹膜を切開するとよい。

図1 経腹到達法の体位と皮膚切開

ⓐ腎門が前面に挙上されるように腰背部にクッションを入れた仰臥位。皮膚切開ライン正中切開(①)，横切開(chevron切開：右)(②)，逆L字切開(flap切開：右)(③)を記した。

ⓑ腎外側あるいは背側に腫瘍が大きく張り出している場合の経腹到達法の体位。患側背部にクッションを入れた約30°の半側臥位で，患側腹部を過伸展させるように腰部で手術台を折るジャックナイフ体位である。

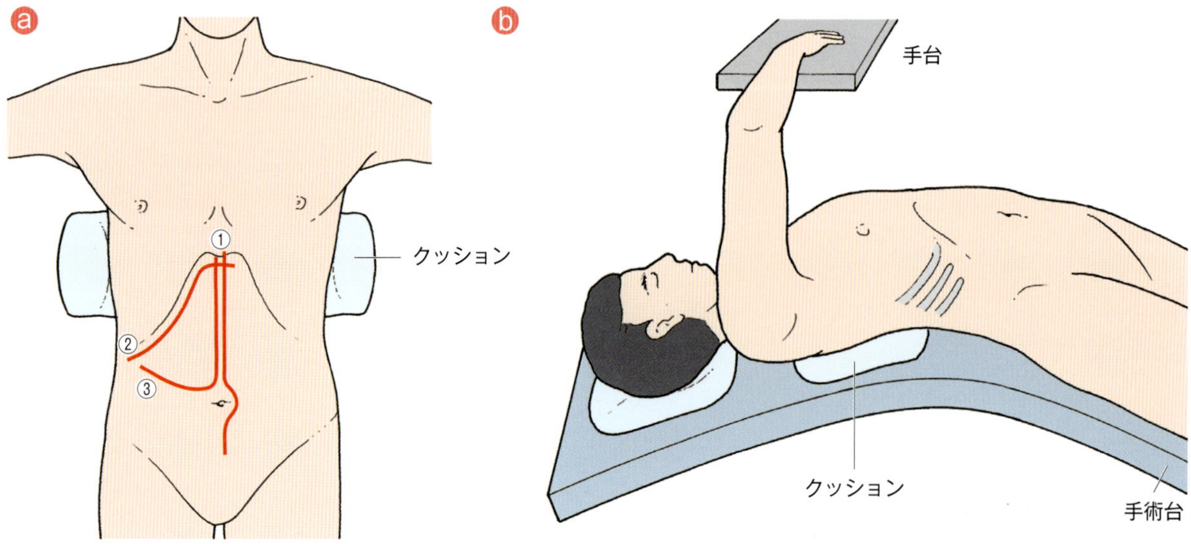

1カ所腹腔に入れば，そこから腹壁への大網や腸管の癒着がないか確認し，指2本を腹腔に入れ，腹膜と筋肉を持ち上げて，指の間でそれらを電気メスで切開する。また腫瘍が大きく，腎外側の視野が悪い場合は，皮膚切開を適宜尾側に延長する。

横切開（chevron切開）

腎上極腫瘍や肥満患者で有効な切開である。皮膚切開は剣状突起から患側の11肋骨先端，前腋窩線まで肋骨弓の2横指尾側を肋骨弓下に沿って弓状切開する。肋骨弓に近いと閉創のときに筋層が収縮して針がかけにくいので注意する。視野が悪い場合は，正中を越えて，非患側に2～3cm切開を伸ばす。皮下脂肪を切開すると腹直筋前鞘と外腹斜筋筋膜が出てくるので，それを切開後，中央で腹直筋と外側で外腹斜筋を横断，中央で腹直筋後鞘を切開し，外側では内腹斜筋と腹横筋を切開すると腹膜が現れる。なお，腹直筋の裏に上腹壁動静脈が上下に走行するので止血する。

L字あるいは逆L字切開（flap切開）

腎外側の巨大な腫瘍で有効な切開である。皮膚を剣状突起から臍上まで正中切開し，その後患側11肋骨先端，前腋窩線に向けて外側に横切開し，結果L字あるいは逆L字切開となる。横切開よりも広く展開できるが，創が大きいため，閉創に時間を要し，術後の疼痛も大きい。

術野展開

術者や助手が自由に両手を使用できるように，手術台固定型開創器としてオムニトラクトリトラクター®やグレイマルチフレックスリトラクター®を使用する。頭側の視野が悪い場合は，別途，肋骨弓にケント牽引開創器を追加装着することで，頭側からの強い牽引による良好な視野の展開が可能となる（図2）。

右側では，上行結腸を手で把持して内側に牽引し，上行結腸外側の腹膜を回盲部から頭側にToldt白線で切開し横隔膜結腸靱帯を切断する。肝を頭側，横行結腸・腎を尾側に牽引して肝下面に沿って肝結腸間膜，続いて肝腎間膜を下大静脈まで腹膜切開し，結腸間膜とGerota筋膜前葉の間で粗な結合織としてみえる癒合筋膜を電気メスで切開・剥離すると，上行結腸・十二指腸が内側に脱転する（Kocher maneuver）（図3：肝も同時に脱転している図）。

Advanced Technique

右腎門に大きく腫瘍が張り出していたり，大動脈から右腎動脈がすぐに複数に分岐している場合，右腎動脈を下大静脈・大動脈間で先に結紮すると楽である。その場合，早めに下大静脈前面の膜を下大静脈に平行に上下に切開しておくと，安全に十二指腸と膵頭部を中央に授動でき，下大静脈・大動脈間が広く展開できる（図4：肝も脱転後の図）。

DO NOT

結腸外側の腹膜を切開するときに，Toldt白線の外側の壁側腹膜を切開すると，腎背面に入ってしまうので，わからなければToldt白線内側，結腸寄りの腹膜を切開する（図5）。

図2 手術台固定型開創器

右側のchevron切開後，手術台固定型開創器を取り付けたところ。頭側にはケント鉤が有効である。肝，肝円索，肝鎌状間膜が確認できる。

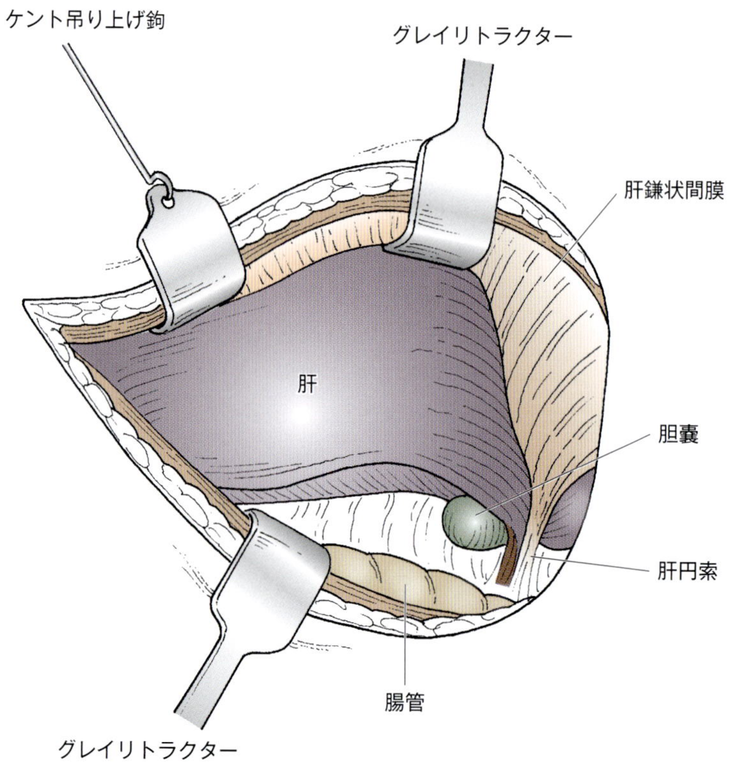

図3 上行結腸外側の腹膜切開とKocher授動

上行結腸を手で把持して内側に牽引し，上行結腸外側の腹膜を回盲部から頭側に切開し横隔膜結腸靱帯を切断し，肝を頭側，横行結腸・腎を尾側に牽引して肝下面に沿って肝結腸間膜に続いて肝腎間膜を下大静脈まで腹膜切開し，Gerota筋膜前葉と結腸間膜の間で癒合筋膜を剥離すると，上行結腸・十二指腸が内側に脱転する。

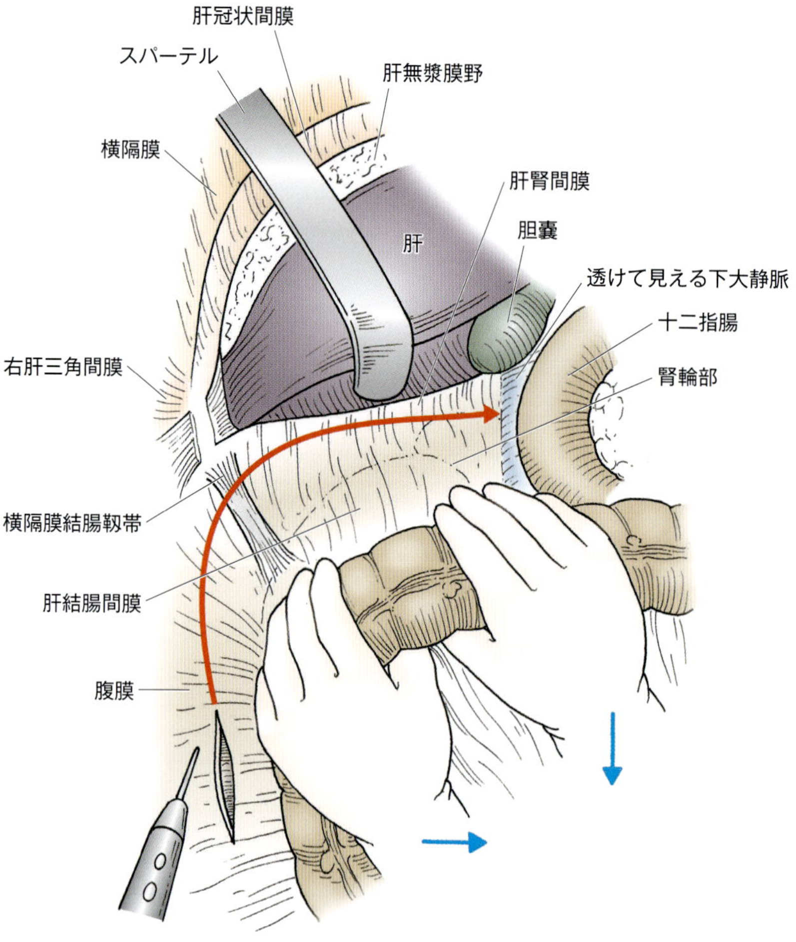

図4 十二指腸・膵頭部の授動

下大静脈前面の膜を下大静脈に平行に上下に切開すると，安全に十二指腸と膵頭部を中央に授動でき，右腎動脈を下大静脈・大動脈間で結紮する場合に有効である。図6，7に示すように肝右葉を左側に脱転し，肝尾状葉を頭側に牽引すると，肝から下大静脈に流入する短肝静脈を確認でき，この短肝静脈を結紮切離すると，肝尾状葉も持ち上がり，右腎静脈頭側も広く展開できる。

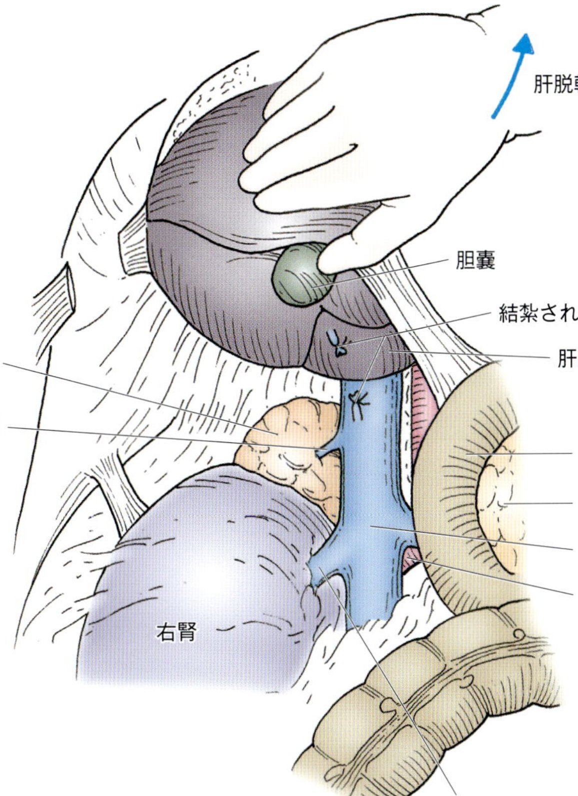

図5 腎周囲の膜構造

Toldt白線，わからなければToldt白線の内側，なるべく結腸寄りの腹膜を切開（正しい進入剥離ライン）すれば，Gerota筋膜前葉と腹膜の間の融合筋膜のあわあわの層に入ることができる。Toldt白線の外側の壁側腹膜を切開すると，腎背面に入ってしまう（間違った進入剥離ライン）。

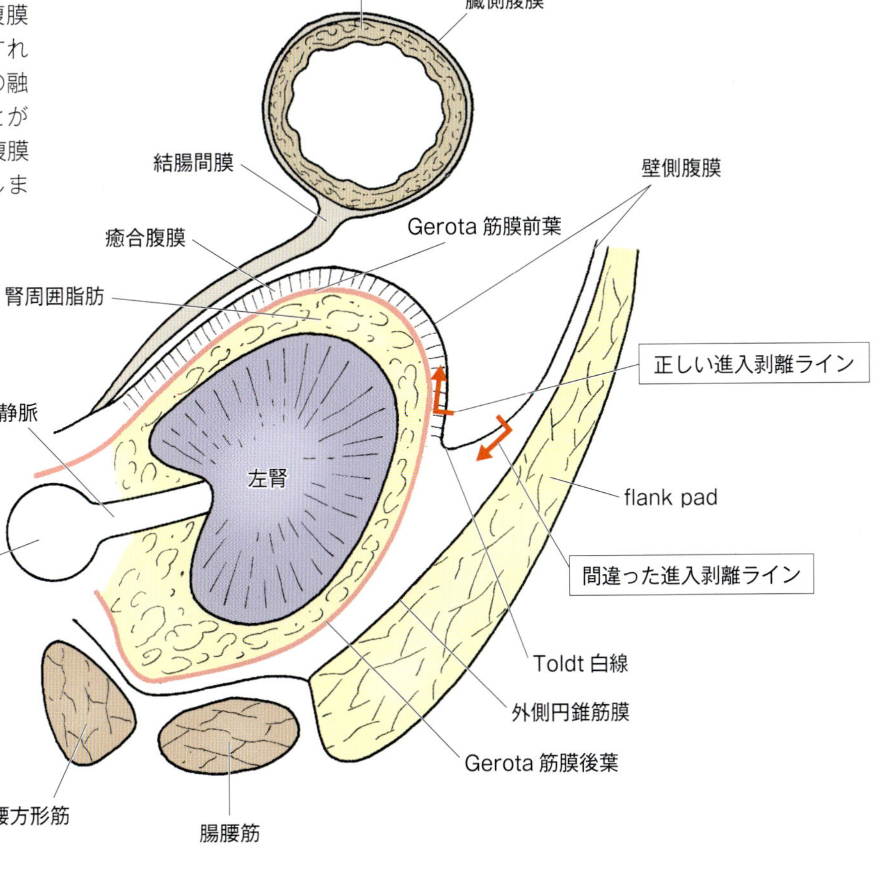

Advanced Technique

右側では肝臓により後腹膜の大きな腫瘍の展開が困難な場面に遭遇する。その場合は，肝の可動性を高めるために，肝円索を結紮切離して，それに続く肝鎌状間膜を左指２本で挟み，肝を押し下げ，横隔膜まで切開する（図6）。さらに，肝を尾側に牽引して，肝冠状間膜にケリー鉗子を入れて持ち上げて，それを横隔膜に沿って電気メスで外側へ切開し，続いて肝を内側に牽引しながら，肝右葉外側の右肝三角間膜を切開する（図7）。次に横隔膜と連結している血管のない疎な結合組織である肝無漿膜野（bare area of liver）を剥離していくと，肝の可動性が増し，肝右葉は左側へ脱転できる（図3）。さらに肝尾状葉を頭側に鉤で挙上すると，肝から下大静脈前面に入る短肝静脈を認め，結紮・切離すると，肝の尾状葉も持ち上がり，腎静脈頭側の下大静脈の視野が良好になる（図4）。この短肝静脈は細く短いので慎重に結紮しないと，思わぬ出血を認める。

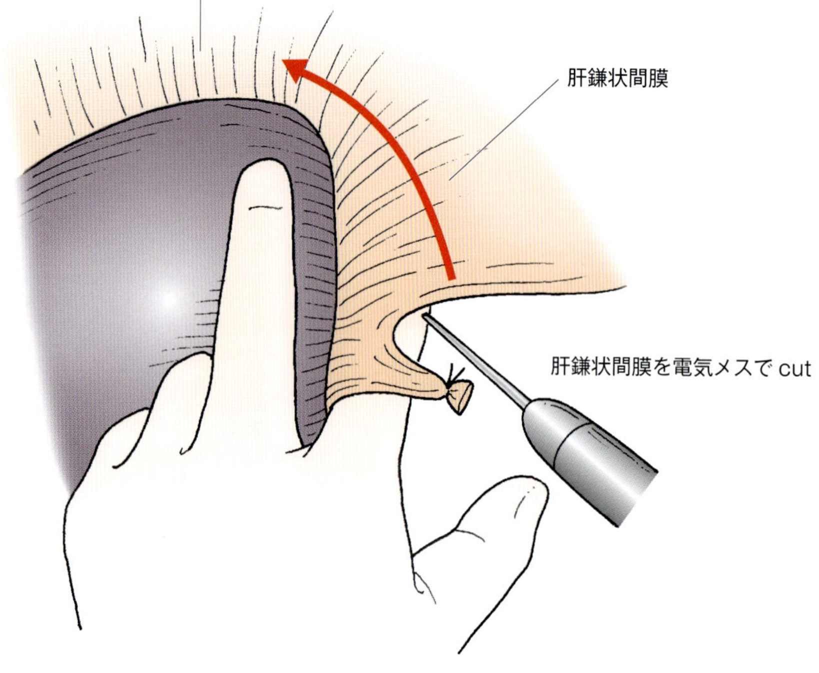

図6 肝鎌状間膜の切開
肝を背側に押さえながら，肝鎌状間膜を電気メスで切開する。

Advanced Technique

右側の大きな腫瘍や大動脈・下大静脈間のリンパ節郭清を施行する場合は，完全な右後腹膜腔の展開が必要となる。その場合，大網と横行結腸と小腸を頭側に牽引して，Treitz靱帯を同定する。Treitz靱帯を切開後，そこから腹膜を右尾側へ回盲部に向かって切開して，先ほどの上行結腸外側の切開線に合流させ，上行結腸を左頭側に牽引しながら上行結腸間膜を癒合筋膜で後腹膜から剥離すると，完全な右後腹膜腔の展開ができる（図8）

図7 肝冠状間膜，右肝三角間膜の切開

肝を尾側に牽引して，肝と横隔膜の間をつないでいる肝冠状間膜を鉗子ですくい上げて電気メスで切開する。続いて肝を左に牽引して，肝右葉を横隔膜，壁側腹膜に固定している右三角間膜を切開すると，肝右葉に可動性が出て，肝後面の無漿膜野を剥離すると肝右葉が脱転できる。

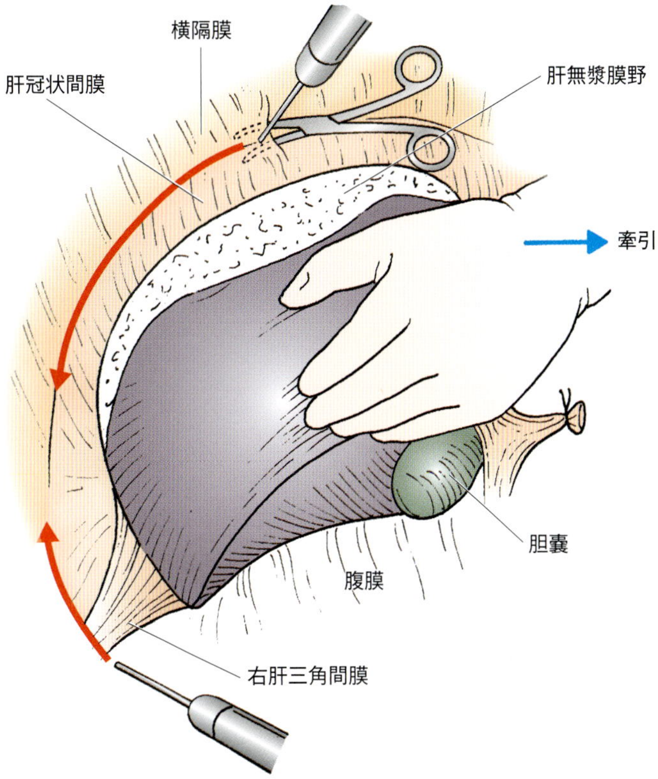

図8 完全な右後腹膜腔の展開

腹膜の切開ラインを示す。Treitz靱帯を切開後，そこから腹膜を尾側右外側へ大動脈・下大静脈を横切り，回盲部に向かって切開する。これを先ほどの上行結腸外側の切開線に合流させ，癒合筋膜を剥離すると，上行結腸間膜ごと上行結腸・横行結腸・十二指腸・膵臓を矢印方向頭側に脱転でき，完全な右後腹膜の展開ができる。Treitz靱帯から大動脈前面の腹膜の切開は，早期に左腎動脈にアプローチする場合にも有効である。

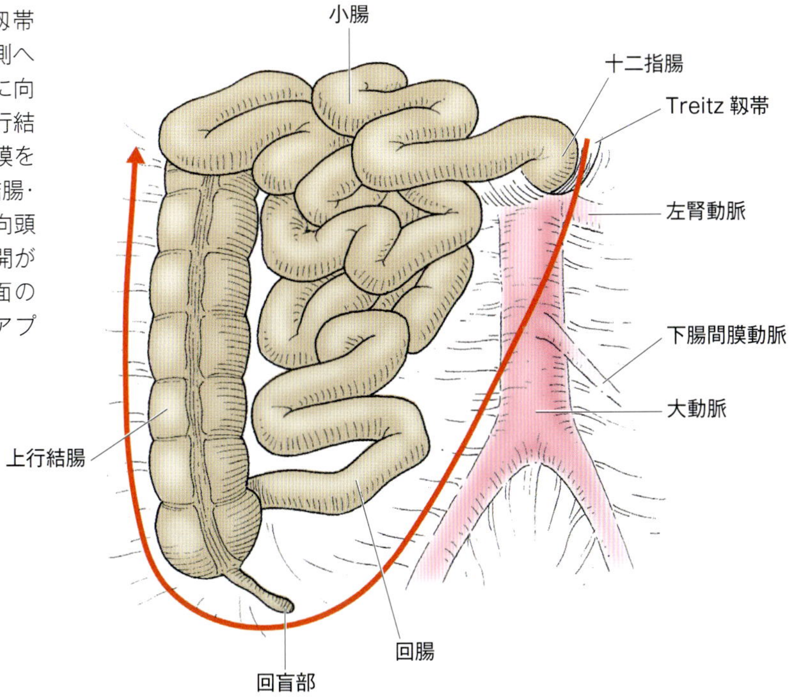

左側では，下行結腸を内側に牽引し，下行結腸外側の腹膜を切開して，それを頭側に延長し，脾臓を愛護的に内側尾側に牽引し，脾臓横まで横隔膜結腸間膜，腹膜を切開する。さらに脾臓下面に沿って脾腎靱帯を切開し，下行結腸を内側に牽引して癒合筋膜を剥離すると，下行結腸が脱転して左後腹膜が展開できる（図9：切開ライン①，図10：脾・膵を同時に脱転後の図）。

DO NOT

脾を強く牽引すると，癒着などがあると容易に皮膜を損傷して出血してしまうので，早めに横隔膜結腸靱帯と脾腎靱帯を切開しておき，脾に余計なテンションがかからないように注意が必要である（図9：切開ライン①）。

Advanced Technique

左腎動静脈頭側を展開したい場合は，脾臓外側から頭側を経て胃噴門部に向けて腹膜を切開する（図9：切開ライン②）。さらに脾と胃を右側に翻転しつつ，膵や脾静脈の損傷に注意しながら左腎上極，左副腎と膵臓の背面（膵後筋膜）との剥離を行うと（図9：切開ライン①），膵・脾の授動が可能となり，左腎頭側の大きな腫瘍も良好な視野で処理できる（図10）。

図9 下行結腸外側の腹膜切開

左後腹膜の展開では，下行結腸を内側に牽引して，下行結腸外側の腹膜切開から，横隔膜結腸間膜を脾臓外側まで切開延長後，通常は切開ライン①に従って，脾腎靱帯を切開する。左腎動静脈頭側を広く展開したい場合は，切開ライン②に沿って，脾臓を愛護的に尾側内側に牽引しつつ，脾臓外側から脾臓頭側を経て胃噴門部に向けて腹膜を切開すると脾・膵が脱転できる。

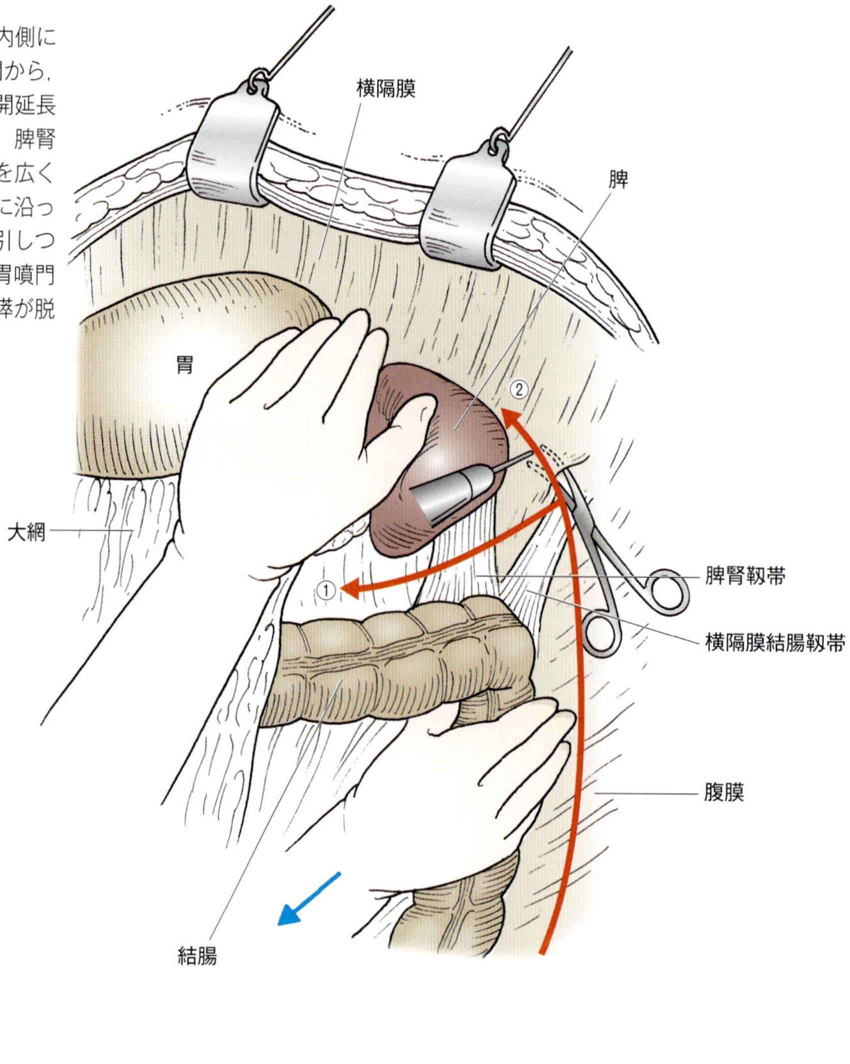

図10 **左後腹膜の展開**

下行結腸を内側に牽引して下行結腸とGerota筋膜前葉の間の癒合筋膜を剥離すると，下行結腸が脱転して左後腹膜が展開できる。図9の切開ライン①，②を選択すれば，膵・脾を右側に起こしつつ，膵や脾静脈の損傷に注意しながら膵背面(膵後筋膜)の剥離を行うと，膵・脾の脱転もできる。

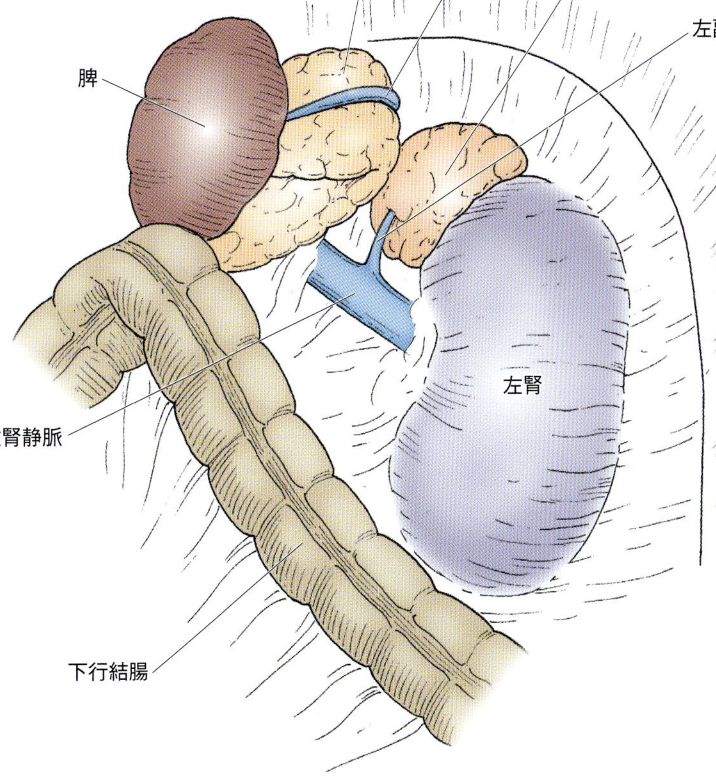

Advanced Technique

左腎上極前方の腫瘍などで，結腸との癒着を認め，左結腸曲の展開が困難な場合，Treitz靱帯を切開後，大動脈前面の腹膜を切開して左腎動脈に早期にアプローチする(図8)。

閉創

術野を温生理食塩水で洗浄し止血を確認する。特に，肝・脾・膵・消化管・副腎の損傷や大血管の止血には注意を払う。肝・脾・副腎の出血はソフト凝固やタコシール®貼付による止血が有効である。側腹部より一直線に後腹膜隙を通して閉鎖式ドレーンを横隔膜下に挿入する。筋膜縫合はスパーテルで腸管損傷を防止して，腹直筋前鞘と外腹斜筋筋膜，それ以外の筋膜と腹膜を0-PDS®で二層に結節縫合する。皮下洗浄後，皮膚は4-0 PDS®の埋没縫合とする。

経胸腹到達法

体位(図11)

マジックベッドを用いて，上半身を傾けた半側臥位から正側臥位とし，患側の切開予定の肋間が最挙上点となるように手術台を折るジャックナイフ体位とする。必要に応じてベッドを側臥位となるようにローテーションする。

切開

腫瘍上縁の高さで，第8〜9肋間の中〜後腋窩線上より，肋骨の走行と平行に同側腹直筋外縁まで皮膚切開する（肋間開胸）（図11）。腫瘍が大きい場合は，肋骨を切除するほうが視野は良いが，術後疼痛は大きくなる（肋骨床開胸：肋骨切除方法は経腰的到達法の項を参照）。広背筋，前鋸筋，外腹斜筋を順に切開して肋骨に到達する。肋間で肋間筋を切開して，末梢では肋骨弓の肋軟骨を切除すると，壁側胸膜が現れる（図12）。これを

図11 経胸腹到達法の体位と皮膚切開

患側（右側）を上にして上半身を傾けた半側臥位から正側臥位とする。図は第8肋間の中〜後腋窩線上より肋骨の走行と平行に同側腹直筋外縁まで皮膚切開している（肋間開胸）。ただし，肋骨を切除するほうが，視野は良い（肋骨床開胸）。

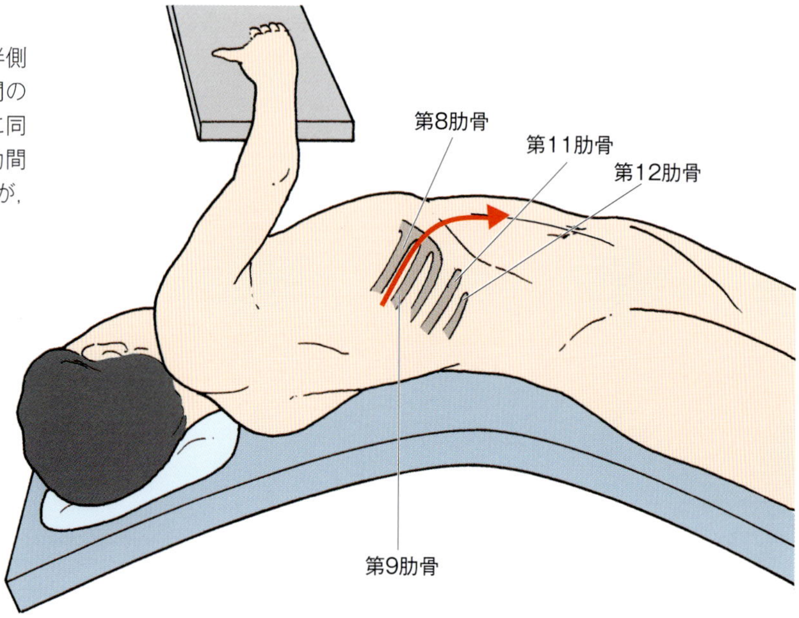

図12 肋間切開

右側で第8肋間の皮膚切開に続き，広背筋，前鋸筋，外腹斜筋，肋間筋を切開して，末梢では肋骨弓の肋軟骨を切除すると，薄い壁側胸膜が現れる。

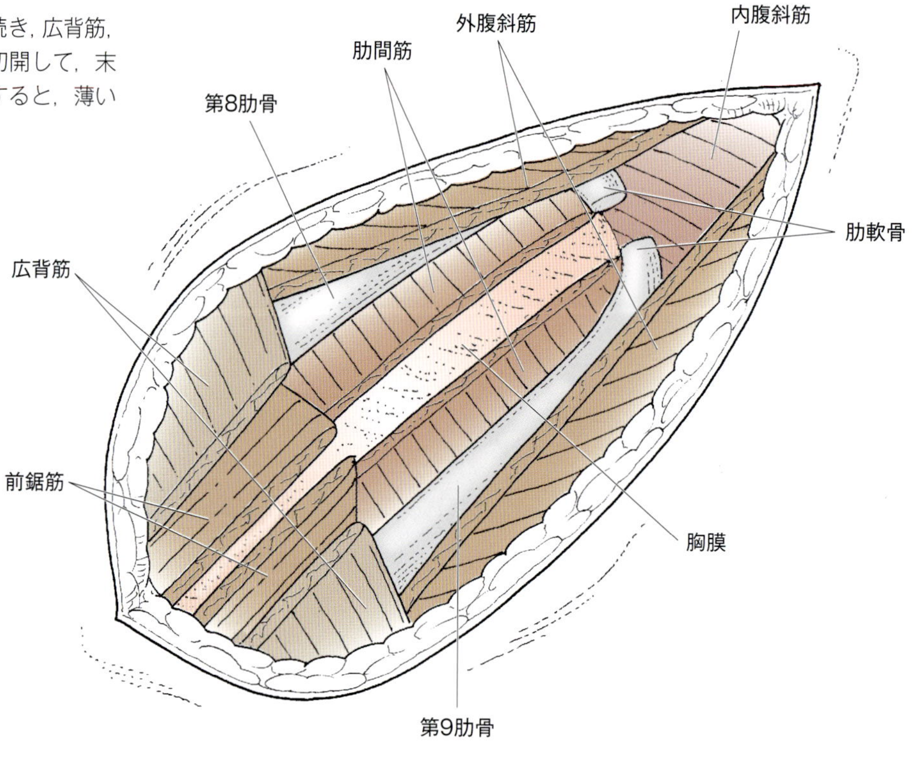

有鉤鑷子でつまみ上げて，肺実質損傷に注意してメツェンバウム剪刀で切開，開胸すると肺は虚脱して胸壁から離れるため，胸膜を上下に切開延長する（図13）。さらに腹側にまわり，外腹斜筋から内腹斜筋，腹横筋を注意して順に切開すると腹膜が現れる（図13）。

術野展開

肋間を筋鉤で牽引して胸腔を拡げる。横隔膜から腹膜を頭側に剥離して，ある程度後腹膜腔の剥離が進んだところで，後腹膜腔から剥離鉗子を横隔膜に入れて，タオルガーゼで肺の損傷に注意しながら，胸膜に覆われた横隔膜を腱中心方向（横隔神経の切断が最小限となる）に電気メスで切開する（図14）。横隔膜の裏面の腹膜を切開すると，直下に肝臓や脾臓が出てくるので，それを内側に圧排し，後腹膜を切開すれば展開できる。横隔膜切開端から出血することがあるので，確実に止血するか，シーリングデバイスで切開する。

Advanced Technique

右側の場合は，経腹アプローチと同様に，右肝三角間膜，肝冠状間膜，上行結腸外側から肝の下面の腹膜を切開し，Kocher授動術により肝・結腸を内側に圧排すると，後腹膜が展開され，下大静脈右側後面にも到達する（図15）。

左側の場合も，経腹アプローチと同様に，下行結腸外側から脾臓外側の腹膜を胃噴門部に向けて切開する。ここで腹膜ごと脾と膵尾部後面を結腸と一緒に内側に剥離翻転すると，後腹膜腔が広く展開され，左腎上極・副腎・左腎静脈に到達する（図16）。

図13 開胸

壁側胸膜を切開，開胸すると，虚脱した肺と横隔膜に裏打ちされた胸膜を認め，この壁側腹膜を横隔膜まで切開する。同時に腹側の筋肉も切開し，腹膜も露出しておく。

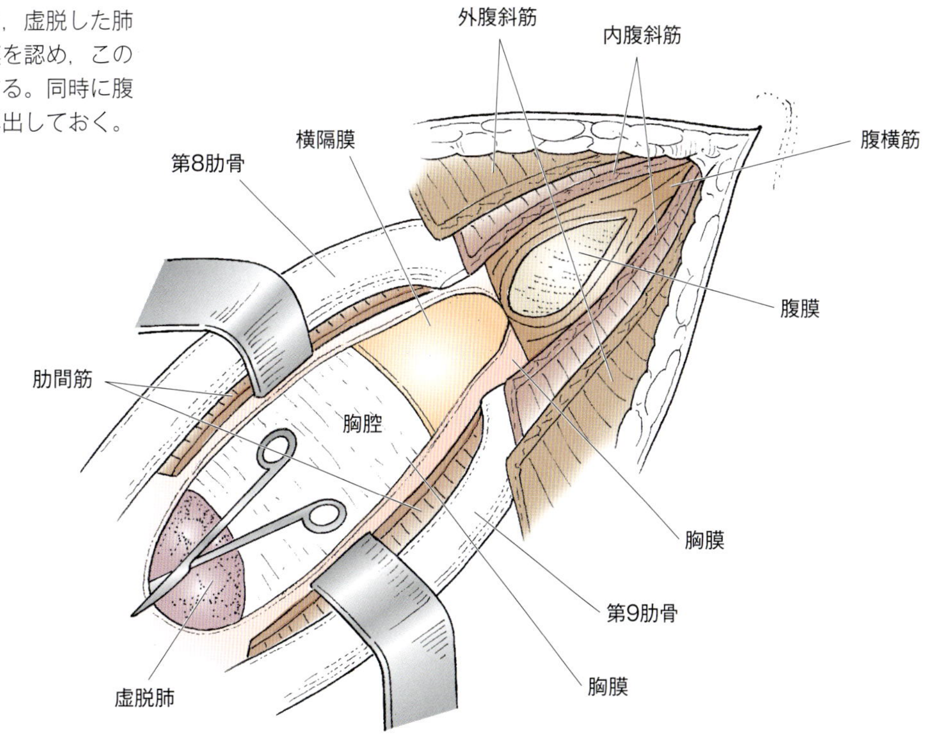

図14 横隔膜切開

横隔膜から腹膜を頭側に剥離して，後腹膜腔から剥離鉗子を入れて横隔膜を持ち上げ，横隔膜とそれに裏打ちされた胸膜を腱中心方向に切開する。

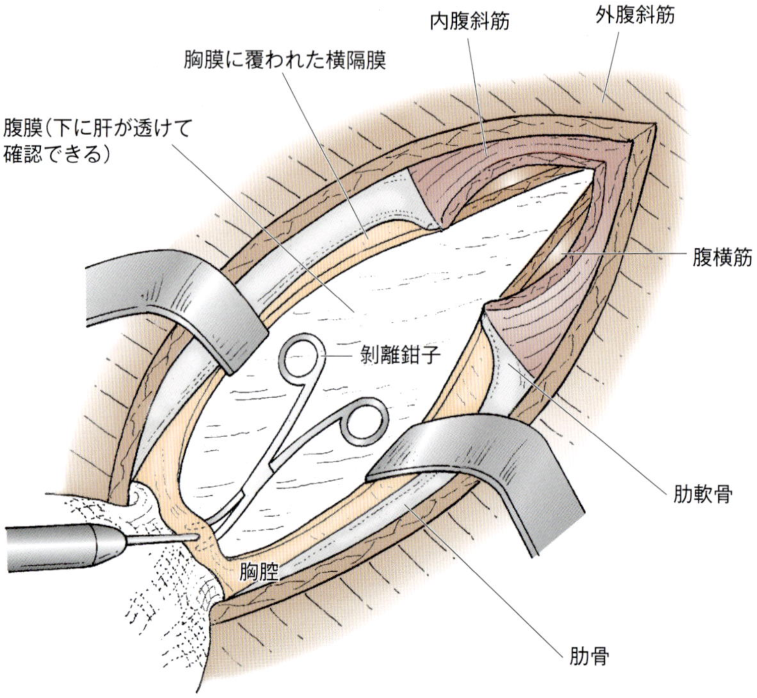

図15 経胸腹到達法からの右後腹膜展開

腹膜を切開すると，右側では肝臓が露出する。肝を内側に圧排し，横隔膜と肝右葉を固定している右肝三角間膜，肝冠状間膜を切開し，上行結腸外側から肝の下面の腹膜を切開し，肝を内側に脱転すると，右後腹膜が展開される。

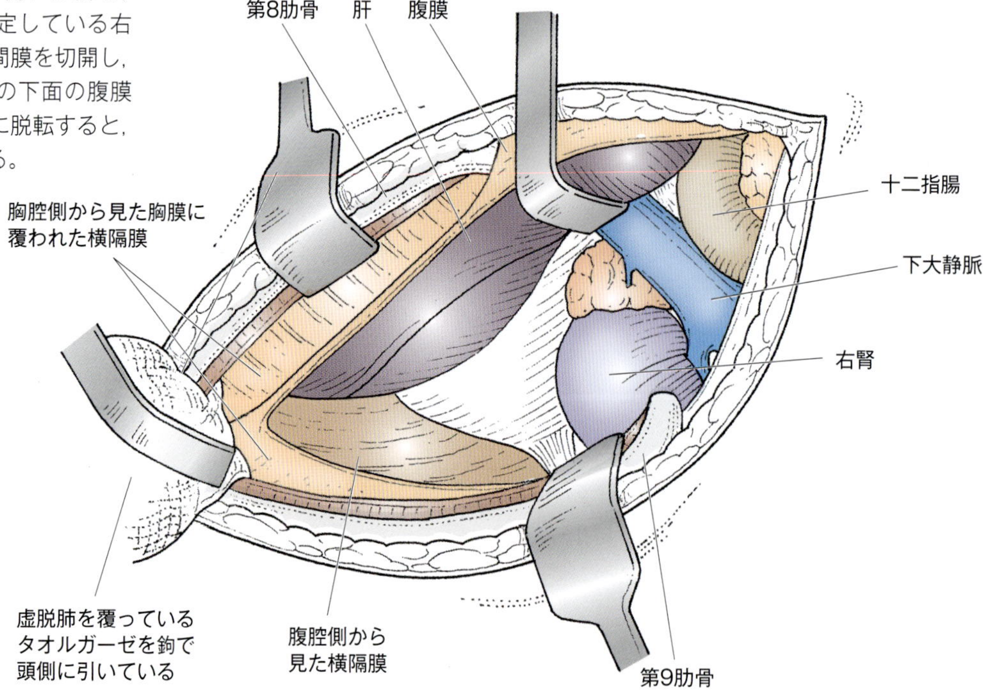

図16 経胸腹到達法からの左後腹膜展開

左側では腹膜を切開すると，脾臓が露出する。図15のように横隔膜を頭側に切り上げて，下行結腸外側から脾臓外側の腹膜を胃噴門部に向けて切開する。腹膜ごと脾と膵尾部後面を結腸と一緒に内側に剥離翻転すると，左後腹膜腔が広く展開される。

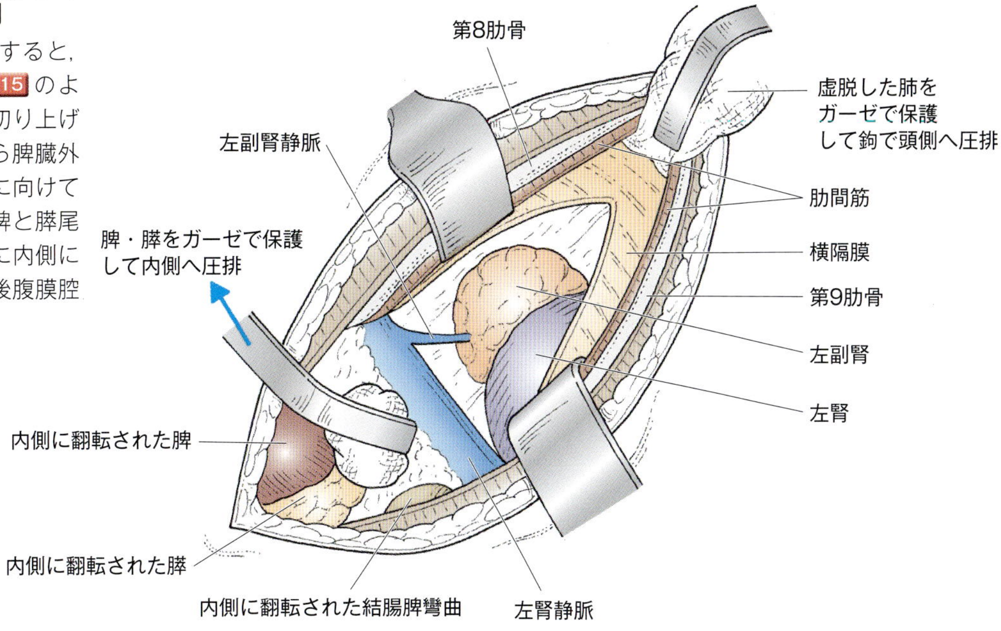

閉創

まず，切開した横隔膜と胸膜を頭側から2-0バイクリル®で胸壁までair tightに連続縫合する（図17）。胸腔内を洗浄して，肺損傷による空気漏れのないことを確認する。18Fr胸腔ドレーンを第7もしくは8肋間より，肋骨上縁より肋間動脈を損傷しないように，また肺の損傷に注意して肺の背面に挿入する。胸腔ドレーンの挿入部から胸腔内に空気が吸い込まれないように，ドレーンの走行はなるべく，胸壁を斜め上に向かって挿入し，皮膚挿入部の間隙もなるべくできないようにする。

ジャックナイフ体位を元に戻す。肺損傷に注意しながら，胸壁側では胸膜のみの縫合では薄く裂けるので，切開した肋間筋，前鋸筋，広背筋と一緒に2-0バイクリル®でair tightに結節縫合する。なお肋間が狭いところでは，上下の肋間にかけて結節縫合を行う。最後に挿入している胸腔ドレーンの末梢側を生理食塩水入りのビーカーに浸して，麻酔医に肺を加圧してもらい，胸腔の空気が脱気しきるのを確認して，閉鎖ドレーンをクランプする（図18）。

腹壁側は，側腹部より後腹膜隙を通して閉鎖式ドレーンを横隔膜下に挿入する。経腹アプローチと同様に筋膜縫合は外腹斜筋筋膜，それ以外の筋膜と腹膜を，0-PDS®で二層に結節縫合する。最後に胸腔ドレーンは，air tight縫合ができており，肺損傷がなければ水封式の排液装置に陰圧なしで接続しておく。最後に必ず，呼吸性の変動があることを確認する。

術後管理

経腹アプローチでは，腸管切除などがなければ特に経腰アプローチと同じ術後管理でよい。術直後と術翌日には気胸や無気肺や皮下気腫の有無のチェックが必要である。翌日より歩行してもらい，飲水開始後問題がなければ術翌々日に食事も開始し，腹腔ドレーンを抜去する。また，経胸腹アプローチでは，肺損傷なく気胸や多量の胸水貯留がないことが確認できれば術翌日に胸腔ドレーンをクランプして，特に問題なければ術翌々日に抜去する。副腎腫瘍，特に褐色細胞腫やクッシング症候群では，血圧，循環血漿量，血糖，電解質に注意が必要であり，必要なステロイドカバーも内分泌科に相談しながら施行する。

図17 **横隔膜の縫合**

切開した横隔膜と胸膜を頭側から2-0バイクリル®で胸壁までair tightに連続縫合する。胸腔ドレーンを肺の背面に挿入しておく。

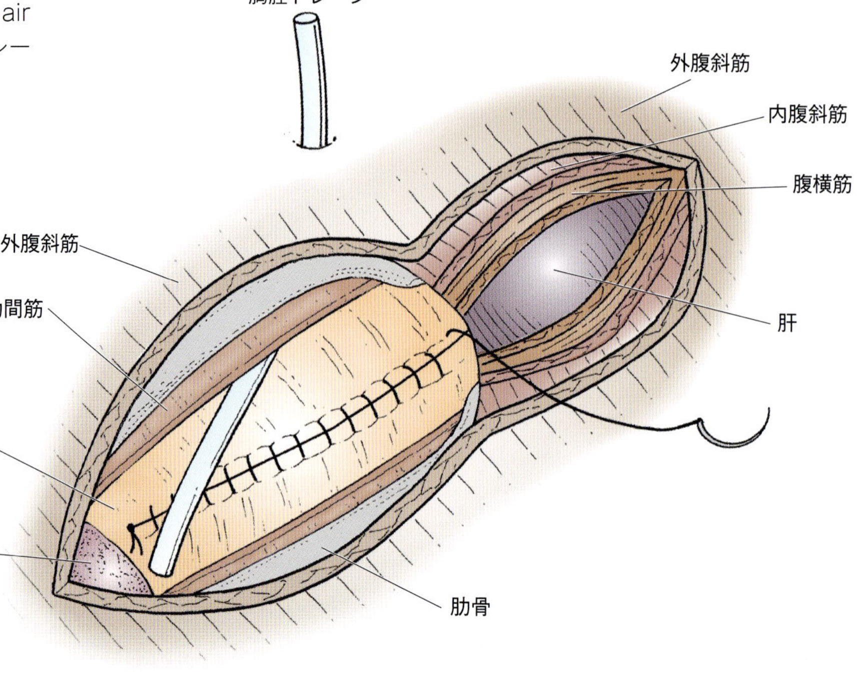

図18 **胸腔の閉鎖**

肺損傷に注意しながら，胸壁側では胸膜を肋間筋，前鋸筋，広背筋と一緒に2-0バイクリル®でair tightに結節縫合して胸腔を閉鎖する。挿入している胸腔ドレーンの末梢側を生理食塩水を入れたビーカーに浸して，麻酔医に麻酔バックで肺を加圧してもらい，胸腔の空気が脱気しきるのを確認して，閉鎖ドレーンをクランプしておく。

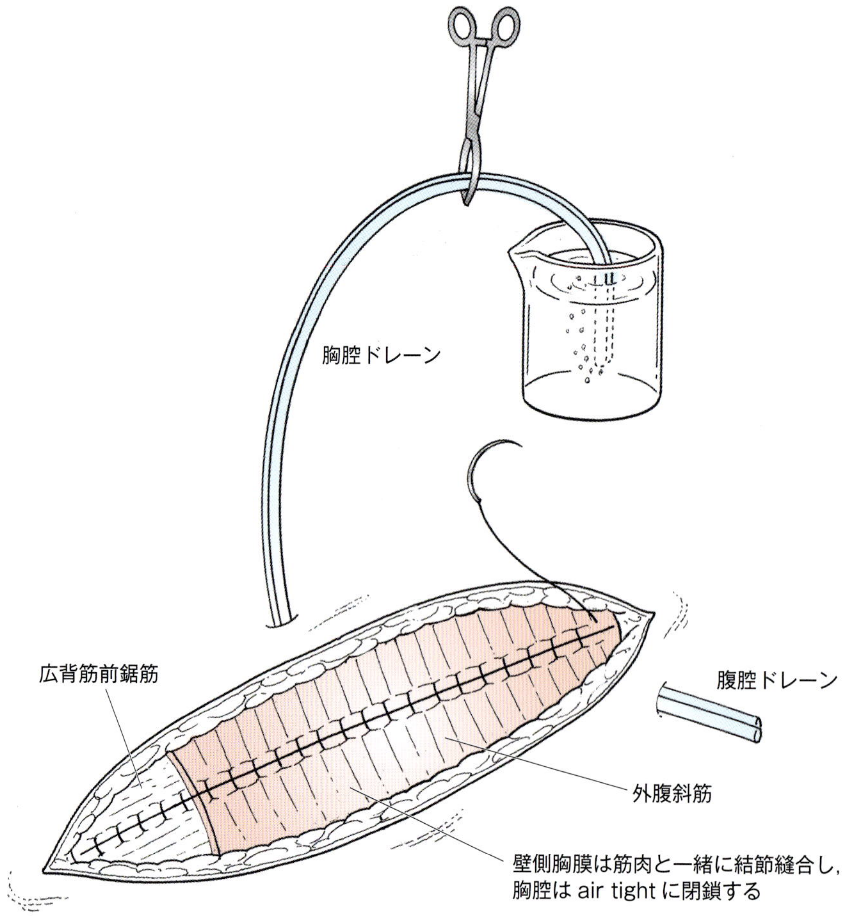

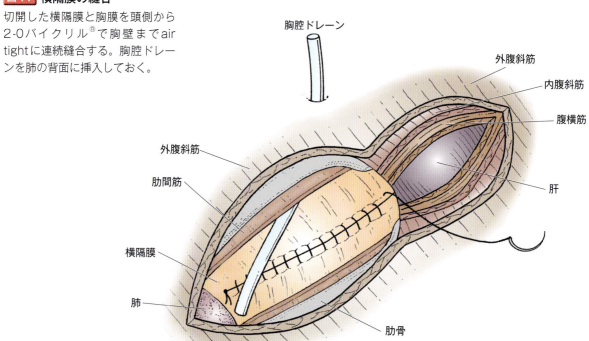

横隔膜へのアプローチ法

浜松医科大学泌尿器科学講座教授　三宅秀明

横隔膜は，胸腔と腹腔を分ける筋性組織であり，腱中心および胸骨部，肋骨部，腰椎部の3つの筋性部からなり，大動静脈および食道が貫く裂孔が存在する。横隔膜の機能としては呼吸筋としての役割が最も重要であり，収縮により胸腔を拡張させることで，腹式呼吸を司っている。泌尿器科領域の手術に際して横隔膜になんらかの処理を要する頻度は低いが，通常その手技上の難易度は高い。つまり，横隔膜の周囲には重要な解剖学的構造物が豊富に位置しているうえに，操作腔が狭く視野も不良であることが多い。本項では，泌尿器科領域で横隔膜の処理を要する代表的な術式として，レベルⅢの下大静脈腫瘍塞栓摘除術および横隔膜脚部後面のリンパ節郭清術を取り上げ，その到達法を中心に手技上のポイントを解説する。

横隔膜の解剖

横隔膜の起始部は，胸骨部，肋骨部および腰椎部の3つの筋性部からなり，筋線維が中央部に位置する腱中心に向かってドーム状に収束する（図1）。横隔膜は，胸腔と腹腔を分けているが，大動脈，大静脈および食道が貫く裂孔が存在し，そのレベルは，それぞれ第12，第8および第10胸椎付近である。なお，食道の背側を通り，第2および第3腰椎に収束する部位を横隔膜脚と称し，後述するが同部の後面に進行精巣腫瘍のリンパ節転移が好発する[1)]。

図1 横隔膜の解剖

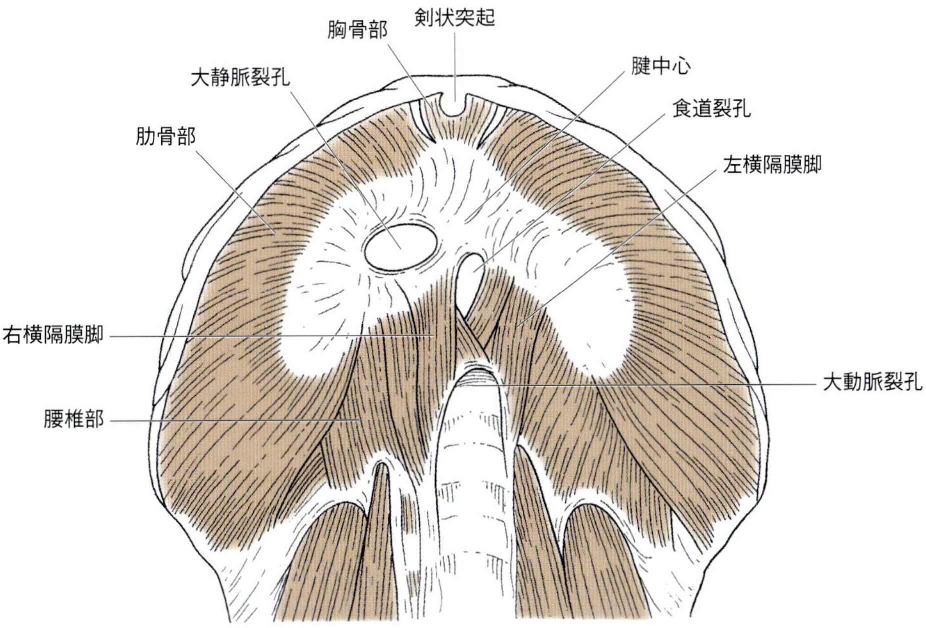

経腹的横隔膜切開による横隔膜上での下大静脈確保

下大静脈腫瘍塞栓を有する腎細胞癌症例に対しては，原発巣および腫瘍塞栓の摘除が治療の主体となる。また，腎細胞癌に合併する下大静脈腫瘍塞栓は，塞栓の頭側端の位置により，レベルⅠ：肝尾状葉以下，レベルⅡ：肝尾状葉～肝静脈，レベルⅢ：肝静脈～横隔膜，レベルⅣ：横隔膜以上の4段階に分類され[2)]，レベルごとに体系的なアプローチで手術に臨むことが重要となる。

下大静脈腫瘍塞栓摘除術に際しては，原則として健側腎静脈に加え，腫瘍塞栓の頭尾側で下大静脈を確保しクランプする必要があるが，レベルⅢの腫瘍塞栓を有する症例に対しては，腫瘍塞栓頭側の下大静脈確保のため，肝右葉を完全に脱転し，横隔膜直下で確保することが一般的である。しかし，上記アプローチは泌尿器科医のみで遂行するには手技上の難易度が高く，肝臓外科医に依頼しても長時間を要し，その侵襲度は高い。

一方，レベルⅢの下大静脈腫瘍塞栓例に対して，経腹的に横隔膜腱中心を切開し，あえて横隔膜上で下大静脈にアプローチすることにより，比較的容易かつ低侵襲に下大静脈を確保することが可能となる。本手技の適応，禁忌，術前検査，術前準備および麻酔などは，下大静脈腫瘍塞栓を有する腎細胞癌症例に対する手術におけるものと同様である。

手術手技

胸骨剣状突起から臍下5横指付近までの腹部正中切開に加え，肝脱転を施行するために，正中切開線に垂直に第11肋骨先端から2横指下付近で横切開を追加する。患側の腎動脈の結紮，腎周囲の剥離，健側腎静脈および腫瘍塞栓より尾側での下大静脈を確保した後に肝脱転操作に移行する。その際の肝脱転操作は，肝門部付近の良好な視野が得られる程度で十分であり，そのためには肝右葉外側からのアプローチが適している。つまり，肝右葉外側下縁の冠状靱帯および三角靱帯を切開し，bare areaを肝に沿わせて頭側に向かって剥離を進めるという手順である。ただし，レベルⅢの下大静脈腫瘍塞栓を安全に摘除するために必要な肝門部の視野を得るためには，複数の短肝静脈はもちろん，後下肝静脈および下大静脈靱帯などの処理を要することが多く，肝右葉の多様な静脈還流様式を熟知することが必要となる。また，切断のみでは処理できない径が太く短い静脈の処理を要する頻度も高く，その判断および処理に必要な器具と処理法に習熟することが求められる。肝脱転操作に引き続いて，肝十二指腸靱帯および肝静脈直下で下大静脈を確保する。

以上の操作が終了した後に，腫瘍塞栓頭側での下大静脈の確保を横隔膜上で行う。大静脈裂孔の直上で横隔膜腱中心を切開すると，容易に下大静脈前面の血管床を露出することができる（図2）。次いで露出した前面の血管床に沿わせて下大静脈側面へと剥離を進めると，最終的に横隔膜上で下大静脈を容易に確保することが可能となる。なお，腫瘍塞栓摘除後に，切開した横隔膜腱中心は，結節縫合により閉鎖しておく。

Advanced Technique

横切開した横隔膜腱中心を頭側に剥離すると，右心房の一部を露出することが可能となる。同部を横隔膜越しにクランプすることにより，本アプローチをレベルⅣに該当する一部の下大静脈腫瘍塞栓摘除術に応用することも可能である（図3）。これにより，胸骨切開および体外循環を回避してレベルⅣの腫瘍塞栓を摘除することが可能になることがある[3)]。

図2 横隔膜上での下大静脈確保

経腹的に横隔膜腱中心を横切開し，下大静脈を横隔膜上で確保する。

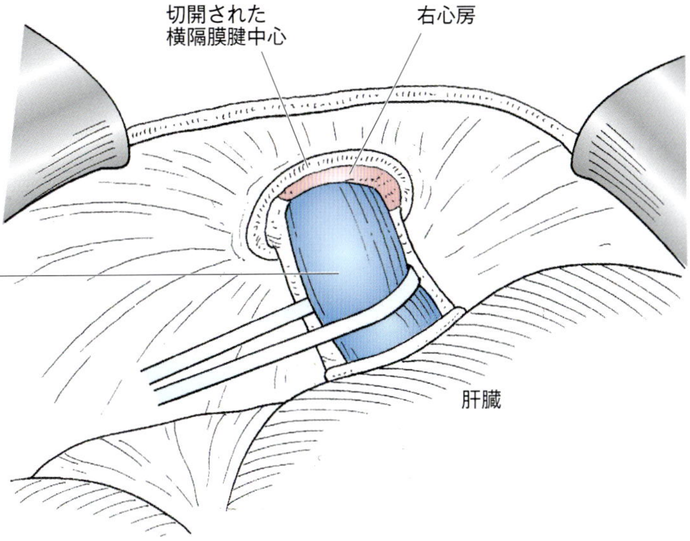

図3 レベルⅣの腫瘍塞栓に対する右心房遮断

経腹的に横隔膜腱中心を横切開し，右心房の一部を露出し，鉗子で同部を遮断する。

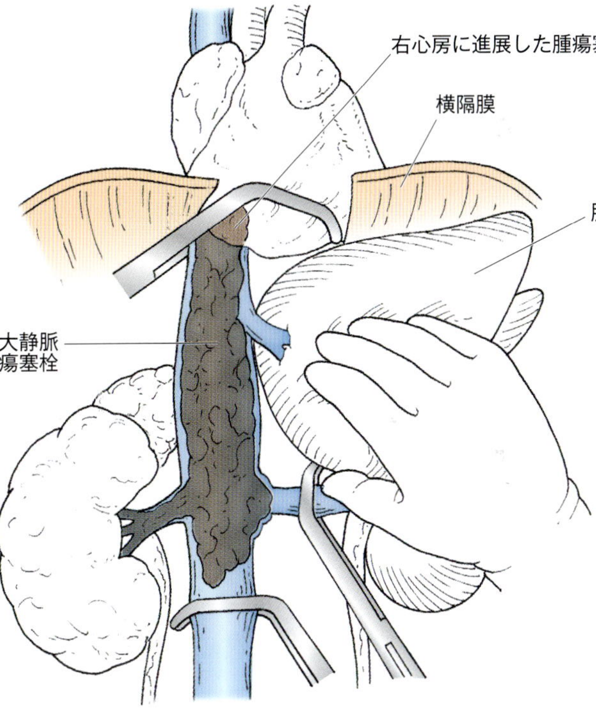

横隔膜脚後部リンパ節転移に対する郭清術

進行精巣腫瘍の予後は，抗癌化学療法と残存腫瘍の摘除術を組み合わせた集学的治療により顕著に改善した。しかし，進行精巣腫瘍のリンパ節転移の分布様式は，広範かつ多様であり，特に傍大動脈リンパ節に転移を有する非セミノーマ症例の約25％は，その転移が横隔膜脚後部に及ぶとされている[1)]。従って，泌尿器科医であっても，横隔膜脚後部の傍大動脈リンパ節周囲の解剖および到達法について習熟することが必要である。

横隔膜脚後部は，後縦隔に位置し前面を横隔膜脚，後面を椎体，側面を胸膜に囲まれており，郭清の対象となる領域の周囲には，奇静脈，半奇静脈，胸管が並走し，同部のやや尾側の大動脈からは腹腔動脈が分枝している（図4）。また，頭側にいくに従って，胸膜は椎体前面に向かってせり出して位置するようになり，郭清を行う際には，その損傷に注

図4 第12胸椎レベルにおける水平横断面

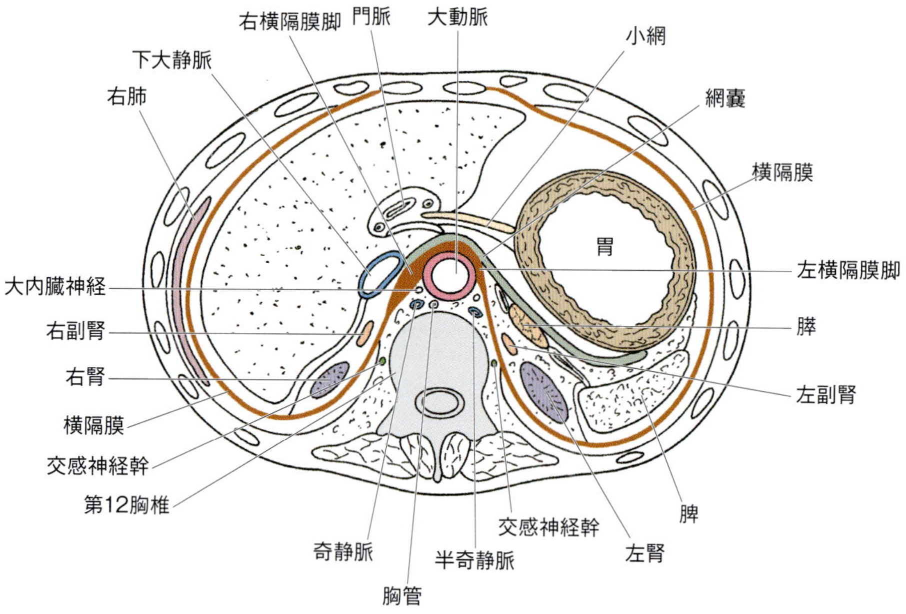

意を要する。

横隔膜脚後部への到達法としては，さまざまなアプローチがある。しかし，側方からのアプローチで，開胸操作を避けて十分な郭清を完遂することは，視野も狭く困難である場合が多い。従って，左右両側の術野の展開を考慮すると，正中から横隔膜脚後部へ到達することが好ましいが，それには経心嚢および経小網アプローチがある。前者のほうが視野は良好であるが，胸骨正中切開に加え体外循環を要する場合もあり，その侵襲は高くなることが多く，本項では泌尿器科医のみでも施行が可能な後者の経小網前方到達法について詳述する。

なお，本到達法にて横隔膜脚後部のリンパ節郭清を行う場合の適応，禁忌，術前検査，術前準備および麻酔などは，通常の後腹膜リンパ節郭清におけるものと同様である。

手術手技

胸骨剣状突起から恥骨付近までの腹部正中切開に加え，腹腔内に入る。肝左葉を圧排し小網を露出する。小網を胃小彎に沿って切開し，網嚢腔に到達する。網嚢腔とは胃の後方に位置し，肝臓および膵臓に囲まれ，肝十二指腸靱帯の下縁で網嚢孔を介して腹腔と交通する空間である（図5）。小網の切開に際しては，切開縁の左側は肝胃間膜，右側は肝十二指腸靱帯をメルクマールとする（図6）。

次いで網嚢腔内の膵上縁で壁側腹膜を切開し，後腹膜腔に入り，膵後面の剥離を行うことで，尾側で展開した後腹膜の剥離層と交通させることが可能となる。通常，腎動脈背側付近から，リンパ組織は横隔膜脚を貫いて頭側に上行するので，この操作により，尾側からの後腹膜リンパ節郭清を横隔膜脚後部に向かって連続して進めることが可能となる。

続いて，大動脈に沿って壁側腹膜を切開すると，容易に横隔膜脚に到達する。横隔膜脚を縦走する筋線維に沿って切開すると，横隔膜脚後部，すなわち後縦隔に到達する（図7）。通常，横隔膜脚の切開部位のやや尾側に腹腔動脈が確認できるので，その分枝（総肝動脈，脾動脈，左胃動脈）を含め損傷しないよう注意を要する。また，下横隔動脈は後縦隔の展開の妨げになるようであれば，結紮，切断しても支障はない。

横隔膜脚後部のリンパ節であっても，郭清そのものは，通常の手技で施行する（図8）。その際に注意を払うべき重要な解剖学的構造物としては，胸膜，奇静脈および半奇静脈な

図5 網嚢周囲の膜構造

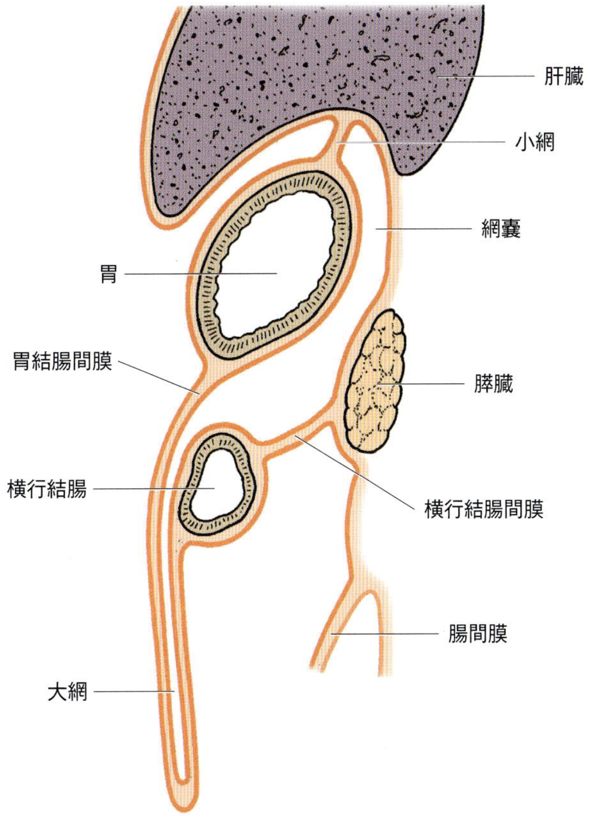

図6 小網切開による網嚢腔の展開

小網を胃小彎に沿って切開し，網嚢腔に到達する。

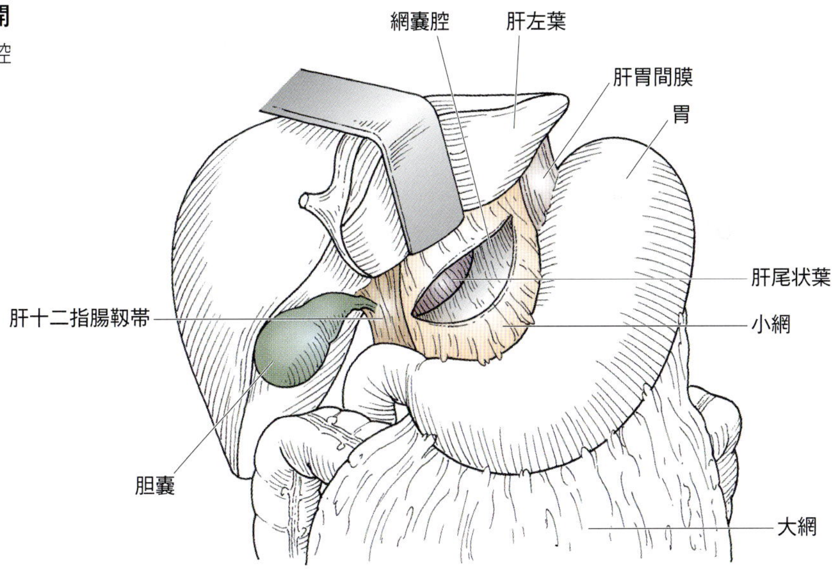

どが挙げられる。特に胸膜については，横隔膜脚の数cm外側から迫ってくるとの意識をもって，郭清操作に臨み胸膜損傷を避けることが重要である。また，胸部大動脈周囲の郭清に際して，胸部大動脈から直接分枝する肋間動脈の切断は，脊髄の虚血を招くこともあり，可能なら温存することが望ましい。さらに，術後のリンパ漏を防止するためには，郭清範囲の上下端を確実に結紮することが必要となる。特に横隔膜脚後部リンパ節郭清においては，胸管の結紮処理は必須であり，開放したまま手術を終了すると，術後乳糜縦隔をきたすこともある。

図7 横隔膜脚切開による後縦隔の展開

横隔膜脚を切開すると，横隔膜脚後部，すなわち後縦隔に到達する。

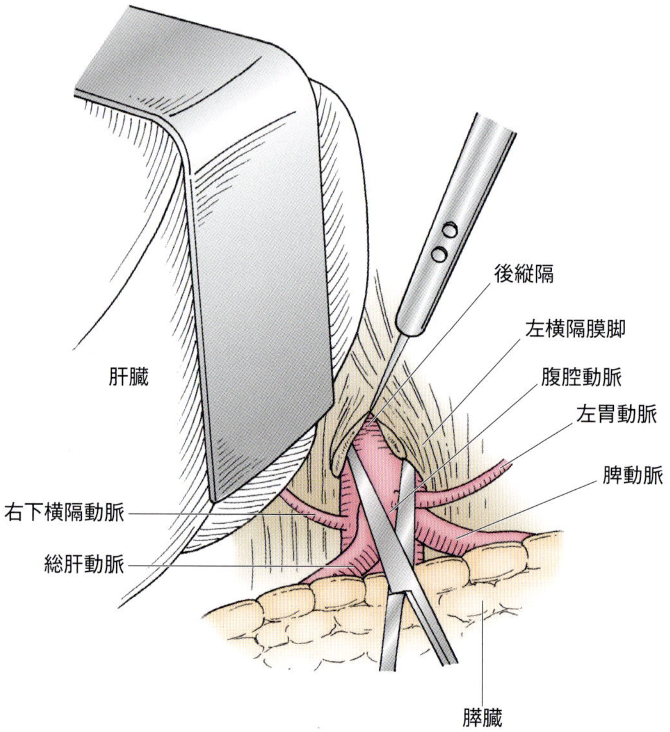

図8 横隔膜脚後部リンパ節の郭清

胸膜，奇静脈および半奇静脈などの損傷に注意し，可能なら肋間動脈を温存する。

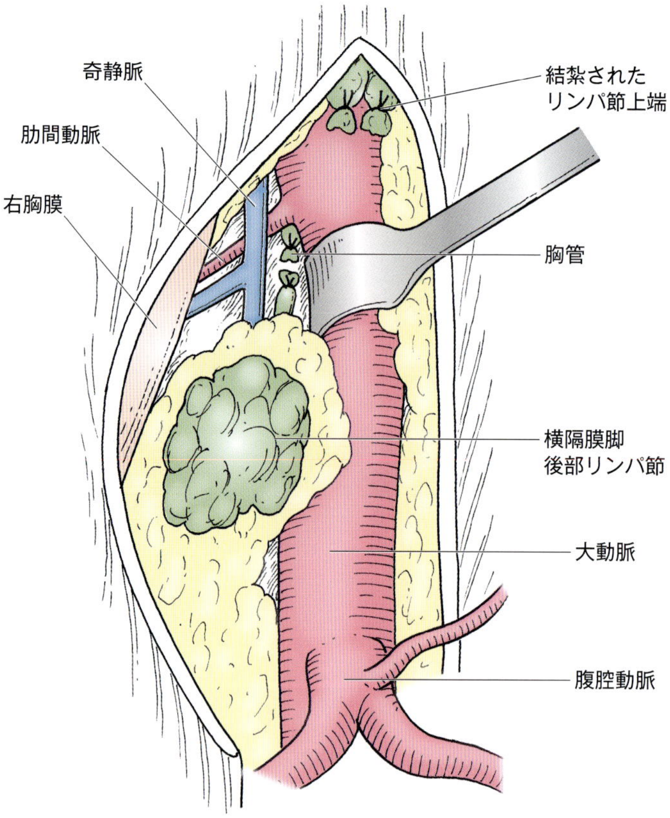

文献

1) Donohue JP, Zachary JM, et al: Distribution of nodal metastases in nonseminomatous testis cancer. J Urol 1982; 128: 315-20.
2) Pouliot F, Shuch B, et al: Contemporary management of renal tumors with venous tumor thrombus. J Urol 2010; 184: 833-41.
3) Ciancio G, Soloway MS: Renal cell carcinoma with tumor thrombus extending above diaphragm: avoiding cardiopulmonary bypass. Urology 66: 2005; 266-70.

Ⅲ

腎，尿管，副腎の手術

副腎摘除術

千葉大学大学院医学研究院泌尿器科学講師 川村幸治
千葉大学大学院医学研究院泌尿器科学講師 今本 敬
千葉大学大学院医学研究院泌尿器科学教授 市川智彦

適応，禁忌

外科的摘除の適応となる副腎腫瘍は，自立的なホルモン産生能を有するいわゆる機能性腫瘍と，非機能性腫瘍でも腫瘍径が大きいなど悪性の可能性が疑われる場合である。副腎摘除術は小径の腫瘍に対しては現在鏡視下手術が主流となっており，開腹手術の適応は鏡視下手術では困難が想定されるような巨大な腫瘍，周囲との強固な癒着が想定されるものや悪性腫瘍が疑われるものに限定される。本項では比較的小さな腫瘍が対象となると思われる後腹膜アプローチによる副腎摘除術については割愛し，経腹膜アプローチでの副腎摘除術について詳述する。

術前検査，術前準備

器具

手術器具に関しては通常の開腹手術で用いる器具を準備すれば十分であるが，開腹副腎摘除術は副腎の解剖学的位置から，腎摘除術などよりさらに頭側深くの術野で行うことになる。筆者の施設では肋骨弓下山型横切開で行うことが多い。ケント鉤や岩崎鉤を用いると頭側へ大きく牽引することが可能である。

術前検査，術前準備

周術期管理を適切に行うためには術前に腫瘍の内分泌活性を正しく評価しておくことが重要である。コルチゾルやカテコラミンの過剰産生の有無によって，術前のα遮断薬投与の必要性や周術期循環動態の管理，術後ステロイド補充の必要性などを判断する。

褐色細胞腫ではカテコラミン過剰産生による末梢血管の収縮により相対的な循環血漿量の減少をきたしているため，術前に十分なα1遮断薬の投与と補液を行い，末梢血管の拡張ならびに循環血漿量の増加を図る。重度のクッシング症候群では術前に副腎皮質ホルモン合成阻害剤とデキサメサゾン投与により病状の安定を図ることもある。

解剖

副腎の周囲臓器

左右の副腎と周囲臓器の概要を示す。右副腎は頭側前面に肝臓，背側に横隔膜，内側に下大静脈，尾側で腎と接する（図1）。腹膜をはさんで下大静脈腹側の十二指腸下行脚も注意を要する。左副腎は背側に横隔膜，尾側に左腎，腹膜をはさんで頭側に胃，脾臓，内側に膵臓を有し，術中脾損傷による出血や損傷に注意する（図2）。

図1 右副腎の周囲臓器

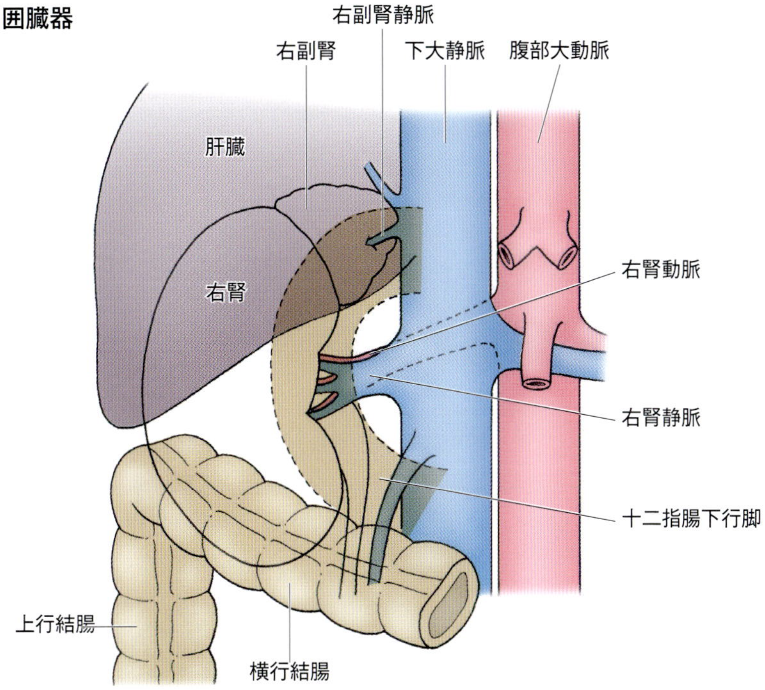

図2 左副腎の周囲臓器

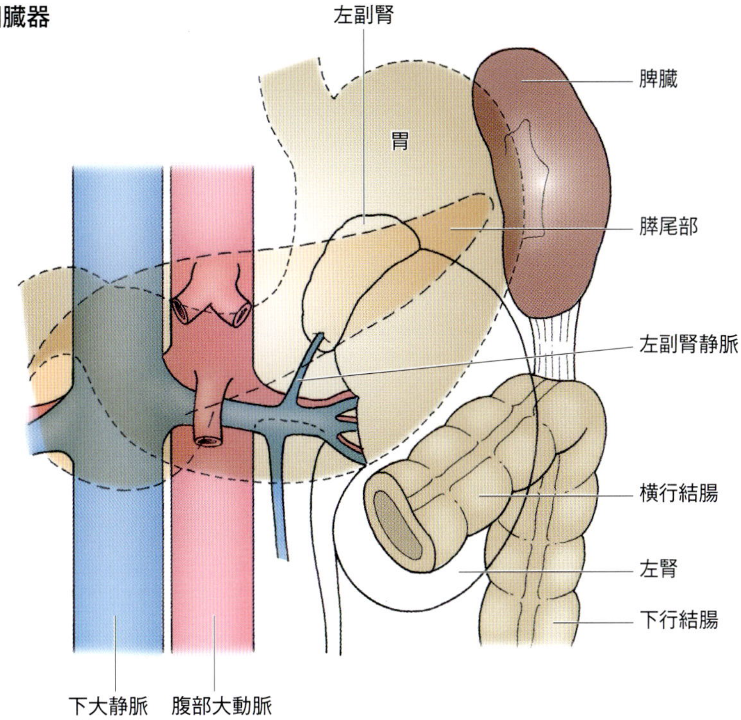

副腎の血管系

一般に左右の副腎に流入する動脈系は，下横隔動脈より流入する上副腎動脈，上腸管膜動脈の起始部から流入する中（後）副腎動脈，腎動脈より流入する下副腎動脈の3系統が存在する（図3）。静脈系は上副腎静脈，中（後）副腎静脈，下副腎静脈の3系統および中心静脈（副腎静脈）を有する（図4）。これ以外にも褐色細胞腫や副腎皮質癌では多くの新生血管を有する場合がある。

図3 左右副腎の動脈系

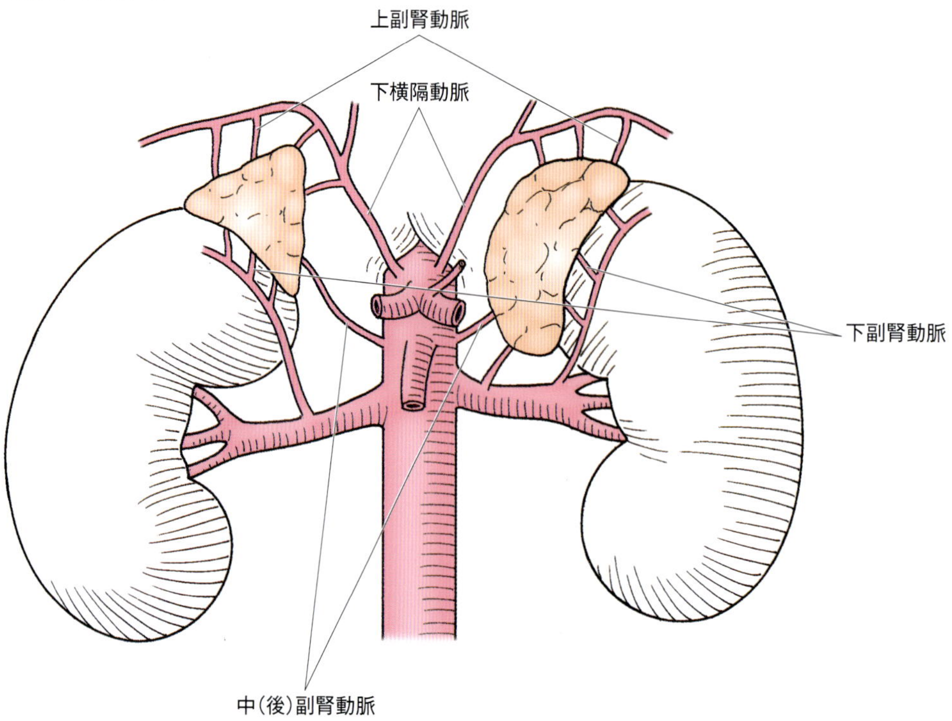

図4 左右副腎の静脈系

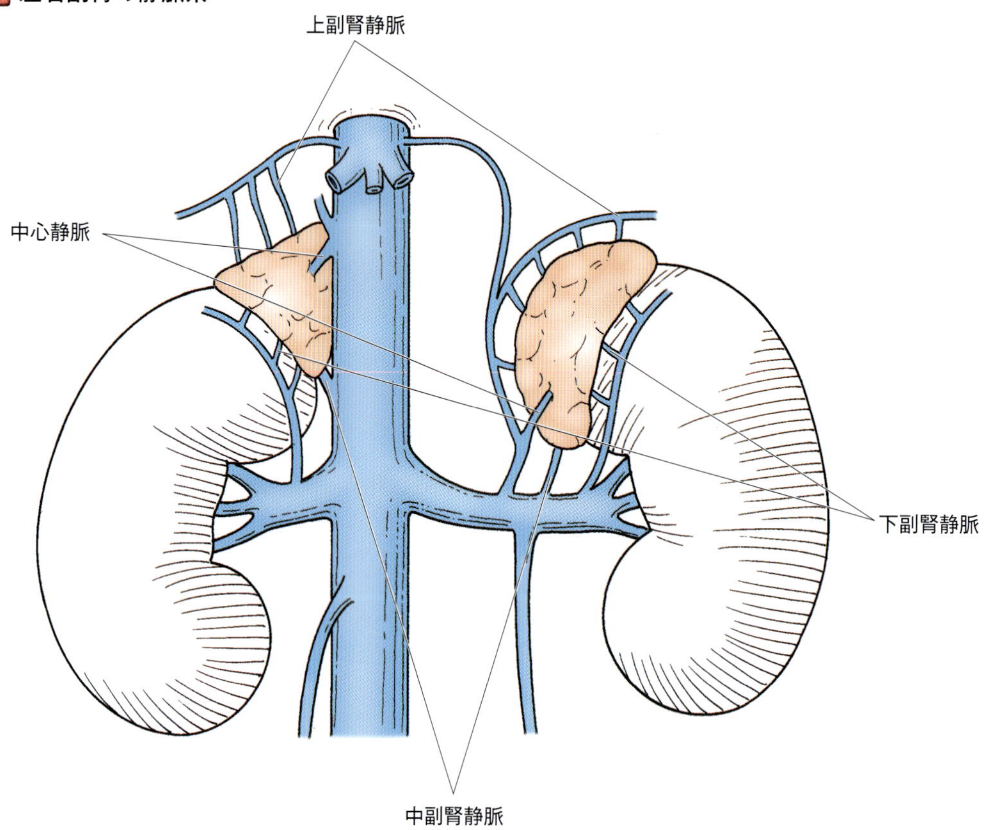

手術のアウトライン

1 麻酔
2 体位
3 皮膚切開
4 開腹
5 副腎摘除
6 閉創

手術手技

1 麻酔

全身麻酔で行う。腹腔鏡手術と比較して皮膚切開が大きいため，硬膜外麻酔などによる疼痛コントロールも検討する。胃管，尿道カテーテルを留置する。クッシング，サブクリニカルクッシング症候群では中心静脈処理後にステロイドカバーを開始する。

褐色細胞腫では中心静脈カテーテルを留置し，中心静脈圧などのモニタリングも行う。術中操作によって腫瘍が圧迫されると，急激な血圧や心拍数の上昇をきたすことがあるため，不用意な腫瘍の圧迫などを避けると同時に，麻酔科医には適宜状況を伝える必要がある。血圧，心拍数などの急激な上昇がある場合には，いったん手術操作の中断を要する場合もある。腫瘍の血流遮断後には急激な血圧低下をきたすため，中心静脈の処理時は麻酔科医に伝えるなど，麻酔科医との連携が重要となる。

2 体位

仰臥位で行う。腰枕などで上腹部をやや挙上してもよい。

3 皮膚切開

筆者らは主に上腹部肋骨弓下山型横切開にて行っている。小径副腎腫瘍の場合は腰部斜切開での後腹膜アプローチでの手術も可能であるが，頭側の術野が非常に深くなりがちで，鏡視下手術での利点が大きいため，現在では鏡視下手術で行われることがほとんどである。

4 開腹

腹腔内までのアプローチ方法に関しては他項に譲る。

5 副腎摘除

右副腎摘除術

右副腎腫瘍では，上行結腸外側から横行結腸頭側にかけての腹膜を切開し後腹膜に至る（図5）。上行結腸～横行結腸を内側～やや尾側に授動しながら，腎前面をGerota筋膜外側の層で剥離していく。下大静脈前面には十二指腸下行脚があり，この外側の下大静脈前面で腹膜切開を下大静脈に沿って頭側に延長し肝下面まで至る。そこから肝下面に沿って右側に切開を肝外側縁まで延長し，さらに肝外側の右三角間膜を頭側に向かって切開する。

図5 右副腎摘除術における腹膜の切開線

右副腎摘除術ではまず上行結腸外側から横行結腸頭側の腹膜を切開し，腹膜切開をそのまま十二指腸の右側の下大静脈前面で下大静脈に沿って頭側に延長し十二指腸の授動を行い，肝下面に突き当たったところで，そこから肝下面に沿って外側へ，さらに肝臓の授動が必要な場合には肝外側に切開を延長する。

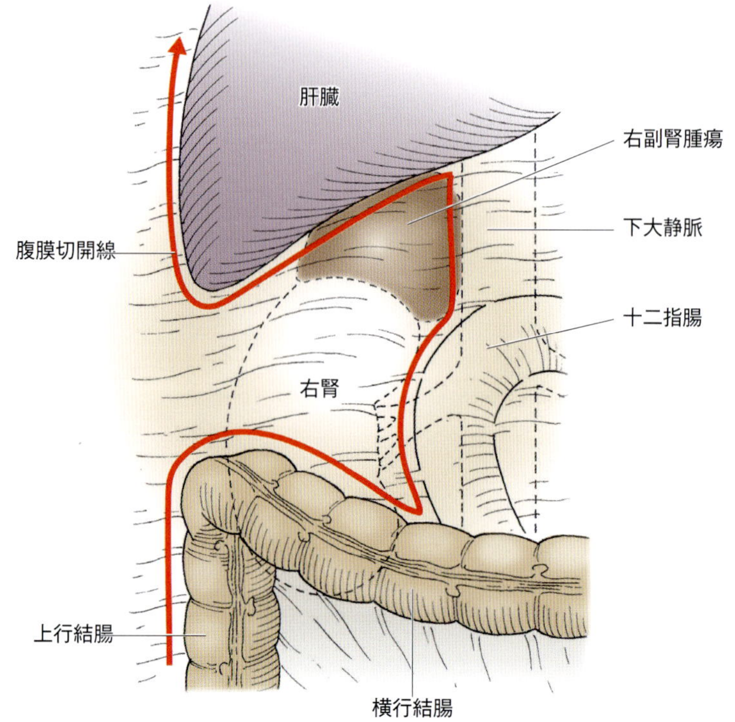

図6 肝の脱転（1）

①肝鎌状間膜を必要に応じて切開する。
②右三角間膜から冠状間膜へ切開を進め，肝右葉を頭内側に圧排しながら可能な限り肝側で剥離を進める。直視できる小血管は適宜処理する。

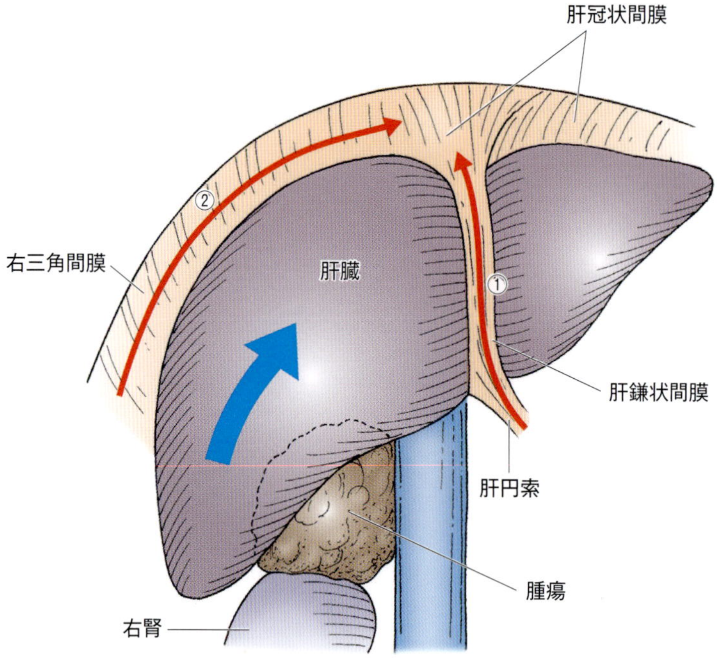

この時点で肝臓はある程度の授動が可能となり，あとは術中に肝臓に頭側向きのトラクションをかけながら，必要に応じて腫瘍頭側の肝下面を剥離していくことで腫瘍摘除が可能な場合も多いが，大きい腫瘍などの場合はさらに肝臓の授動，脱転が必要な場合がある（図6, 7）。その際には横隔膜損傷に注意しながら右三角間膜から冠状間膜へと切開を延長し，できるだけ肝臓寄りで剥離を進め，肝右葉を左頭側へ脱転していくが，そのような腫瘍の場合には当施設では安全確保のため肝臓外科医の協力を仰ぐことが多い。

図7 肝の脱転(2)
肝が脱転されると副腎腫瘍前面が露出される。この際肝を強く圧排して短肝静脈などから出血しないよう，圧排は愛護的に行う。

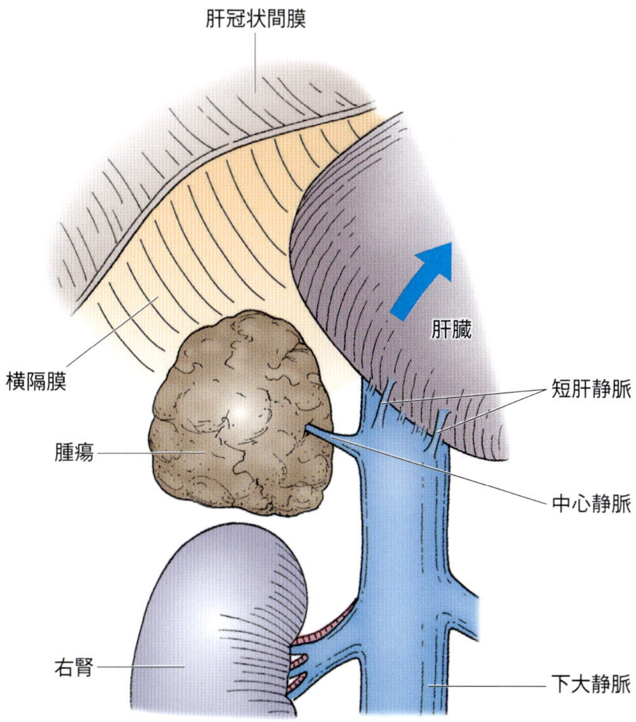

DO NOT

左右ともに副腎腫瘍背側には解剖学的に横隔膜が位置している。横隔膜筋束は筋線維であるため，モノポーラの電気メスを通電すると収縮をきたす。そのため近傍で電気メスを通電すると，直接横隔膜に接していないつもりでも電気メスに横隔膜が「自ら飛び込んでくる」ような形で横隔膜損傷をきたすことがある。そのため横隔膜近くの剥離操作では，シーリングデバイスやバイポーラなどを用いるのが安全である。

腫瘍周囲の剥離を進めるが，大きな腫瘍ではほとんどの場合，腎の可動性をある程度確保しないと術野が確保できない場合が多いため，Gerota筋膜外側の層で腫瘍と腎を一塊として周囲の剥離を進める。この際特に褐色細胞腫の場合では，腫瘍と腎の間を早い段階で完全に遊離してしまうと，腫瘍頭側の剥離の際に腫瘍を尾側に牽引する手段が腫瘍を直接把持する以外になくなってしまうため，腎上極と腫瘍の間の剥離はできるだけ後回しにしたほうがよい。

Advanced Technique

腫瘍周囲の剥離順序に定型的なものはなく，状況次第で柔軟に対応すべきだが，右副腎は肝下面との生理的癒着を有する症例があり，そのような場合剥離時に肝から出血するとその後の操作に影響するため，この部分の剥離はできるだけ最後にしたほうがよい場合がある。

中心静脈の早期の処理を目指す場合には，まず腎静脈頭側の脂肪を腎静脈から剥離するようなイメージで腫瘍背面の腹壁まで到達し，そのまま頭側の腫瘍背側を剥離していき，

図8 早期に中心静脈処理を目指す場合の剥離手順

腎周囲はGerotaの層で必要に応じてあらかじめある程度剥離しておく。

①腎静脈頭側で腫瘍の背側腹壁まで至り，そこから腫瘍背側を持ち上げつつ頭側へ剥離延長し，腫瘍の裏にトンネルを掘る。この際褐色細胞腫など腫瘍を直接把持したくない症例では，トラクションをかける手段を残すために腫瘍の外側を完全に剥離してしまわないほうがよい。

②できたトンネルから腫瘍を腹側に持ち上げると，下大静脈と腫瘍との間が目視できるようになるので，腫瘍～下大静脈間を頭側に剥離していく。

③中心静脈を同定し中心静脈を処理する。

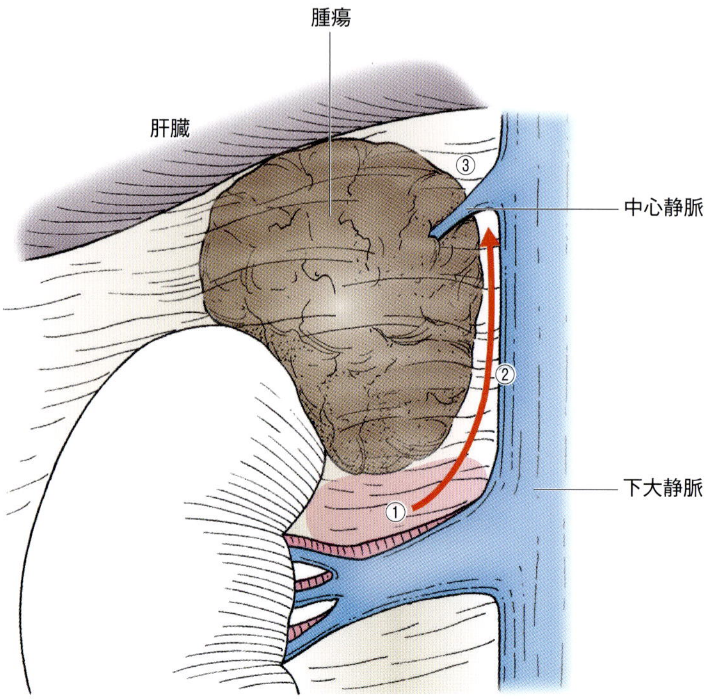

腎静脈の上に腫瘍背側へのトンネルをまず掘ってしまうとよい（図8）。

この際腎静脈頭側部分には副腎に至る小血管が存在することが多く，鈍的剥離のみでは出血することが多いが，腫瘍の裏面に入るとあまり血管はない。腎静脈頭側から腫瘍背側へつながるトンネルができると，ここから腫瘍を腹側に持ち上げながら正常副腎下縁を同定しつつ，下大静脈に沿って副腎と下大静脈の間の剥離が可能であり，可及的に頭側に剥離を進めると最終的に肝下面に近いところで中心静脈が同定できる。この際に腎動脈が思ったより頭側から腎に向かっている症例があるため，誤って腎動脈を処理してしまわないよう注意する。短肝静脈が近傍で下大静脈より分岐しており注意を要する。この時点で中心静脈の処理が可能な場合は，中枢側を二重結紮し中心静脈を処理するが，頭側が十分剥離できない場合は無理をせず肝下面の剥離を先行させる。

中心静脈の処理を後回しにする場合には，腎と副腎腫瘍との結合を残した状態で外側から腫瘍背側および頭側を剥離していくが，肝下面と副腎に生理的癒着が存在する場合は，メッツェンバウムなどで注意深く剥離を行う。どうしても剥離困難な場合には若干肝臓に切り込まなければならない場合もある。肝下面からの出血はある程度電気凝固での止血が可能だが，難渋する場合にはサージセル®やタコシール®などを使用する。

DO NOT

肝下面と腫瘍や正常副腎が癒着しており剥離困難な場合には，若干肝臓に切り込むラインで切除しなければならない場合もある。その際に症例によっては右下肝静脈が非常に浅い（肝下面に近い）位置にある場合があり，切り込むと大出血をきたすことがある。術前画像などでよく確認しておき，場合によっては事前に肝臓外科医にコンサルトしておくことも必要である。

左副腎摘除術

下行結腸外側の腹膜を切開し後腹膜に至る。腹膜切開は，頭側は脾外側を胃大彎側手前まで，尾側は内鼠経輪までを目安に大きく切開したほうがよい（図9）。大きく切開し脾臓，膵臓，下行結腸を一塊として内側に授動していくことで脾結腸靱帯に力がかかること

図9 左副腎摘除術における腹膜切開線

頭側は脾外側を胃大彎手前まで，尾側は内鼠経輪までを目安に大きく切開し，脾臓，膵臓，下行結腸を一塊として内側に授動する。

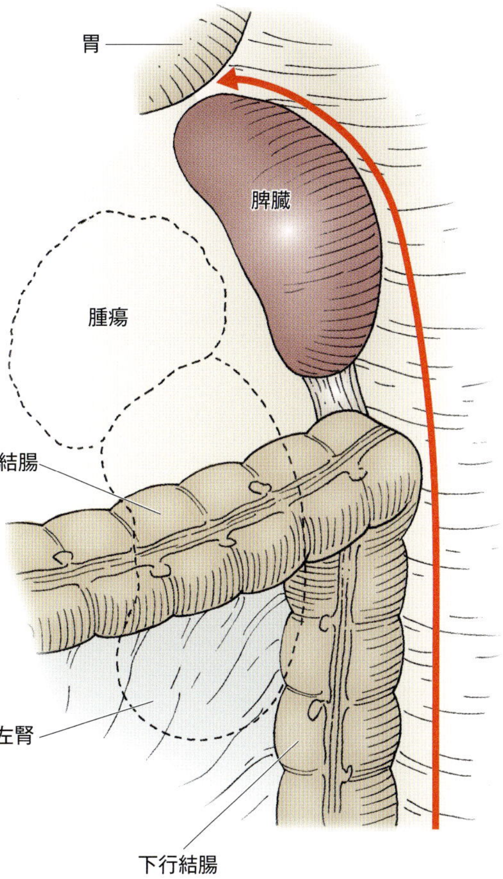

による脾損傷を防ぎつつ，副腎腫瘍前面を正中側に十分剥離していくことが可能となる。

この際にGerota筋膜と腹膜の間には複数の薄い膜の集合体である癒合筋膜が存在し，Gerota筋膜外側の良い剥離層に一度でうまく入れない場合もある。そういうときは複数の薄い層が存在することを意識しつつ修正を加えていくと，最終的に良い層に入ることができる。

脾臓，膵臓，下行結腸を一塊に内側へと剥離していき，Gerota筋膜に包まれた状態で腎，副腎の前面を頭側，尾側に全体的に露出していくが，最終的には腎静脈本幹および副腎中心静脈の前面が露出できる程度まで内側への脱転が必要である。副腎中心静脈を先行して処理すべきかどうかは議論がある。悪性腫瘍や褐色細胞腫の場合に早期に中心静脈を処理すべきという意見もあるが，早期に中心静脈を処理してしまうことで腫瘍のうっ血により腫瘍からの出血コントロールに難渋するような場合もあり，筆者は副腎周囲の細かい血管系が徐々に処理されていった後に，最終的に中心静脈を結紮処理するほうがよいと思う。

次に腎および腫瘍の外～背側を剥離するが，右と同様，大きな副腎腫瘍の場合，術野確保のため腎周囲も可及的に剥離する必要があるため，腎，副腎を一塊として外～背側，頭側への剥離を進める。

DO NOT

Gerota筋膜に覆われ一塊となった腎・副腎の周囲を剥離していく際に，腎周囲ではさしたる出血もなく鈍的剥離していけたのが，同様のイメージで腎頭側の副腎周囲で無造作に鈍的剥離を進めると細々とした出血をきたすことが多い。これは前述の副腎への血管系が副腎を中心として放射状に伸びているからであり，副腎周囲の剥離では鈍的剥離のみでなく適宜リガシュア™などでの鋭的な処理が必要となる。

図10 左副腎摘除術の剥離手順
①腹腔内臓器の内側への脱転
②腎と腫瘍一塊にGerotaの層で外側，背側，頭側の剥離
③腎と腫瘍の間の剥離
④中心静脈処理

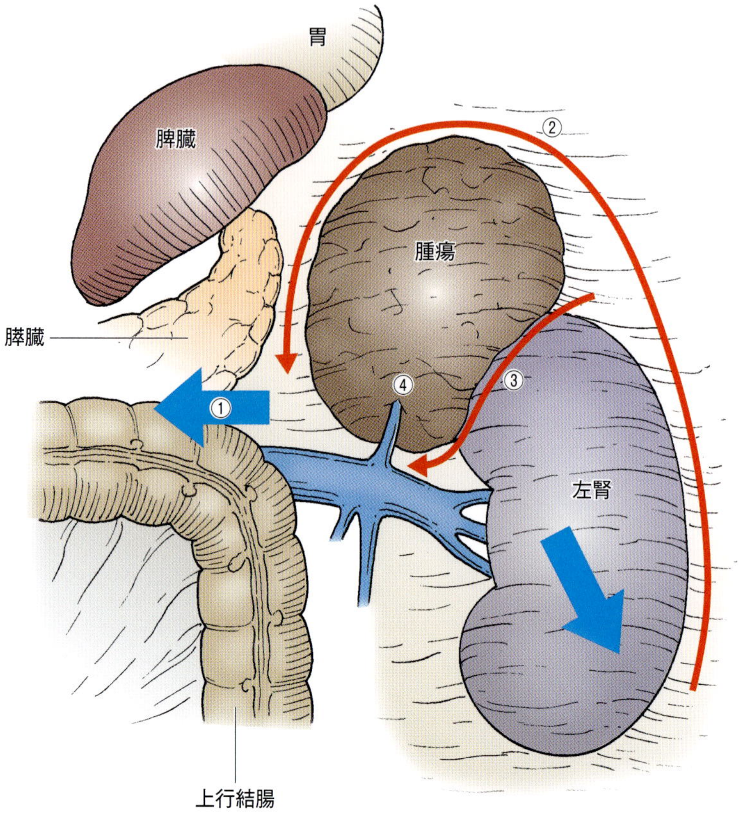

左側では右側と比較して腫瘍がより頭側深くにあることが多く，腎，副腎間の剥離はできるだけ後回しにしたほうがよく，腎・副腎が一塊の状態では用手的に腎を尾側に牽引することで，腫瘍に直接触れずに腫瘍頭側の術野を確保できる。これは褐色細胞腫の場合に無用な血圧変動を招かない，悪性腫瘍の場合のno touch operation，組織が脆弱な副腎腫瘍で無用な腫瘍の損傷を防ぐなど多くの利点がある。最終的には腎上極に沿って腎と腫瘍との間を剥離していき，中心静脈を処理して腫瘍を摘出する（図10）。

Advanced Technique

左で腫瘍が内側へ深く伸びているような腫瘍の場合，術後に乳糜漏をきたす症例がみられるが，術後乳糜漏が起きると術後管理上非常に難渋する。乳糜漏に対しては乳糜漏ポイントへのタコシール®貼付が有効との報告があり，リンパ管損傷が危惧される場合には術中の使用を検討する。

6 閉創

腫瘍の摘出後は，止血をよく確認し閉鎖式のドレーンを腎上極に留置し，筋層，皮下，皮膚の3層に閉創する。筆者は腹膜の断端からの後出血を経験しており，膜断端の止血にも十分留意する。

術後管理

褐色細胞腫では低血圧，低血糖などに注意する。当施設では，褐色細胞腫の術後は血圧などが安定するまで集中治療室で管理している。第1～2病日に問題なければドレーンを抜去する。通常術翌日から歩行，飲水開始とし，腸蠕動などをみながら第2病日以降食事

を開始する。クッシング，サブクリニカルクッシング症候群では副腎不全徴候の有無をみながら術後ステロイドカバーを漸減していく。

文献

1） 佐藤文憲, 三股浩光: 腹腔鏡下副腎摘除術: 経腹膜到達法. 新Urologic Surgeryシリーズ4; 良性腎疾患, 副腎, 後腹膜の手術, メジカルビュー社, 東京, 2009, p10-23.
2） 冨田善彦: 経腹膜副腎摘除術ー左右のアプローチ法を中心にー. 新Urologic Surgeryシリーズ4; 良性腎疾患, 副腎, 後腹膜の手術, メジカルビュー社, 東京, 2009, p40-8.

腎癌の手術 後腹膜アプローチによる根治的腎摘除術

近畿大学医学部泌尿器科教授 吉村一宏
近畿大学医学部泌尿器科主任教授 植村天受

経後腹膜アプローチによる根治的腎摘除術は，腹腔内手術操作を行わずに施行することができ，術後のイレウスなどの消化管合併症がほとんど起こらないといった利点のある術式である[1)]。手術時間は2時間前後であり，輸血を要するような出血も通常は懸念する必要がない。大きくない腫瘍に対しては，経腹膜アプローチと比較して制癌性に関して差がないと考えられる[2,3)]。

適応

開腹手術の既往があり，消化管の癒着が予想される症例では，経腹膜アプローチに比較し，後腹膜アプローチによる根治的腎摘除術のほうが消化管の癒着剥離の操作を省略できるため，安全にかつ短い手術時間で施行できる長所がある。従って，侵襲の大きい腸管の手術を受けている症例，高齢者や術前合併症の多い症例で，麻酔時間を短く，出血量をなるべく少なくしたい症例では良い適応となる。

一方で，腎門部付近に大きな腫瘍のある症例や腎静脈，下大静脈に腫瘍血栓を認める症例では，腎動静脈の処理が難しくなることがある。腎動脈の切離，腫瘍血栓の処理の際に出血をきたした場合，後腹膜アプローチではその対応に苦慮することがある。著者らの施設では，上記のような症例に加え，腹膜や同側副腎への直接浸潤を疑う症例では，経腹膜アプローチによる根治的腎摘除術を施行している。

創の大きさは経腹膜アプローチに比較し若干小さいが，外腹斜筋，内腹斜筋，腹横筋と3層の筋を切断，縫合するため，術後の創部痛が強いのが短所となる。

術前準備

一般の全身麻酔下腹部手術と同様の術前準備で十分であり，特別な術前準備は必要ない。手術前日就寝前の下剤内服，手術当日の浣腸などで腸の処置を行うようにする。ほとんどの症例で輸血を行うことはないが，不測の場合の備えtype and screeningでの輸血の準備をしておいたほうが安心である。術後の創部痛コントロールには硬膜外麻酔用のチューブからの局所麻酔薬持続注入が有用であり，可能であれば麻酔科医にチューブの留置を依頼しておく。

手術のアウトライン

手術手技

1 腎外側周囲腔の展開

腹横筋を切開するとその下に脂肪組織（flank pad）が認められる。腹横筋を切開する際には，腹横筋に付着している腹膜をツッパーガーゼやクーパー剪刀，剥離鉗子を用いて腹直筋外縁付近まで十分に剥離しておく。高齢者では腹膜が薄く腹膜が容易に破れてしまうことがあるので，注意深く剥離操作を進める（図1）。腹横筋に付着している腹膜の剥離操作が終了すれば，flank padを筋鉤を用いて腹側へ圧排し，腸腰筋およびそれに付着する外側円錐筋膜を確認する（図2）。痩せている症例ではflank padがほとんど認められない場合がある。外側円錐筋膜は強固な膜であり，筋鉤の操作で破れることはまれであるので，外側円錐筋膜をなぞるように大きなストロークで筋鉤を操作し，flank padを圧排するのがコツである。

図1 腹横筋からの腹膜の剥離（左腎症例）
腹横筋に付着している腹膜をツッパーガーゼやクーパー剪刀，剥離鉗子を用いて腹直筋外縁付近まで十分に剥離する。高齢者では腹膜が薄く容易に破れてしまうことがあるため，剥離操作は注意して進める。

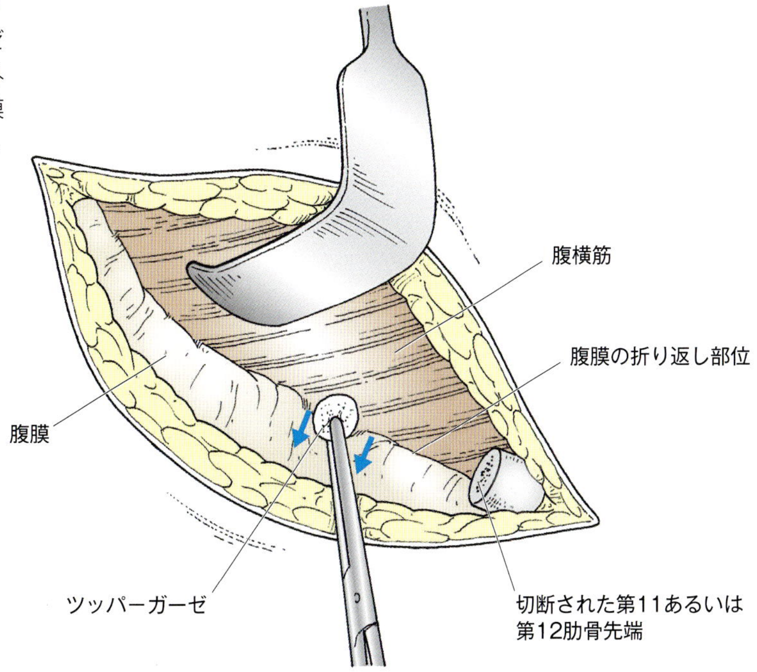

図2 腸腰筋および外側円錐筋膜の確認（左腎症例）

筋鉤を用いてflank padを腹側へ圧排し，腸腰筋と腸腰筋に付着する外側円錐筋膜を確認する。外側円錐筋膜をなぞるように大きなストロークで筋鉤を操作し，flank padを圧排するのがコツである。

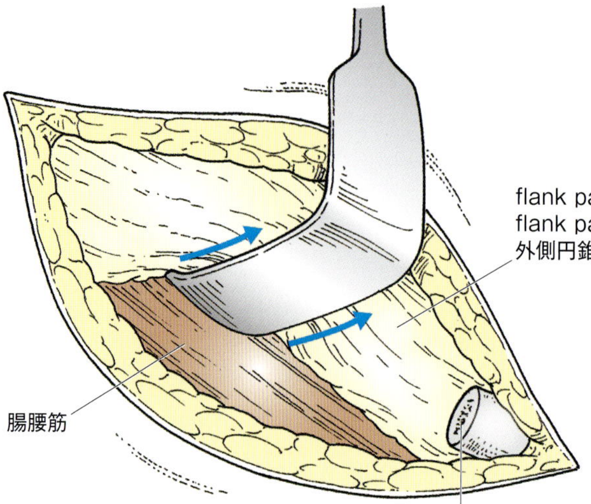

2 腎内側と腹膜後葉の剥離

外側円錐筋膜が腸腰筋に付着する部位の直上近くで鋭的に外側円錐筋膜を切開すると，その下にGerota筋膜に覆われた腎と腎周囲脂肪が認められる（図3）。腎中央部の内側前面では腹膜後葉とGerota筋膜との間にもう1層の膜構造があり，これらが癒合していて剥離面の同定が難しい場合がある。腎門部を同定するには腹膜後葉を確認し，腹膜を腹側に剥離していく操作が必要になる。ツッパーガーゼやクーパー剪刀，剥離鉗子を用いて剥離面を探していく（図4）。腹膜が薄い症例では，ツッパーガーゼによる鈍的剥離では腹膜が破れてしまうことがあるので，そのような場合はクーパー剪刀を用いて鋭的，鈍的に剥離を進めるとよい。なかなか剥離面が確認できない場合には，腎下極付近で尿管を同定するように剥離を進めるとみつかりやすい。腹膜を腹側に剥離していくと自然と腎門部にある腎静脈が確認できる。

腎内側前面での腹膜後葉の剥離操作が終了すれば，腎外側背面でGerota筋膜と腹横筋，腸腰筋との間を剥離する。腎外側背面には疎な結合織があるのみなので，筋鉤などでGerota筋膜越しに腎を腹側前面に牽引することで容易に剥離を進めることができる（図5）。

3 腎門部での腎動静脈の同定と処理

腎門部付近前面の剥離を進めていくと，まず確認できるのが腎静脈である。腎静脈が同定できればこれに血管テープをかけて確保する（図6）。通常は腎静脈のすぐ背側に腎動脈が存在する。腎門部に指を入れるだけのスペースが確保できていれば，指先の感触で動脈の拍動を確認することができ，腎動脈の同定に有用である。体内脂肪の少ない症例では，拍動する腎動脈を周囲の結合組織越しに確認することができるので，動脈の同定は比較的容易であるが，体内脂肪の多い症例では腎動脈周囲も厚い脂肪で覆われており，動脈の拍動を確認することが難しい。このような場合には腎動脈周囲の脂肪組織を剥離する必要があるが，脂肪組織内に細かな静脈が豊富に存在し，わずかな剥離操作でもその後の手術操作の妨げになるような出血をきたすことがある。また左腎では、腎動脈のすぐ近くに動脈に絡みつくように腰静脈から腎静脈に流入する静脈枝が存在することがよくあるので，この静脈を損傷しないように剥離を進める。この静脈が剥離操作の妨げになるようであれば丁寧に結紮，切断する。腎動脈が同定できれば，動脈の血管鞘を切開し動脈血管表面を十分に露出した後，2号絹糸を用いて動脈の中枢側（残し側）は2重結紮を行い，メッツェン

図3 **外側円錐筋膜の切開（左腎症例）**

外側円錐筋膜が腸腰筋に付着する部位の直上近くで，外側円錐筋膜を鋭的に切開すると，その下にGerota筋膜に覆われた腎と腎周囲脂肪が認められる。

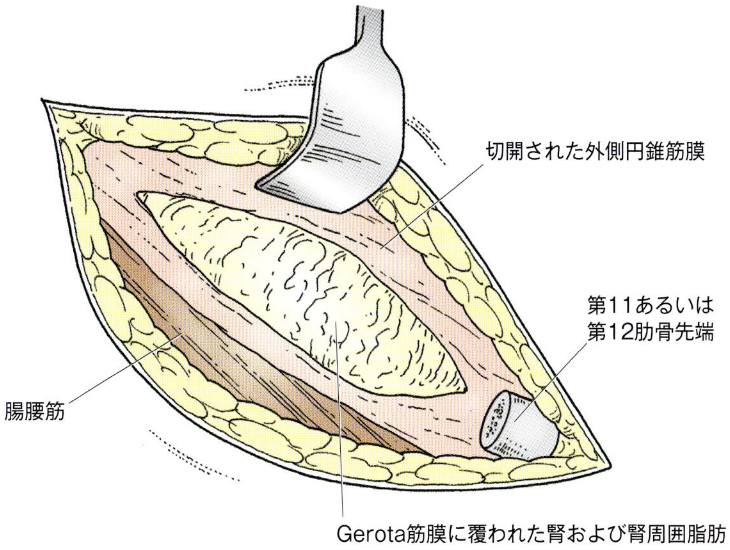

図4 **腹膜の腹側への剥離（左腎症例）**

腎門部を同定するには腹膜後葉を確認し，腹膜を腹側に剥離していく操作が必要になる。ツッパーガーゼやクーパー剪刀，剥離鉗子を用いて剥離面を探していく。

腹膜が薄い症例ではツッパーガーゼによる鈍的剥離では腹膜が破れてしまうことがある。その場合はクーパー剪刀を用いて鋭的，鈍的に剥離を進めるとよい。剥離面がなかなか確認できないときは，腎下極付近で尿管を同定するように剥離を進めるとみつかりやすい。

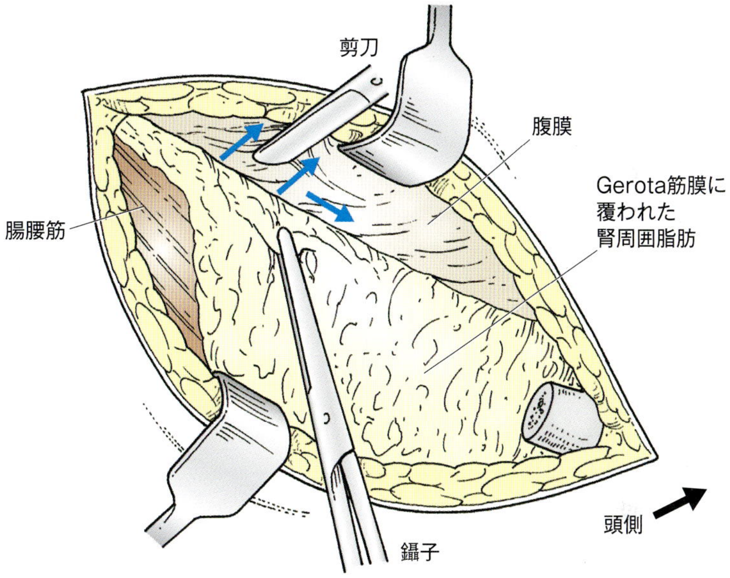

図5 **腎外側背面の剥離（左腎症例）**

Gerota筋膜と腹横筋，腸腰筋との間を剥離する。腎外側背面には疎な結合織だけがあるため，筋鉤などでGerota筋膜越しに腎を腹側前面に牽引することで剥離を容易に進めることができる。

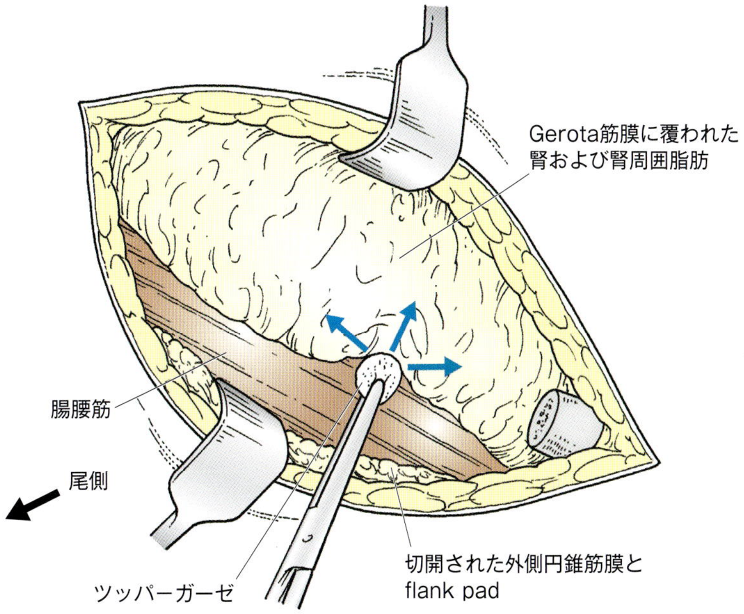

バウム剪刀にて切断する。

腎動脈の切断が終了すれば，先に血管テープをかけておいた腎静脈を2号絹糸あるいは1号絹糸にて中枢側(残し側)は2重結紮を行い，メッツェンバウム剪刀にて切断する。左腎の場合，精巣(卵巣)静脈，副腎静脈が腎静脈の処理の妨げになるようであれば，あらかじめ結紮，切断しておく(図7)。右腎ではこのような処置は不要であるが，細い静脈枝が走行していることがあり，これらの血管から出血すると腎静脈の処理が困難になることが多いので，血管損傷を起こさないように慎重に剥離を進める必要がある。また血管テープを牽引しても腎静脈が虚脱しないような場合には，切断した腎動脈以外にまだ腎動脈が存在する可能性がある。このような症例では切断した腎動脈よりもさらに頭側に別の腎動脈が存在することが多いので，腎上極と副腎の間を先に剥離する要領で別の動脈を同定し，結紮，切断する。

図6 腎静脈のテーピング(左腎症例)

腎門部付近前面の剥離を進め，腎静脈を同定し血管テープをかけて確保する。通常は腎静脈のすぐ背側に腎動脈が存在する。腎門部に指を入れるスペースが確保できれば，指先での動脈拍動の確認が腎動脈の同定に有用である。
左腎では，腰静脈から腎静脈に流入する静脈枝が腎動脈に絡みつくように存在することがよくあるので，この静脈を損傷しないように剥離を進める。

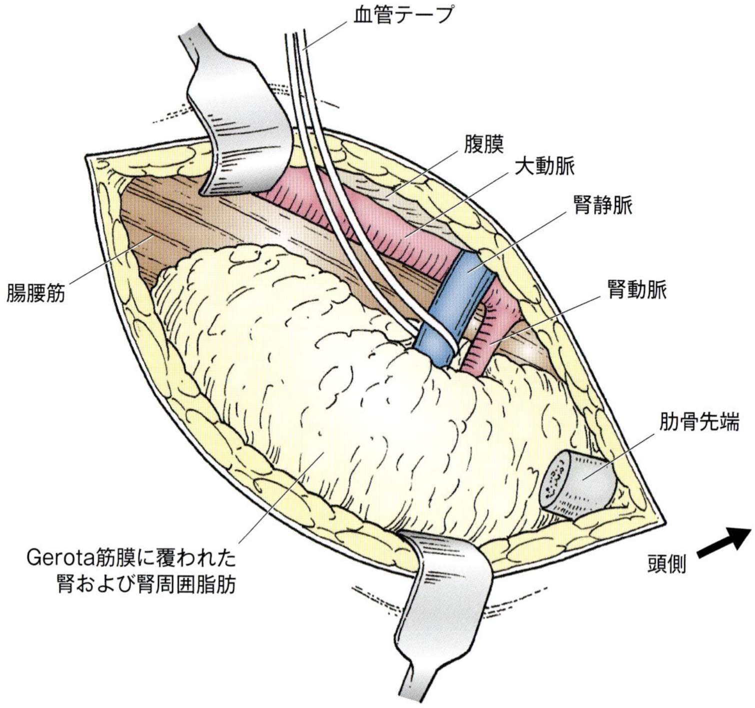

図7 腎動静脈の結紮・切断(左腎症例)

腎動脈を切断した後，先に血管テープをかけておいた腎静脈を処理する。左腎の場合，精巣(卵巣)静脈，副腎静脈が腎静脈の処理の妨げになるようであれば，これらをあらかじめ結紮，切断しておく。

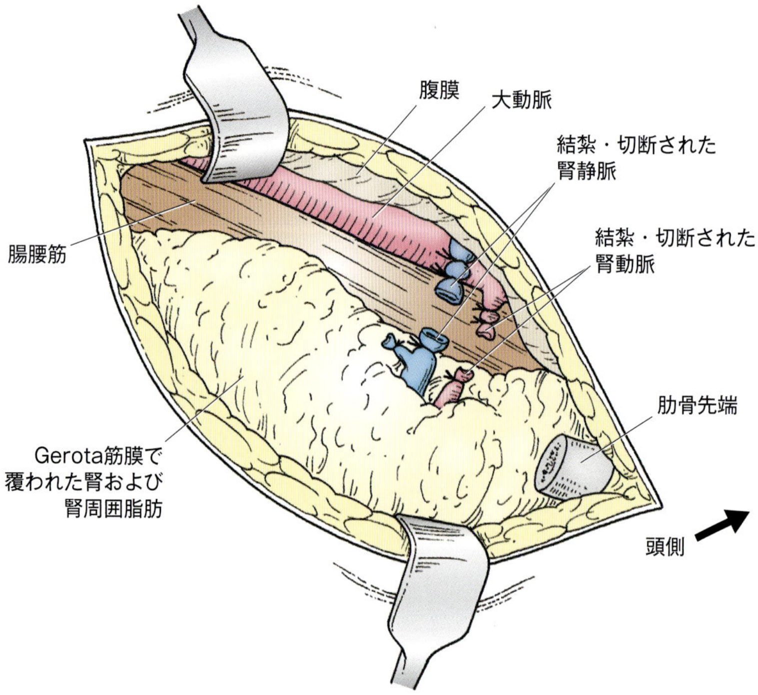

4 尿管の処理

腎動静脈の処理が終了すれば，尿管を同定し確保する。これまでの手術操作で尿管の同定に必要な術野は十分に展開できているので，尿管の結紮，切断は容易である。尿管を切断する際には，可及的に遠位側まで尿管を剥離し結紮，切断する。

5 腎下極の剥離

尿管の処理が終了すれば，腎外側背面でGerota筋膜と腹横筋，腸腰筋との間を剥離しておいた剥離面を確認し，同じ層で腎下極を持ち上げながら腎下極の腎周囲脂肪を切断する（図8）。正しい層に入れれば，切断した尿管は腎側（摘除側）に，精巣（卵巣）静脈は腹膜付近に付着している。すでに腎内側前面と腹膜，腎外側背面でGerota筋膜と腹横筋，腸腰筋との間の剥離は終了しているので，腎下極を持ち上げれば下極のGerota筋膜の外側で脂肪組織を切断することができる。脂肪組織から出血をきたしても腎下極周囲の剥離は十分できているので，出血点の確認，止血操作は容易である。脂肪組織を切断すれば腎下極はGerota筋膜に包まれた状態で完全に遊離される。

6 腎上極の剥離

左腎の場合，腎上極には処理すべき大きな血管はないので，副腎を温存するのであれば，Gerota筋膜を上極内側寄りで切開し，腎被膜の外側で剥離を進め，副腎は腎周囲脂肪に包まれた状態で温存する。副腎・腎をGerota筋膜に包まれたまま一塊で摘除する場合には，Gerota筋膜を破らないように注意しながら剥離を進める（図9）。左腎では腹膜越しに脾臓，膵臓がGerota筋膜と接しており，これらの臓器損傷には十分留意する。また右腎では副腎静脈が直接下大静脈に流入しているので，Gerota筋膜と下大静脈の間で右副腎静脈を確認し結紮，切断する。

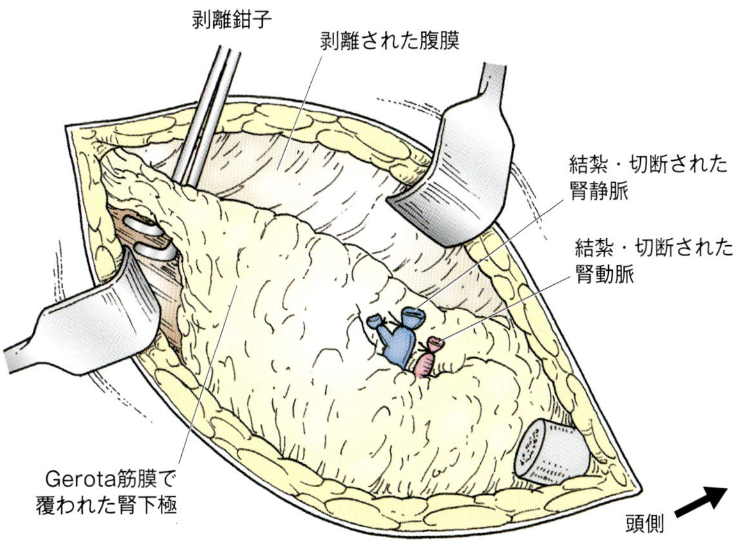

図8 腎下極の剥離（左腎症例）
Gerota筋膜と腹横筋，腸腰筋との間を剥離しておいた剥離面と同じ層で腎下極を持ち上げながら，腎下極の腎周囲脂肪を切断する。腎内側前面と腹膜，腎外側背面ではGerota筋膜と腹横筋，腸腰筋との間の剥離はすでに終了しているので，腎下極を持ち上げれば下極のGerota筋膜の外側で脂肪組織を切断することができる。

図9 腎上極の剥離(左腎症例)

副腎を温存する場合は上極内側寄りでGerota筋膜を切開し，腎被膜の外側で剥離を進め，腎周囲脂肪に包まれた状態で副腎を温存する。副腎・腎をGerota筋膜に包まれた状態で一塊摘除する場合は，Gerota筋膜を破らないように注意し，剥離を進める。

左腎では腹膜越しに脾臓，膵臓がGerota筋膜と接しており，これらの臓器を損傷しないよう十分留意する。

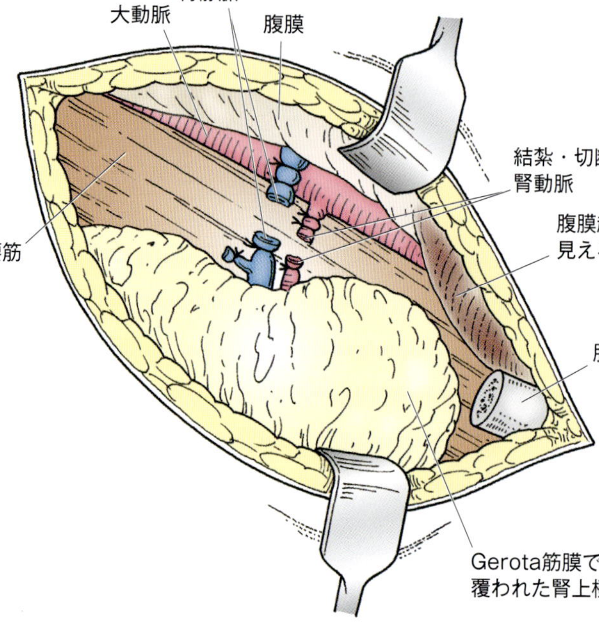

7 閉創

腎臓が摘出されれば，最終的に出血がないか確認する。腎門部だけに限らず術野全体を十分に観察しoozingなどが認められれば丁寧に止血操作を行う。止血が確認できれば腎門部付近にドレーンチューブを留置する。胸膜，横隔膜の損傷が疑われる場合には，術野に生理食塩水を満たし，麻酔科医に依頼し肺をinflateしながら生理食塩水中に胸腔からのair leakageがあるか否かを確認する。Air leakageがあれば胸膜，横隔膜を縫合閉鎖する。損傷部位が大きい症例では胸腔ドレーンを留置する。

次に筋層の縫合を行う。筋層縫合は腹横筋，内腹斜筋をまとめて1層として縫合し，外腹斜筋は別に1層として縫合する。不十分な筋層縫合は術後創部瘢痕ヘルニアの原因になるので，丁寧に確認しながら縫合する。皮下組織は吸収糸で1層縫合を行い，皮膚縫合を加えて手術を終了する。

文献

1) 櫻井俊彦，土谷順彦: 根治的腎摘除術: 後腹膜到達法. 臨泌 2016; 70: 312-7.
2) 福井　巌，大橋英行，他: 腎癌に対する経腰的根治的腎摘除術. 日泌会誌 1989; 80: 1207-10.
3) 景山幸雄，福井　巌，他: 限局性かつ比較的小径の腎細胞癌に対する根治的腎摘除術の治療成績: 経腰的と経腹的アプローチの比較. 日泌会誌 1994; 85: 599-603.

腎癌の手術
経腹膜アプローチによる根治的腎摘除術

自治医科大学医学部腎泌尿器外科学講座泌尿器科学部門講師　藤﨑　明
自治医科大学医学部腎泌尿器外科学講座泌尿器科学部門准教授　高山達也
自治医科大学医学部腎泌尿器外科学講座泌尿器科学部門講師　森田辰男

適応，禁忌

小径腎細胞癌(T1a)では，腎部分切除が標準治療となり，T1b以上の腎細胞癌では，腹腔鏡手術やミニマム層手術などによる根治的腎摘除術が低侵襲な手術として，広く行われている。そして，10cmを超える大きな腎細胞癌やリンパ節郭清が必要な症例，静脈内腫瘍栓を認める症例などには，経腹膜的なアプローチによる根治的腎摘除術が必要であり，習得しなければならない手技である。腹部開放手術の既往歴がある症例は腸管の癒着が予想されるため，あらかじめ外科医との連携が必要になることがある。

適応

・腫瘍径が大きな腎細胞癌
・腸管との癒着が予想される症例
・静脈内腫瘍栓を有する症例
・側臥位がとれない症例

術前検査，術前準備

画像検査

腎門部の血管を腹側，背側の両方からアプローチできる経後腹膜アプローチとは異なり，経腹膜アプローチでは基本的に腹側からのアプローチとなる。術前の腹部造影CT検査で腎血管や尿路の解剖を理解する。可能であれば，CT画像の3D構築を行うことでより多くの情報を得ることが望ましい。

一般検査

全身麻酔に必要な術前検査(血液・尿検査，胸腹部X線写真，心電図，呼吸機能など)に加え，侵襲が大きいと予想される症例や高齢者などの場合には，心機能や呼吸機能を十分に評価することが肝要である。

術前準備

通常の全身麻酔手術と同様の準備でよい。

腸管合併切除が予想される症例は，術前の腸管準備(低残渣食，マグコロール®やニフレック®，プルゼニド®などの緩下剤)が必要になる。症例によっては輸血の準備も必要である。

手術のアウトライン

1 麻酔
2 体位
3 皮膚切開
4 開腹(Chevron切開)
5 腸管の脱転
6 腎血管の処理
7 腎周囲の剥離，副腎の処理
8 ドレーン留置
9 閉創

手術手技

1 麻酔

全身麻酔で行う。術後の疼痛管理のために硬膜外麻酔や，経静脈的自己調節鎮痛法(intravenous patient-controlled analgesia：IV-PCA)を併用する。胃管の挿入，輸血ライン，動脈ラインなどの確保を麻酔科に依頼する。

2 体位

回転やジャックナイフをかけることができるベッドを用いて，仰臥位や側臥位(半側臥位)で施行する。仰臥位では腰枕を入れることで腎が挙上し，腎門の処理がやりやすくなる。また，側臥位(半側臥位)にすると腸管が自重で移動すること，腎門部の処理で背側からのアプローチが可能となるため有用である。

3 皮膚切開

Chevron切開や腹部正中切開などの方法がある(図1)。Chevron切開は，腎の頭側，側方が展開しやすく良好な視野での観察が可能である。筋肉を広範に切除するので術後の疼痛が大きいこと，リンパ節郭清や下大静脈進展症例など大血管の操作に際して視野が不十分となるといった問題もある。一方，腹部正中切開は，リンパ節郭清，大血管の操作などに際して有用な方法で，術後の疼痛がChevron切開よりも軽いが，側方への展開が不十分なことがあり，その場合には横切開を追加する場合もある。

4 開腹(Chevron切開)

皮膚をメスで切開後，皮下脂肪を電気メスで凝固切開し腹直筋筋膜を露出させる。腹直筋を切開し，腹直筋後鞘を切開する。腹膜前脂肪をかき分け，腹膜を把持し鋭的に腹膜を切開する。開腹を確認できたら指を挿入し，癒着を確認し，腸管損傷しないように注意しつつ層を拡げる(図2)。

肝鎌状間膜を確認できたらこれを2-0絹糸による結紮あるいはシーリングで処理する。腹腔内を観察し，腸管と腹壁との癒着を適宜処理する。

図1 皮膚切開

ⓐChevron切開。Chevron切開では肋骨弓下1～2横指で対側腹直筋外縁まで切開する。
ⓑ正中切開。正中切開では剣状突起から恥骨まで切開する。通常，切開ラインは臍を左側で避ける。

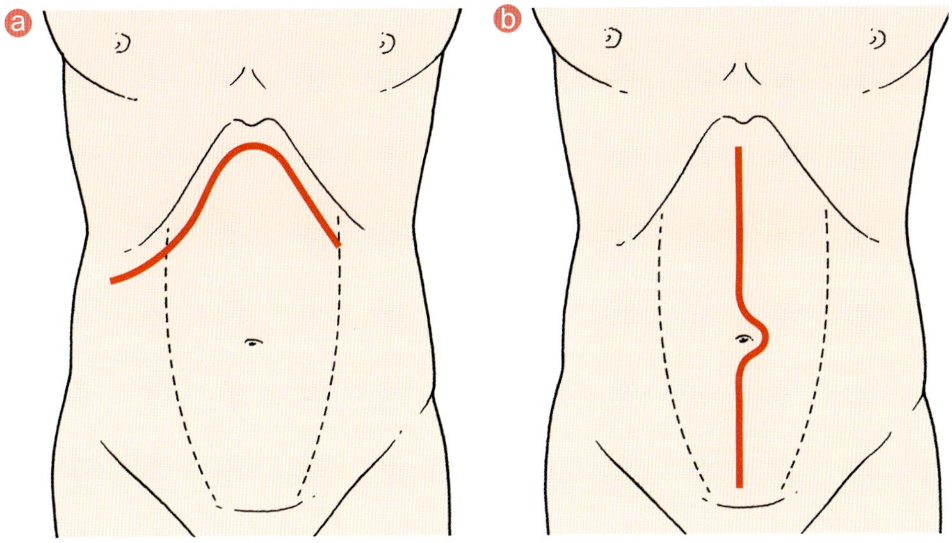

図2 開腹

腹直筋後鞘を切開し（ⓐ），腹膜前脂肪が露出されたら腹膜を攝子で把持し，メッツェンバウム剪刀やメスなどで鋭的に腹膜を切開する（ⓑ）。小さな範囲で開腹し，指をガイドに切開を広げる（ⓒ）。

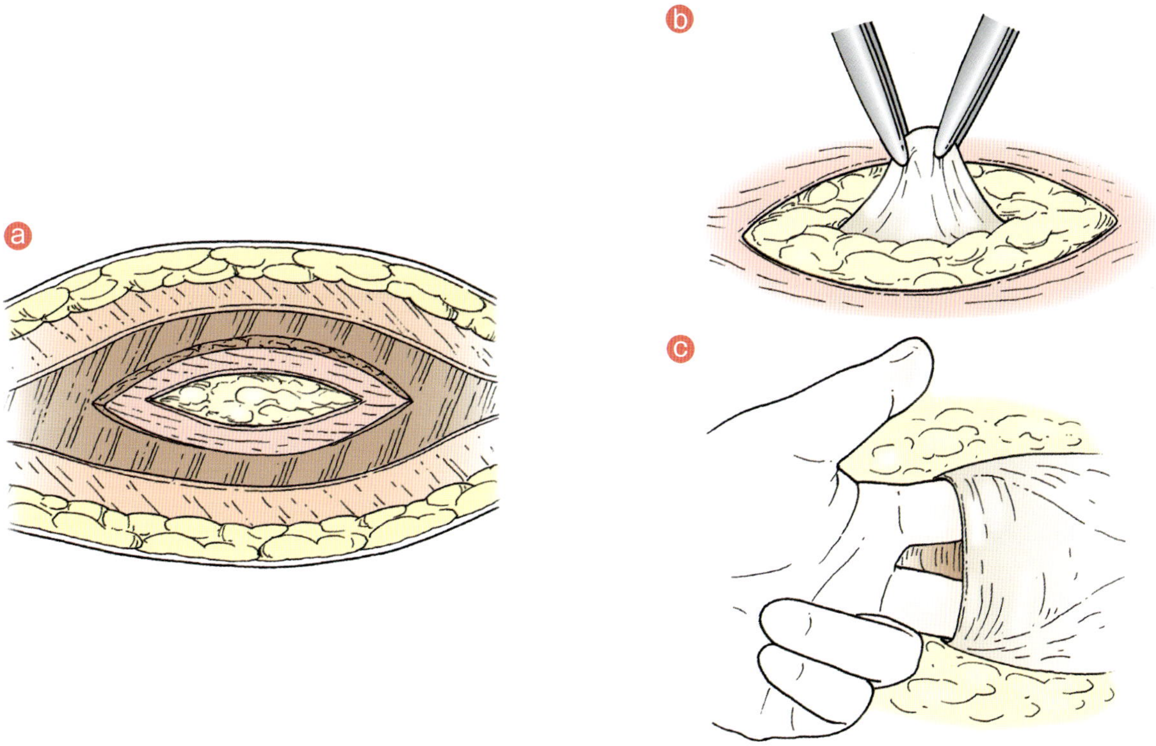

5 腸管の脱転

右腎

上行結腸外側のToldt white lineを切開する。これを尾側では回盲部付近まで，頭側では右結腸曲を切開後十二指腸近傍まで切開する（図3）。

助手が上行結腸にカウンタートラクションをかけて蜂巣状の層（癒合筋膜）を同定し，腹膜とGerota筋膜の間をスパーテルや吸引管，クーパー剪刀などを用いて鈍的に剥離する（図4）。細い血管が交通するため，適宜止血する。

頭側では十二指腸を脱転すると下大静脈が露出され，これを尾側に向けて剥離し，腎静脈を同定する。さらに尾側へ剥離を進めると，Gerota筋膜に包まれた腎を露出できる。

DO NOT

肝挙上について

肝臓の損傷を避けるために，後腹膜の切開はあまり肝臓に近づきすぎないほうがよい。2～3cmほど後腹膜を肝臓側に残した切開をすると，その膜を把持することで肝臓の損傷なく腎上極の展開が容易になる。

肝臓の挙上はshort hepatic veinの存在を念頭に置き，引き抜き損傷による思わぬ大出血に留意し，愛護的に行う。状況によってはshort hepatic veinを処理する必要もある。

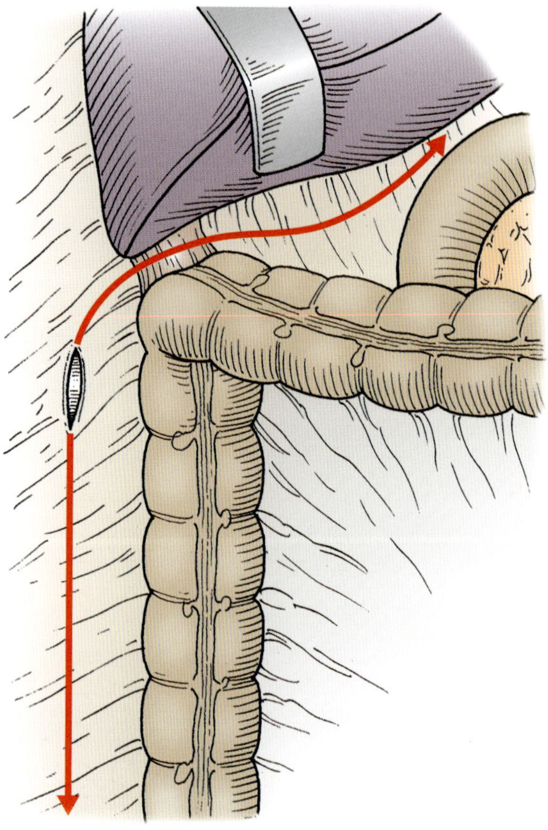

図3 右後腹膜腔へのアプローチ

Toldt white lineを電気メス切開し，直角鉗子を用いて剥離を広げる。肝臓を挙上して視野を確保し，十二指腸近傍まで十分に切開を広げる。大きな腫瘍の場合には上行結腸が内側に圧排されていることもあり，Toldt white lineの切開部位に注意する。

図4 右後腹膜腔の展開
助手が適切なカウンタートラクションをかけて，蜂巣状の層で展開する。十二指腸を脱転し下大静脈が十分に露出されるまで剥離する。

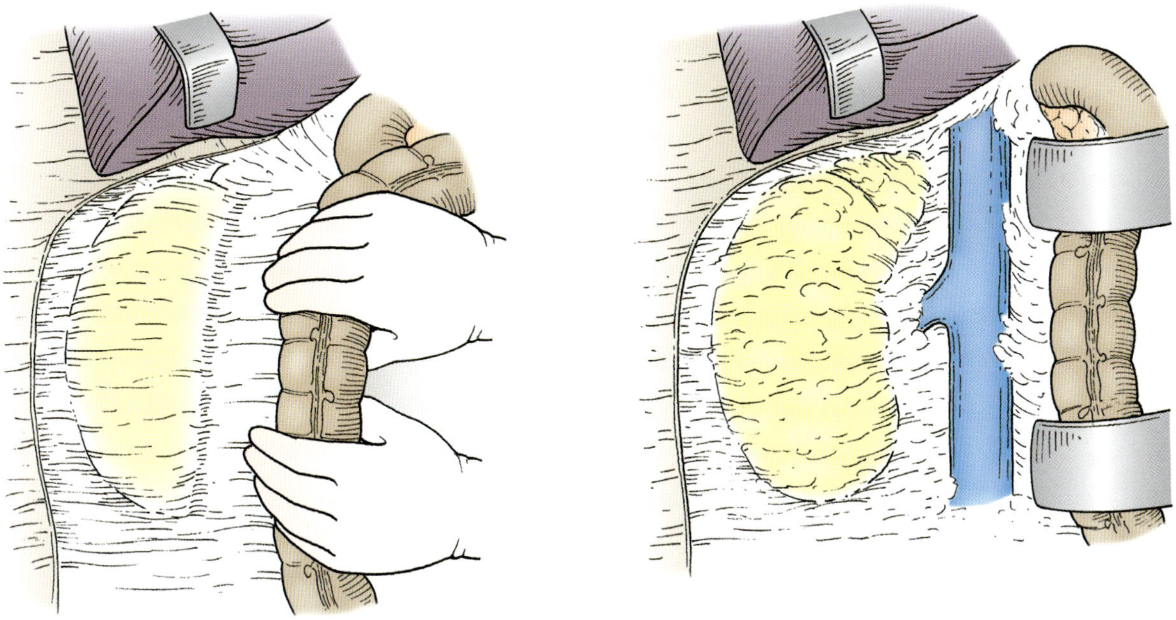

◎左腎

下行結腸外側のToldt white lineを切開する。これを尾側ではS状結腸付近まで，頭側では左結腸曲を切離する（図5）。腹腔鏡下手術のように後腹膜の切開を脾臓の外側に向けて進め，脾臓，膵臓も一緒に脱転するアプローチもある。

下行結腸にカウンタートラクションをかけて蜂巣状の層（癒合筋膜）を同定し，Gerota筋膜と腹膜との間を鈍的に剥離する（図6）。下行結腸を下方内側に強く牽引すると脾臓は容易に損傷し出血するので，左結腸曲を確実に切開し，十分に脾臓を遊離できたことを確認する。

剥離を進めると腹部大動脈が同定でき，これを露出させる。途中，腹膜に覆われた膵臓の損傷に注意する。腸管や肝・脾を手術用タオルなどで覆い，リトラクターをかけて愛護的に保護する。

DO NOT

腸間膜への切り込み

脂肪が多い症例では剥離層がわかりにくいことが多く，腸間膜に切り込むことがある。通常は癒合筋膜の層は疎な組織で鈍的な剥離が可能であるが，剥離の際に血管が豊富で出血が多い場合には腸間膜に切り込んでいる可能性を考慮し，別の剥離層をみつけることが必要である。

6 腎血管の処理

◎右腎

右腎静脈を丁寧に剥離し，細い分枝があれば結紮や電気メスでの焼灼など適宜処理して，腎静脈を確保し血管テープで把持する（図7）。

腎動脈は腎静脈の背側にあり，術前の画像や術中の触診所見を手掛かりに動脈を同定す

図5 左後腹膜腔へのアプローチ

下行結腸外側のToldt white lineを電気メスなどで切開し，直角鉗子を用いて切開を広げる。脾臓と結腸との間を切離する。

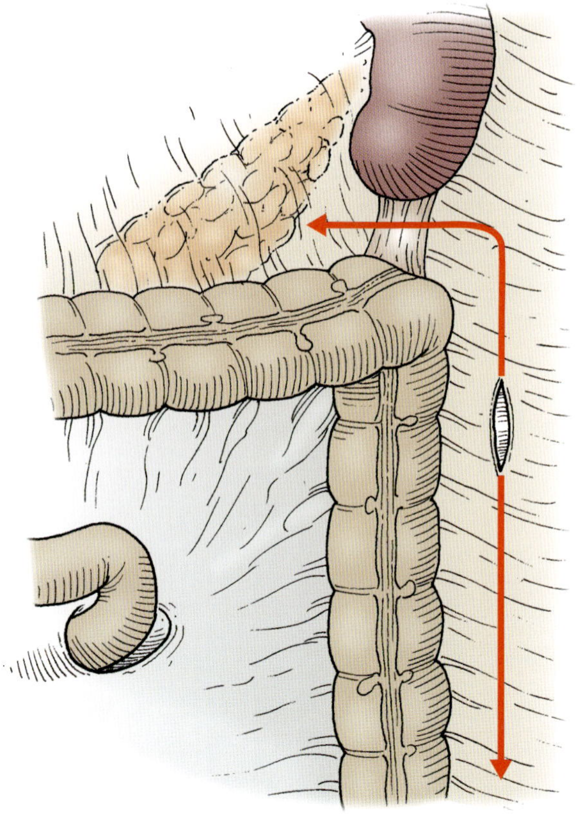

図6 左後腹膜腔の展開

助手が下行結腸に適切なカウンタートラクションをかけて蜂巣状の層で剥離を進める。下行結腸を牽引する際に脾臓にテンションがかかっていないことを確認する。腹部大動脈が同定できるまで剥離する。

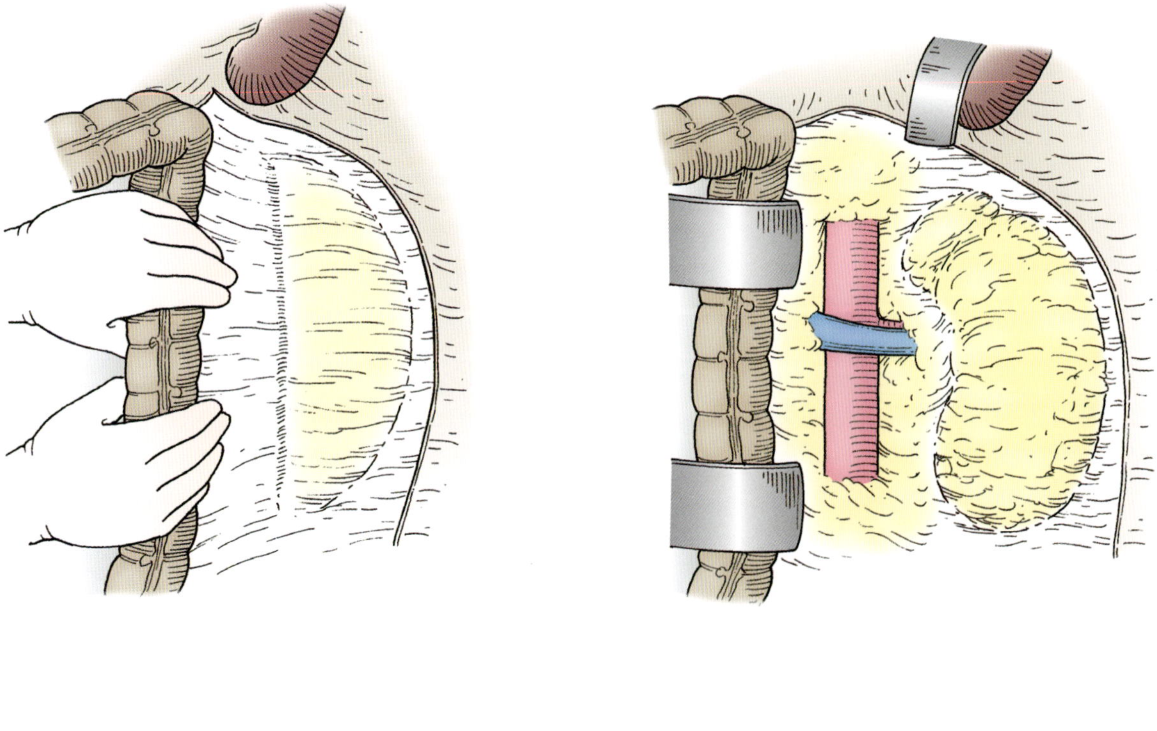

図7 右腎血管の処理
右腎静脈を血管テープで確保(ⓐ)した後に，背側にある腎動脈を同定し結紮する。右腎静脈背側で剥離が難しい場合(静脈の確保が難しい場合)，大動静脈間で右腎動脈を結紮する。下大静脈と左腎静脈を血管テープで確保し(ⓑ)，大動脈から出た腎動脈を結紮する。

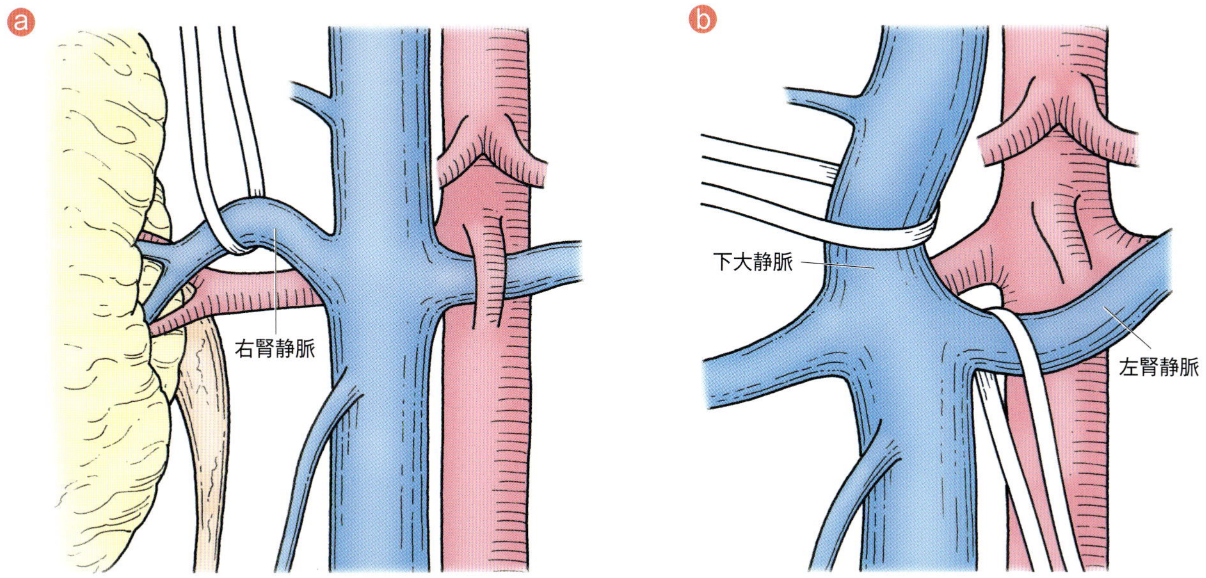

る。下大静脈の背側で分岐していることが多く，複数本の動脈を処理することがある。腎静脈背側での腎動脈の剥離が難しい場合には，大動静脈間で右腎動脈の処理を考える。下大静脈と左腎静脈を剥離し血管テープで確保した後，この背側で大動脈から枝分かれした腎動脈を処理する。

腎動脈は1号絹糸で結紮に加え，針付きの非吸収糸(2-0針付きナイロンなど)で貫通結紮を加えた後に切断する。腎動脈を処理するスペースがない場合には，まず，腎動脈の結紮のみを行い，次に腎静脈を処理し，十分な視野を得てから動脈の処理をしてもよい。腎動脈を処理すると腎の色調が変わり，腎に張りがなくなる。ただし，術前に確認できないような細い腎動脈が大動脈などから分岐していることもあるので，腎静脈を結紮する前に血管テープや弱彎ケリー鉗子などを用いて腎静脈を試験クランプして，静脈が張ってこないことを確認することも有用である。

腎静脈は1-0号絹糸で結紮し，針付き2-0ナイロン糸などで貫通結紮をおく。右腎静脈は短いために，2重結紮するスペースがない場合には下大静脈にサテンスキー鉗子をかけて，中枢側は4-0血管縫合糸で連続縫合することもある。

左腎

左腎静脈は副腎静脈，腰静脈，性腺静脈を分岐している。これらの血管を処理すると左腎静脈の可動性を得ることができ，その後の腎動脈の処理を容易にすることができる(図8)。

腰静脈は，誤って切れてしまったりするとその断端が組織内に引き込まれ埋没してしまい，止血が困難になることがあり，大量出血に至る場合もあるため，その処理は特に慎重に行う必要がある。

腎静脈を剥離し，血管テープで確保した後，その背側にある腎動脈を画像所見ならびに触診所見を参考に同定する。腎動脈を剥離し，1号絹糸で結紮する。針付き2-0ナイロンでの貫通結紮の後に腎動脈を切断する。

腎動脈を切離するだけのスペースが得られなければ先に腎静脈を処理してもよい。腎静脈を血管テープや弱彎ケリー鉗子などで試験クランプし，腎静脈が張ってこなければ1-0絹糸で結紮し，針付き2-0ナイロン糸で貫通結紮をかけた後に切断する。

図8 左腎血管の処理

左性腺静脈，腰静脈，副腎静脈（ⓐ）を結紮切離すると，左腎静脈の可動性を得ることができる。左腎静脈を血管テープで確保し（ⓑ），その背側にある腎動脈を結紮する。

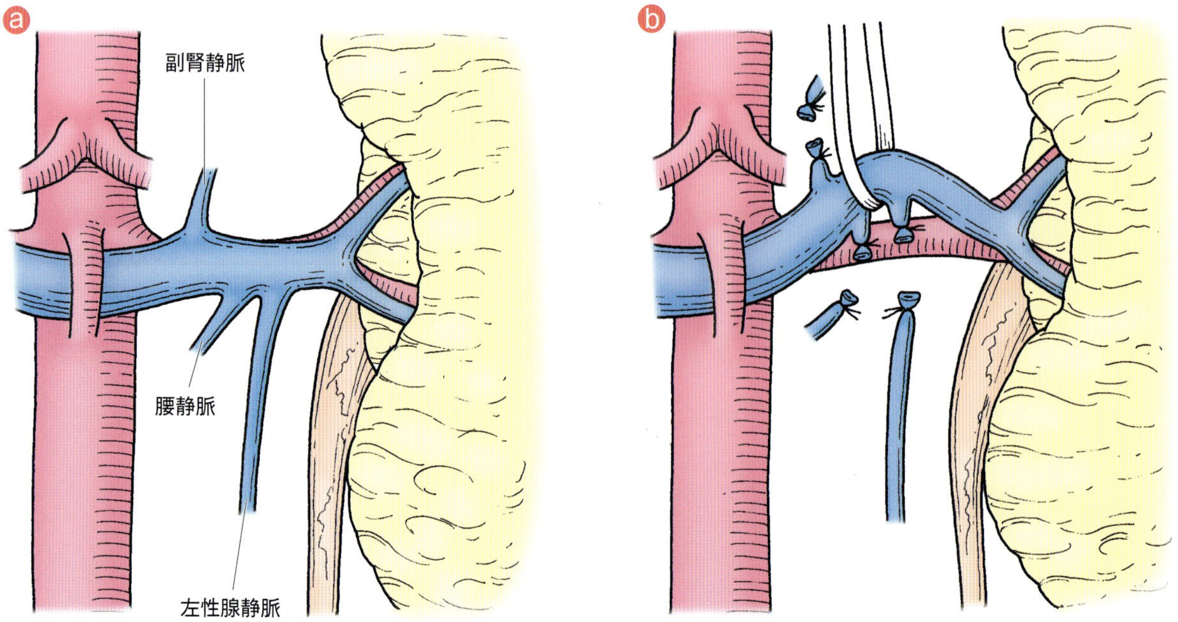

なお，左腎の場合，腸管を脱転する前にTreitz靱帯から後腹膜を切開すると直下に腎門部を同定することができるので，腸管の脱転に先立ち腎門部の処理をする場合もある（図9）。

DO NOT

腎門部の処理中に出血したら

腎門部の処理をしている際に血管が引き抜けたり，血管を損傷すると大出血する。このときに，出血点などを十分に確認することなく，むやみに直角鉗子などで止血点を把持しようとしたり，盲目的に運針をすると，出血が助長され止血困難に陥ることがある。

まずはガーゼで圧迫し，どこから出血しているのかを想定（腎静脈からなのか，下大静脈からなのか，血管の枝が抜けたのか，血管壁を裂いたのか）し，止血するのに最も適切な方法を考える。この間に麻酔科医と連携をとって輸血の準備を進める。

DO NOT

腎静脈の確保

腎静脈を確保する際には血管壁に沿って直角鉗子を通す。この際に少しでも抵抗を感じたら，鉗子の先端が背側に枝分かれした静脈を圧排している可能性があるため，無理に鉗子を通さない。早く静脈を確保したいという気持ちから，無理に鉗子を通そうとすると大出血をきたすことがあるため，焦らず周囲の剥離を拡げて，十分な視野が得られてから再度静脈の確保をトライする。

図9 **左腎血管へのアプローチ**

Treitz靱帯の外側を切開し(ⓐ)後腹膜を展開すると，直下に腎門部を同定することができる。腸管の脱転に先立ち，左腎血管(ⓑ)の処理を先行する方法もある。

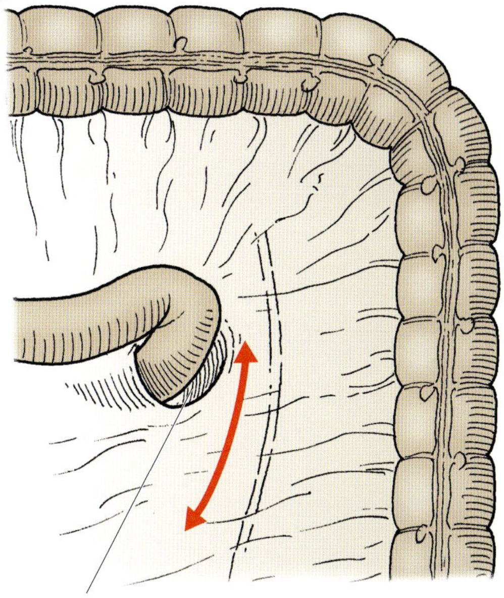

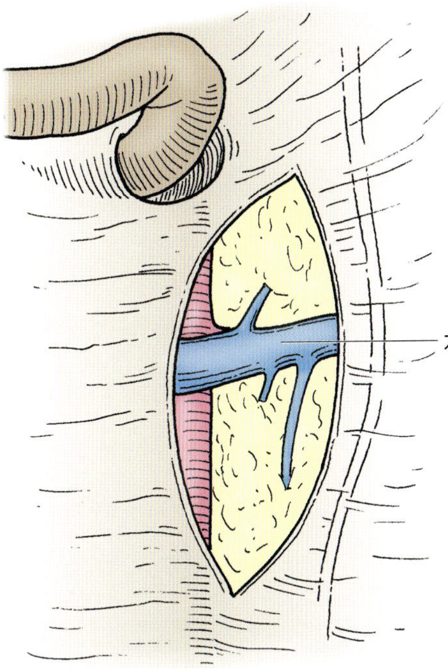

7 腎周囲の剥離，副腎の処理

腎血管の処理を終えた後は，腎周囲の剥離を進める。内側尾側で尿管を確保し，これを可能な限り尾側まで剥離して2-0絹糸で結紮の後に切断する。

Gerota筋膜に沿って腎背側，尾側，外側を適宜剥離する。腎門部はリンパ管などが豊富に存在するため，シーリングデバイスや結紮で丁寧に処理する。

副腎の温存は腫瘍の位置や腫瘍のサイズなどを考慮して決定する。副腎を温存する場合には，副腎を肉眼的に観察し，腎上極でGerota筋膜に切り込み脂肪をシーリングなどで処理して副腎を温存する。副腎を温存しない場合には，右腎では副腎中心静脈を結紮し下大静脈に沿って，左腎では大動脈に沿ってシーリングし副腎をGerota筋膜に包まれたまま腎臓と一塊に摘出する(図10)。

8 ドレーン留置

腎を摘出後，止血操作へ移る。後腹膜手術と異なり，特に止血操作が重要である。腎動静脈，脾臓，肝臓，副腎，腸間膜などからのわずかな出血も見逃さず十分に止血をする。特に，脾臓や肝臓など止血が難しい部位は，ソフト凝固やタコシール®などの止血用製剤を用いることを躊躇しない。

創部を温生理食塩水で洗浄した後に，ドレーンを腎門部に留置する。創部洗浄の際に気胸がないことも確認する。

図10 副腎処理

副腎を温存する場合には，Gerota筋膜に切り込み脂肪をシーリングなどで処理をする。
副腎合併切除する場合には，右(ⓐ)では副腎中心静脈を，左(ⓑ)では交通する動脈を処理して腎と一塊に摘出する。

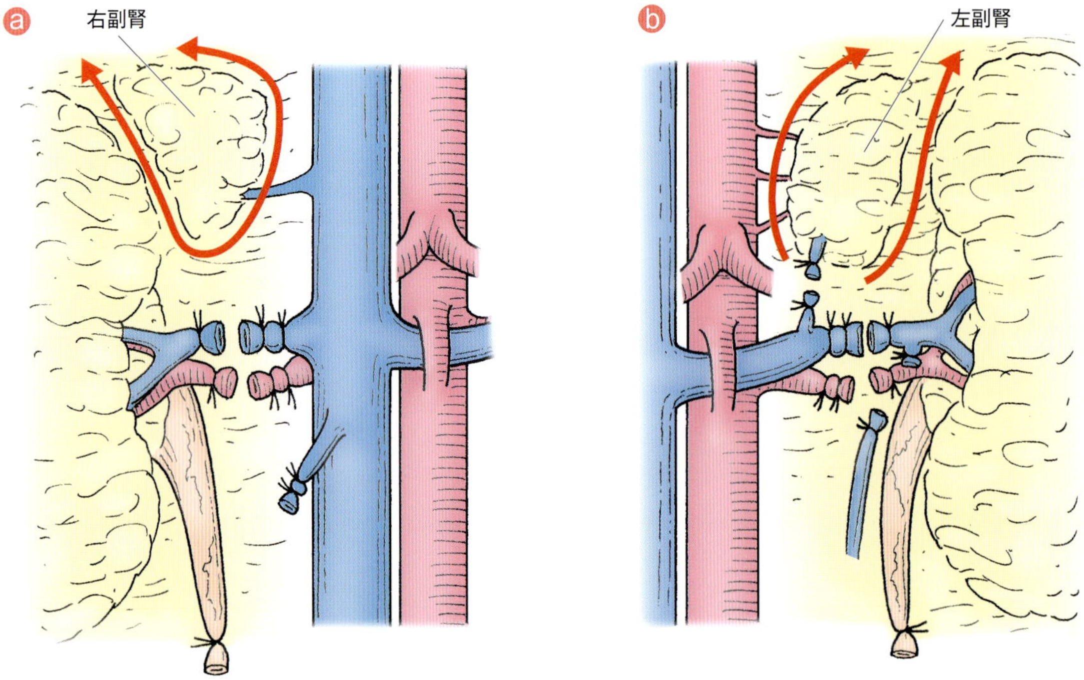

9 閉創

通常，後腹膜腔は開放したままにする。筋膜を1号オペポリックス®などの吸収糸で縫合し，皮下組織を十分に洗浄し，皮膚はスキンステープラで閉創する。皮下脂肪が厚い症例では，皮下に持続吸引型のドレーンを留置することもある。

術後管理

手術当日はベッド上安静とする。また，術後静脈血栓塞栓症(venous thromboembolism；VTE)予防のために，弾性ストッキングの着用や間欠的空気圧迫法を用いる。手術翌日から積極的に歩行開始する。

手術翌日の午前から飲水から開始し，(腸管合併切除がなければ)手術翌日から通常食を開始する。ドレーンは漿液性(腹水)ならばおおよそ100mL程度で術後2～3日に抜去することが多い。

腎癌の手術
腫瘍血栓を伴う腎癌の手術

北海道大学病院泌尿器科講師 安部崇重
北海道がんセンター泌尿器科医長 丸山 覚
北海道大学大学院医学研究科腎泌尿器外科学分野教授 篠原信雄

腫瘍血栓を伴う腎癌に対する手術は，泌尿器科手術において，チャレンジングな手術領域の1つである。腎細胞癌の4～10％の症例において，腎静脈あるいは下大静脈の腫瘍血栓を伴うと報告され，腫瘍血栓レベルでアプローチが異なってくる。Mayo clinicの分類が有名で，血栓の頭側への進展のレベルにより

・Level Ⅰ　腎静脈のレベルから頭側への2cm未満の血栓の進展
・Level Ⅱ　肝静脈分岐部以下までの血栓の進展
・Level Ⅲ　肝静脈分岐部を越え，横隔膜以下までの血栓の進展
・Level Ⅳ　横隔膜を越える血栓の進展

に分類される[1]（図1）。Level Ⅲ以上では，肝臓外科医，心臓血管外科医とのチームアプローチが必須で，また術中の経食道エコーなど，麻酔科医との連携は，血栓レベルによらず不可欠である。

本項では，Level Ⅲまでの右側腎癌に対する手術術式を中心に，当科でのアプローチを中心に解説する。適宜，左腎癌に対する術式での工夫，Level Ⅳの血栓へのアプローチにも触れたい。

適応，禁忌

本手術に耐えうる全身状態を有することが，まず前提として必要条件である。血栓レベルと予後との関連に関して決着はついていないが，完全切除が得られた場合，5年粗生存率で47～63％と良好な長期生存も報告されている[2,3]。ただし，遠隔転移，リンパ節転移を有する症例の予後は，きわめて不良であり[4]，①良好な全身状態を有する症例，②臨床的に明らかなリンパ節転移のない症例，③遠隔転移のない症例が本手術の良い適応といえる。

当科においては，遠隔転移を有する症例では，まずチロシンキナーゼ阻害薬を中心とする分子標的薬剤などの全身治療を行い，病勢の進行を見極めつつ，手術適応を決定することが多い。

術前検査，術前準備

胸腹部CTによるステージングはルーチンに行っている。肺転移を有する症例では脳MRIの撮影も考慮する。骨シンチは全例撮影している。血栓レベルの評価にMRIは非常に有用で，全例に施行している。手術までに待機時間を有する症例では，術直前に，血栓レベルの評価をMRIもしくはエコーで再度行うようにしている。以前，開腹後に予想以上に血栓が進展していることが判明し，肝臓の授動後，横隔膜中心腱を切開，心外膜を切開し，下大静脈中枢側を腹腔側より確保した症例を経験した。

近年，sunitinib, sorafenib, temsirolimus, axitinib pazopanibなどの分子標的薬剤によるpre-surgical therapyにより，血栓の縮小が得られ，開胸操作を回避できた症例報告を散

図1 腫瘍血栓レベルの分類

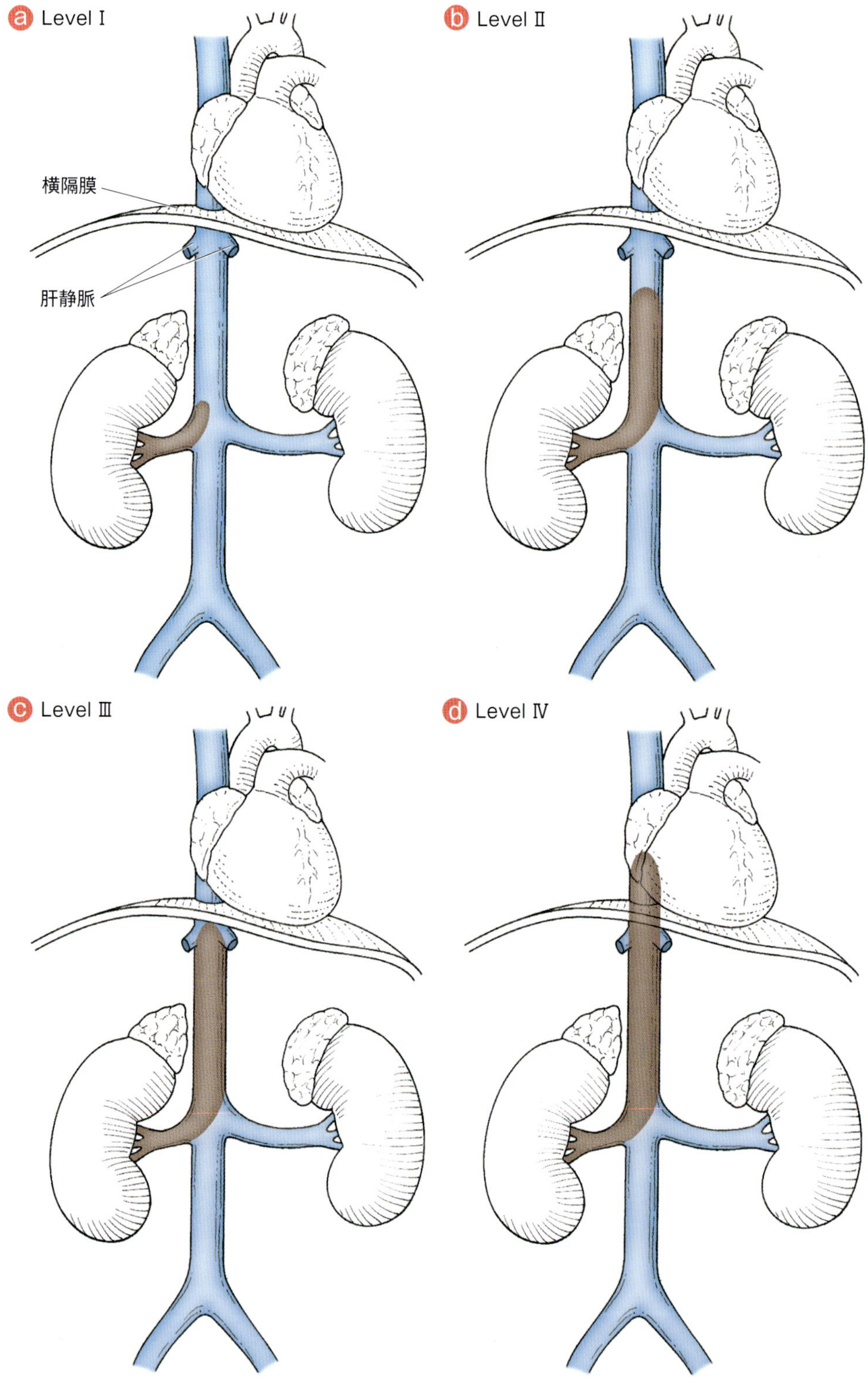

見する。われわれも術前のaxitinib内服により，Level Ⅳから Level Ⅱへの血栓縮小を経験したことがあるが，その頻度は高くないとする報告もある[5]。ルーチンに行う治療ではなく，症例ごとに考慮されるアプローチであると考えている。術前の抗凝固療法に関してもエビデンスが少ない分野であるが，分子標的薬剤を使用し，待機的手術を考慮するような症例では，ヘパリン化の後，ワーファリンを使用している。抗凝固療法により血栓の退縮を得られた症例も経験している。術前の腎動脈塞栓術に関しては，出血の減少に有用とする報告や，逆に周術期死亡率の増加につながったとする報告もあり，一定の見解が得られていないと思われるが[6,7]，われわれは行っていない。下大静脈フィルターの留置も行っていない。

また，血栓の先端の位置確認，もしもの術中の塞栓の評価目的に，術中の経食道エコーを麻酔科医師に依頼する。術野においても，血栓の性状，先端の評価にエコーは非常に重要で，あらかじめ準備しておく。

手術のアウトライン

1. 体位，皮膚切開
2. 腸管の授動，腎静脈および下大静脈周囲の剥離，腎動脈の処理
3. 肝右葉の授動，下大静脈の確保
4. 腎静脈および下大静脈の遮断，腫瘍血栓の除去
5. 下大静脈の縫合
6. 腎の遊離，摘出
7. 閉創

手術手技

1 体位，皮膚切開

Level Ⅰ，および数本の短肝静脈の処理で下大静脈の確保が可能となるLevel Ⅱ症例では，仰臥位で腰に薄めの枕を挿入し，上腹部を軽度伸展させてから，肋骨弓に沿った横切開，いわゆる Chevron切開（図2a）を選択することが多い。上腹部正中切開に横切開を加えた逆L字型切開（図2b）で行うことも可能である。Chevron切開後，ケント吊り上げ鉤で肋骨弓を十分に持ち上げることで，上方の良好な視野が得られる。オムニトラクトリトラクター®も使用し，良好な視野の展開を心がけている。視野が狭いと感じるときはChevron切開頂点での胸骨丙への追加切開（図2a）や，側方への追加切開は躊躇しない。

肝右葉の脱転が不可欠と予想されるLevel Ⅱ，およびLevel Ⅲ症例では経胸腹アプローチを選択している（図3）。約45°の左半側臥位，患側の腕は挙上し，第8，9肋間から対側腹直筋を十分切開することで良好な視野が得られる。横隔膜を中心腱方向に切開していく際は，ステープラー（GIA®，青など）を使用している（図4）。出血がほとんどないこと，横隔膜の修復の際の運針が容易である点が気に入っている。またLevel Ⅲ以上の症例で，横隔膜以下での下大静脈確保が困難であると予想された症例では，初めに心臓血管外科医による胸骨切開の後，本アプローチを開始している。

Chevron切開を選択した場合で，肝右葉の授動が困難な場合には，図5に示すように切開を加え，胸腔に入り横隔膜を切開することで，良好な視野と肝右葉の授動のためのス

図2 経腹アプローチの皮膚切開

ⓐChevron切開。上方の視野が不良な場合は，破線の追加切開を加える。

ⓑ上腹部正中切開＋右側への横切開

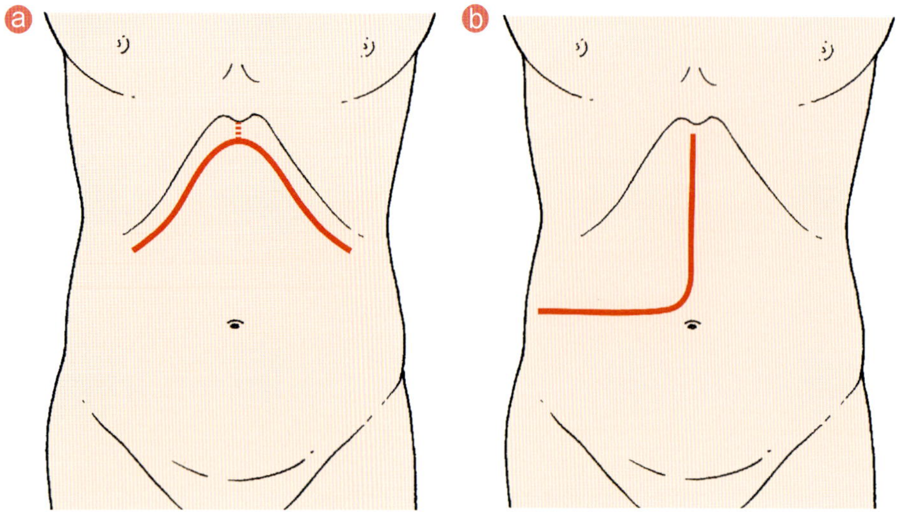

図3 経胸腹アプローチの皮膚切開

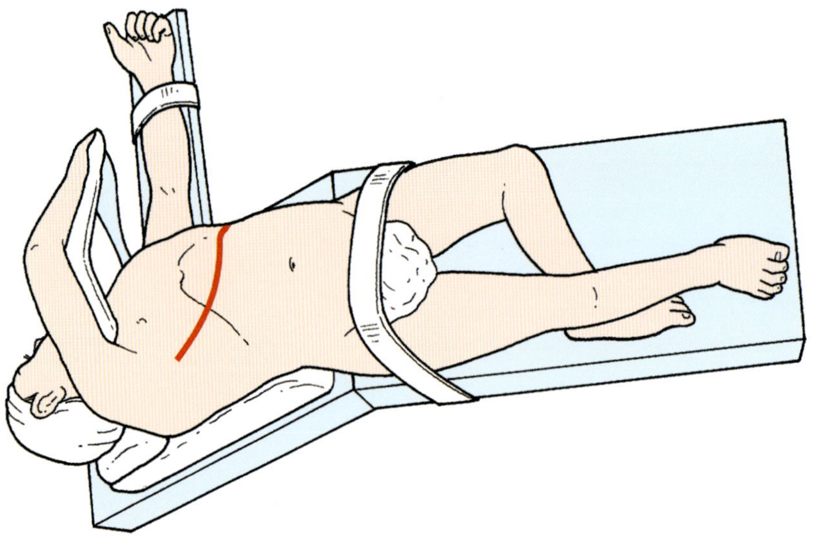

図4 ステイプラーを用いた横隔膜の切開

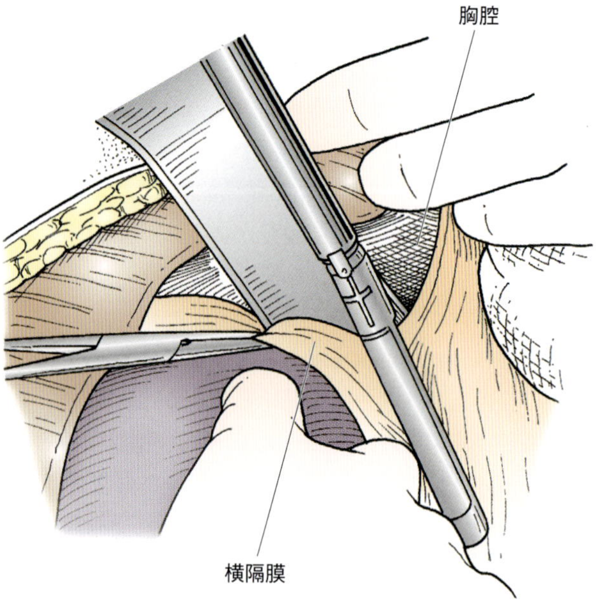

図5 胸腔への追加切開

破線は胸腔への延長切開を示す。

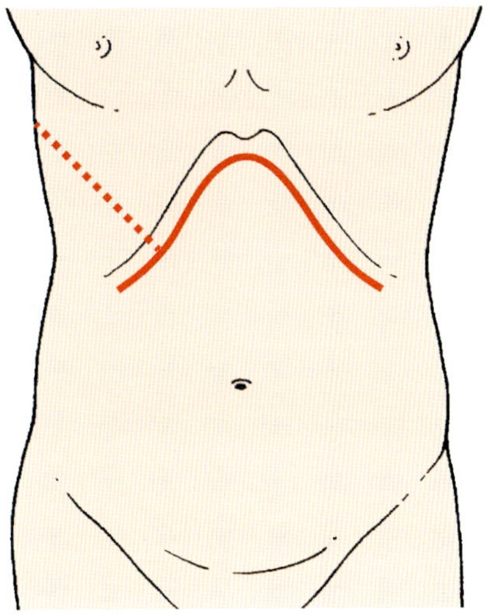

ペースができる。

2 腸管の授動，腎静脈および下大静脈周囲の剥離，腎動脈の処理

この段階での腸管の授動は，経腹腎摘除術で共通していると思われ，他稿も参考にしていただきたい。まず，上行結腸を融合筋膜の層で内側へ授動し，引き続き十二指腸を左方に授動することで，下大静脈前面を明らかにする（Kocher maneuver）。性腺静脈は早目に，結紮切断する。引き続き，下大静脈前面，左腎静脈周囲を剥離し，左腎静脈を血管テープで確保する。後面を走る右腎動脈を確保し，2-0絹糸で結紮する。不意の出血に備えて，5-0 PROLENE® はすぐに術野で使用できるように用意しておく。ソフト凝固も下大静脈の小さな枝からの出血に対して，非常に有効である。同様にタコシール® もすぐに術野で使用できように手術室内に準備をしておく。

ただし，このアプローチでは，左腎静脈の距離がとれないことがある。その場合は大動脈前面で，Treitz靱帯に向かい腹膜を切開することで，左腎静脈全体を見ることができるようになる（図6）。上腸管膜動脈根部も視認できる。あるいは，腫瘍周囲の静脈が怒張しているような症例では，上行結腸の授動を開始する前に，この手技で右腎動脈を先に結紮しておくことは，出血量軽減のために有効である。また，左腎癌においても重要なテクニックで，①Treitz靱帯に向かう腹膜切開で大血管前面を剥離，まず左腎動脈を結紮，②上行結腸を授動，下大静脈周囲を剥離，右腎静脈，腫瘍血栓の上下の下大静脈を確保，③その後，下行結腸を内側に授動し腎周囲の剥離，と左腎癌ではより広範囲の腸管の授動を要する。大血管周囲の剥離の際には，適宜，リンパ節郭清を行っている。

Advanced Technique

下大静脈腫瘍血栓を伴う左腎癌で，腫瘍が巨大，かつ腫瘍血栓で左腎静脈が完全に閉塞している症例においては，左腎静脈をステイプラー（GIA®など）で先行切断し，引き続きその裏側で左腎動脈を結紮する方法が報告されている[8]。われわれもLevel Ⅲ，腫瘍径が17cmであった症例で左腎静脈をGIA®で切断後に，左腎動脈を処理した経験がある。知っておくべきテクニックの1つである。

図6 大動脈前面でのTreitz靱帯に向かう後腹膜切開

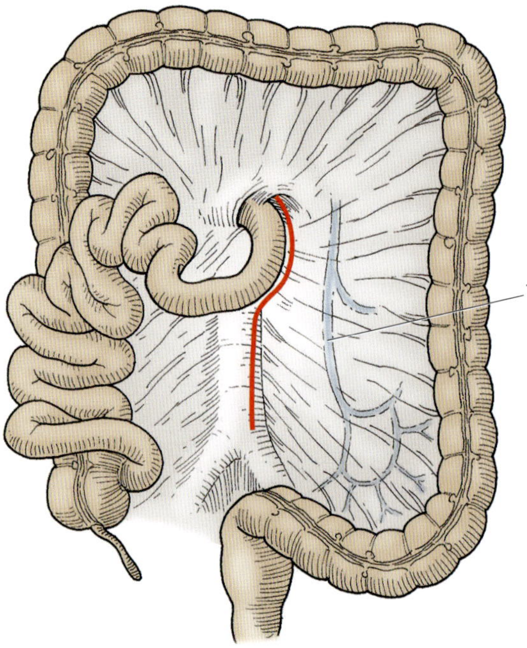

3 肝右葉の授動，下大静脈の確保

前述のように，数本の短肝静脈の処理で，血栓より中枢側の下大静脈が確保できる場合には，肝右葉の授動は不要である。そうでない場合は，肝臓の下縁から外側にかけて，右三角間膜を切開し，肝右葉を横隔膜から剥離する必要がある。この操作は肝臓外科医に依頼している。数本の短肝静脈の処理と下大静脈靱帯を処理することで，右肝静脈起始部までの下大静脈側面が明らかになる（図7）。下大静脈を肝静脈分岐部の下で，血管テープにて確保する。Level Ⅲ症例では横隔膜直下で，下大静脈を血管テープで確保する。

経胸腹アプローチの利点として，下大静脈側面と横隔膜直下の肝静脈の視野が良好である点が挙げられる。このレベルでの血流遮断を要する場合には，プリングル操作が必要になるので，Winslow孔，肝十二指腸間膜において総胆管，門脈，肝動脈を一塊に血管テープで確保する。

ただし，Level Ⅲ症例であっても横隔膜直下での下大静脈確保が難しいと予想されるような症例では，胸骨正中切開を加え，心嚢内で下大静脈を確保する。術前に肝臓外科医，心臓血管外科医とカンファレンスをもち，手術開始時に胸骨切開と右鼠径部でのルート確保を行っておくなど，おおよそのアプローチ法について症例ごとに決定している。

4 腎静脈および下大静脈の遮断，腫瘍血栓の除去

以下，血栓のレベルごとに手技を述べる。

Level Ⅰの腫瘍血栓

この場合には，血管遮断鉗子1本のみで対処できることが多いと思われるが，対側の腎静脈，血栓の上下で下大静脈を血管テープで確保し，予想外の出血に対応できる準備は行っている。指で血栓を腎側にスクイーズしながら，血管遮断鉗子を下大静脈にかけて，腎静脈を切開し，腫瘍血栓を一塊として摘出する（図8a）。血栓が腎静脈に浸潤している場合は血管壁を合併切除するが，Level Ⅰではそういった症例は少ないと思われる。

Level Ⅱ，Ⅲ

前述のように，泌尿器科と肝臓外科医との共同手術になる。血栓より遠位の下大静脈，

図7 肝右葉の授動

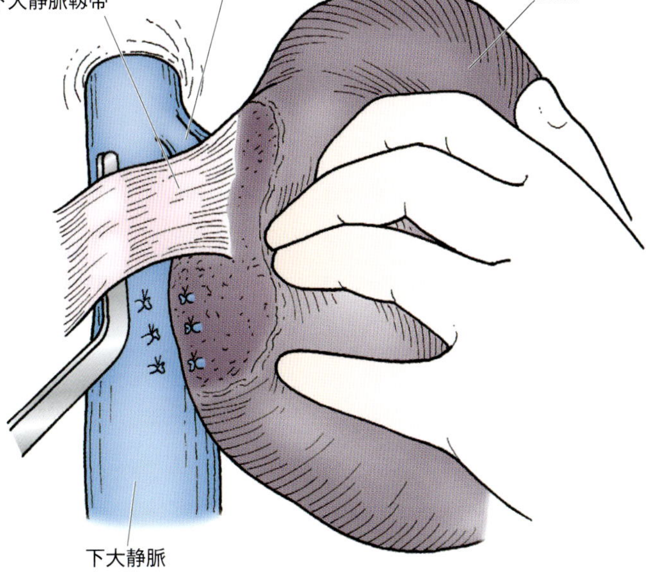

図8 Level Ⅰでの腫瘍血栓の処理

ⓐクーリー鉗子での下大静脈の部分遮断。
ⓑ下大静脈の縫合。4-0もしくは5-0のPROLENE®の連続縫合で行っている。運針は往復して縫合は二重になるようにしている。

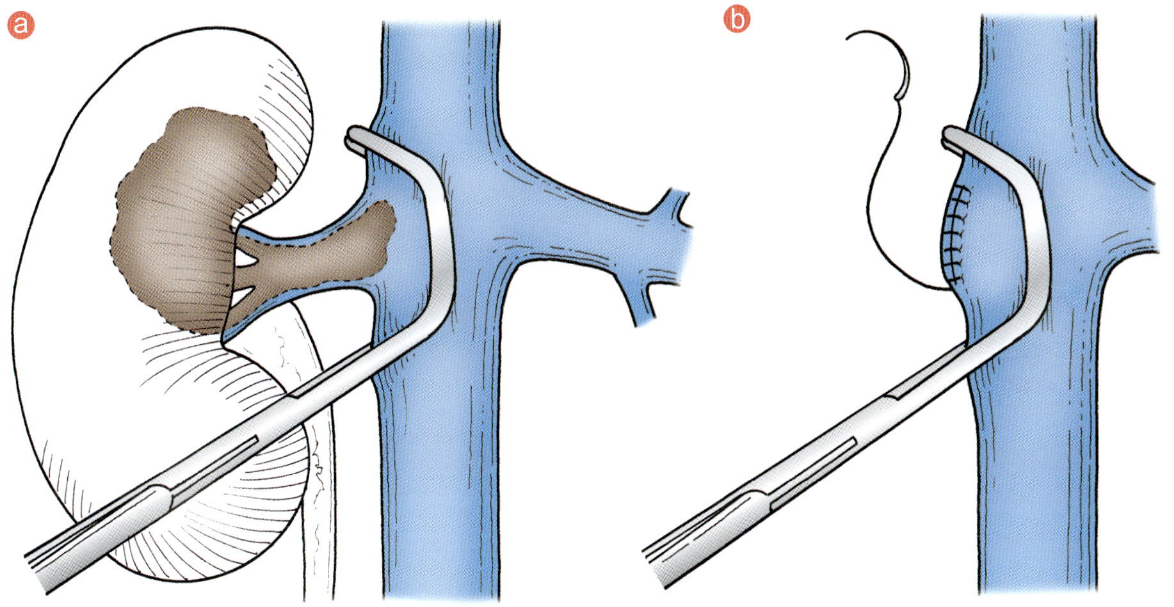

左腎静脈を血管遮断鉗子もしくは血管テープとネラトンカテーテル（13号ネラトンを8cm程度に切断）で遮断する。Level Ⅱでは肝静脈以下のレベルで同様の方法で血流を遮断する（図9）。Level Ⅲでは肝十二指腸間膜において，プリングル操作で血流を遮断し，さらに横隔膜直下で血管テープとネラトンカテーテルで血流を遮断する（図10）。ただし，腰静脈を処理し，下大静脈をフリーとすることで，腫瘍血栓を左手のⅠ指，Ⅱ指で肝静脈合流部より末梢に移動できることもある（milking downと表現される[9]）。

左側腎癌の腫瘍血栓摘除では，右腎静脈の遮断を要する。右腎静脈に側副路がなければ，右腎のうっ血を回避するために，右腎動脈の血流遮断を考慮する。

必要最小限の下大静脈壁を切開し，血栓を血管外に取り出す。血栓はガーゼなどで保護する。患側の腎静脈を全周性に離断する。浸潤が疑われる部位は，血栓と合併切除する。

図9 Level Ⅱでの血流遮断

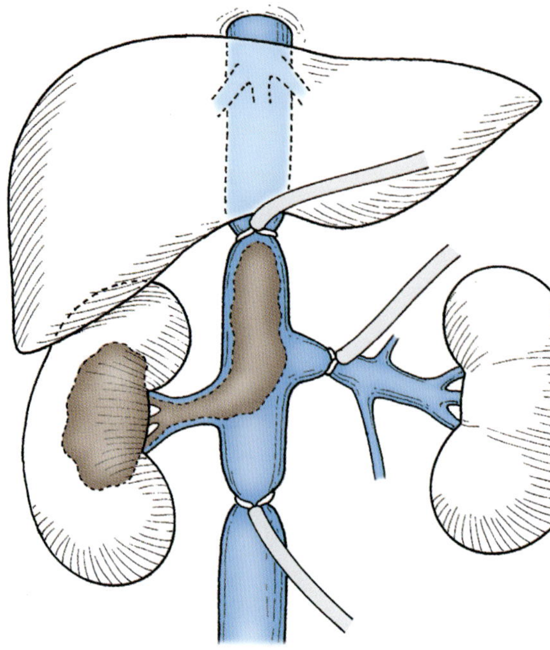

図10 Level Ⅲでの血流遮断

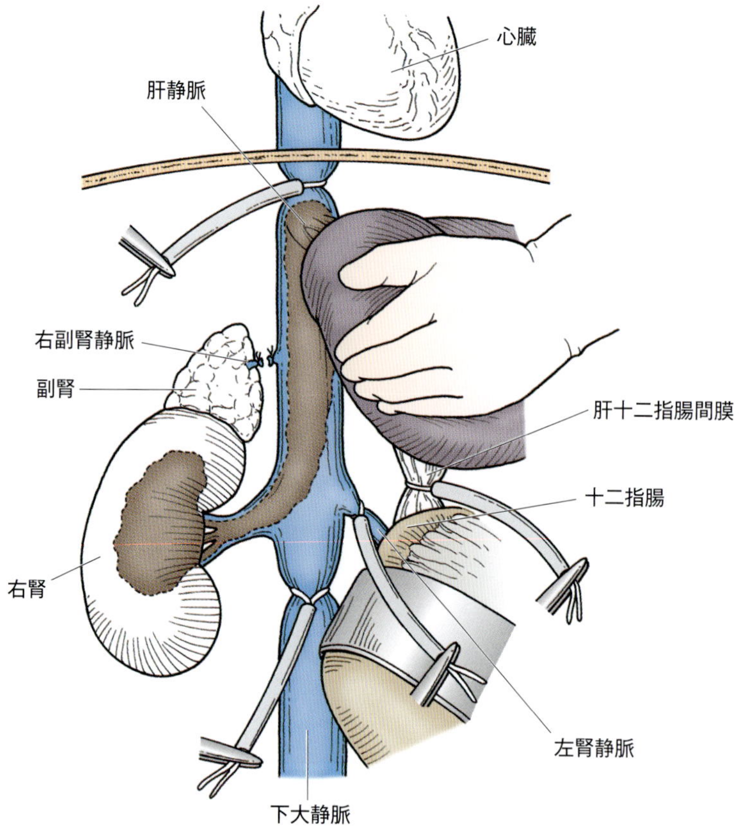

血管内をヘパリン加生理食塩水で洗浄後，血管壁をよく観察する。浸潤が疑われる部位は，追加切除する。この段階で腎の遊離が終わっていれば，腎を摘出する。ただし，肝静脈上での血流遮断，プリングル操作で血圧が維持できない場合には，後述の人工心肺を含むなんらかのバイパス手技が必要になる。

腫瘍血栓が下大静脈に全周性に癒着，浸潤している症例では，下大静脈の合併切除が必要になる。肝静脈流入部以下の下大静脈の切除では血行再検は必須ではないが，切除範囲が肝静脈流入部を含む場合には，人工血管を用いた血行再検術が必要になる[10)]。

レベルⅣ

さらに心臓血管外科医の協力を要する。胸骨を縦切開し，心嚢を切開する（当院では，前述のように，胸骨切開は手術開始時に行っている）。肝上部で下大静脈が明らかとなる。上大静脈，右大腿静脈を脱血路，上行大動脈を送血路として人工心肺を接続する。血栓より遠位で下大静脈を血流遮断，次に健側の腎静脈の血流を遮断，プリングル操作で肝門部の血流を遮断，上大静脈も遮断する，右心房を開け，血栓を用手的に摘除する。右房を縫合し，肝静脈分岐以下まで修復が済んだら，肝静脈分岐部以下での血流遮断とし，プリングル操作を終了する。人工心肺の離脱も可能となる。残った下大静脈壁の修復を終了する。

5 下大静脈の縫合

下大静脈の縫合は，4-0もしくは5-0 PROLENE®の連続縫合で行っている。運針は往復して縫合は二重になるようにしている（図8b）。前述のように，肝静脈分岐部より中枢での血流遮断とプリングル操作を要した際には，肝静脈分岐以下までの下大静脈壁の修復が済んだ時点で，肝静脈分岐部以下での血流遮断とし，プリングル操作をできるだけ早く終了するようにしている。血流再開時には，PROLENE®を結紮する前に遠位の下大静脈の血流遮断を開放し，5～10cc程度の出血をさせることで修復部位を血液で満たす（いわゆるvent処置）。空気塞栓を予防する目的である。その後，中枢側の血流遮断，健側の腎静脈の血流遮断も開放する。

6 腎の遊離，摘出

前述のように，腫瘍血栓をガーゼで保護し，残った腎動脈，尿管を結紮切断する。腎周囲の剥離を進め，腎を摘出する。

7 閉創

創洗浄後，Chevron切開の場合には閉鎖式ドレーン（JVAC®10mmフラットドレーンなど）を情報ドレーンとして摘出部に留置し，筋層を1-0 VICRYL®などの吸収糸で2層で閉じる。皮膚はステイプラーを使用している。

経胸腹アプローチを選択した場合は，横隔膜を1-0 PROLENE®の連続縫合で修復する。第9～10肋間より24Frの胸腔ドレーンを右肺の後面に肺尖部に向けて留置する。肋間筋を1-0 VICRYL®で結節縫合する。腎摘部には同様に情報ドレーンを留置し，筋層を1-0 VICRYL®などの吸収糸で2層で閉じる。皮膚はステイプラーを使用している。

Advanced Technique

腫瘍成分を含まない血栓（bland thrombusとよばれる）を，腎門部より末梢レベルの下大静脈に認めることがある。骨盤内までの血栓であれば永久型フィルターの留置，腎門部以下の下大静脈に到達する場合は，ステイプラーなどで下大静脈の血流遮断を考慮する必要がある[11]。

術後管理

胃管は，手術終了時に抜去している。Level Ⅲ以上の血栓では，手術当日はICU管理とすることが多い。経胸腹アプローチでは，胸腔ドレーンに10cmH_2O程度の陰圧を一晩かけ，問題がなければ翌日以降はwater sealとして，術後3日目以降に抜去している。術後1日目より歩行開始，飲水も開始することを基本としている。続いて食事を開始している。腹部の情報ドレーンも，問題がなければ術後2日目以降に抜去する。

以上，腫瘍血栓を伴う腎癌の手術方法に関して，Level Ⅲまでの症例を中心に，当科で行ってきた方法を解説した。欧米からは，Level Ⅲまでの腫瘍血栓合併症例に対するロボット支援手術の有用性を示す論文が報告されているが[12)]，今後も開放手術がメインのアプローチで選択されるものと思われる。

文献

1) Blute ML, Leibovich BC, et al: The Mayo Clinic experience with surgical management, complications and outcome for patients with renal cell carcinoma and venous tumour thrombus. BJU Int 2004; 94: 33-41.
2) Al Otaibi M, Abou Youssif T, et al: Renal cell carcinoma with inferior vena caval extention: impact of tumour extent on surgical outcome. BJU Int 2009; 104: 1467-70.
3) Kulkarni J, Jadhav Y, et al: IVC Thrombectomy in Renal Cell Carcinoma-Analysis of Out Come Data of 100 Patients and Review of Literature. Indian J Surg Oncol 2012; 3: 107-13
4) Haferkamp A, Bastian PJ, et al: Renal cell carcinoma with tumor thrombus extension into the vena cava: prospective long-term followup. J Urol 2007; 177: 1703-8.
5) Cost NG, Delacroix SE Jr, et al: The impact of targeted molecular therapies on the level of renal cell carcinoma vena caval tumor thrombus. Eur Urol 2011; 59: 912-8.
6) Lardas M, Stewart F, et al: Systematic Review of Surgical Management of Nonmetastatic Renal Cell Carcinoma with Vena Caval Thrombus. Eur Urol 2016; 70: 265-80.
7) Martinez-Salamanca JI, Linares E, et al: Lessons learned from the International Renal Cell Carcinoma-Venous Thrombus Consortium(IRCC-VTC). Curr Urol Rep 2014; 15: 404.
8) Kurosawa K, Okita R, et al: [Initial division of the left renal vein before dissection of left renal vein occluded by intracaval tumor thrombus]. Hinyokika Kiyo 2011; 57: 475-9.
9) Ciancio G, Gonzalez J, et al: Liver transplantation techniques for the surgical management of renal cell carcinoma with tumor thrombus in the inferior vena cava: step-by-step description. Eur Urol 2011; 59: 401-6.
10) 腎細胞癌および上部尿路癌の手術. メジカルビュー社, 2009, 50-60.
11) Joseph A Smith SSH, Glenn M Preminger, et al: Hinman's atlas of urologic surgery 2018; p110-1.
12) Chopra S, Simone G, et al: Robot-assisted Level II-III Inferior Vena Cava Tumor Thrombectomy: Step-by-Step Technique and 1-Year Outcomes. Eur Urol 2017; 72: 267-74.

腎癌の手術 開放腎部分切除術

新潟大学大学院医歯学総合研究科腎泌尿器病態学分野・分子腫瘍学分野教授　冨田善彦

適応

種々ガイドラインでcT1a（腫瘍径4cm以下）単発の腫瘍が適応となる。その他，cT2以上の腫瘍でも単腎または機能的単腎に発生した腫瘍で，技術的に切除可能である場合にも適応となる。

開放手術と腹腔鏡下またはロボット補助下の適応に関しては，施設の設備，また，術者の経験，技量により決定されるべきことであり，一概には述べられない。ただ，嚢胞性腎細胞癌の場合には，腫瘍自体に切り込んでしまった場合，腫瘍細胞の播種が懸念され，その際の対応（吸引，洗浄など）も困難なため開放性手術が推奨される。

術前検査，術前準備

腫瘍の局在，血管構築を知るために，thin sliceのダイナミックCTの皮髄相（血管相），実質相，排泄相は必須である。3D再構成CTの画像も立体関係を認識するために有用であるが，細いaccessory arteryは描出されないこともあるので，腎内側の剥離操作の際には，3D-CTで血管がないとされる部分でも慎重に行う必要がある。

他，特段の準備は必要ないが，後述の超音波駆動メス（Harmonic Scalpel®）アルゴンビームコアギュレーター，ソフト凝固，タコシール®，フィブリングルーなどを準備する。

手術のアウトライン

1. 体位
2. 切開・後腹膜腔・腎周囲の展開
3. Gerota筋膜の切開と整理
4. 腎頸部の確保と阻血，クーリング
5. 実質切開と断端処理，血流再開
6. 閉創

手術手技

1 体位

通常の後腹膜手術と同様に患側上の側臥位とする。腫瘍の局在が腹側の場合には若干寝せ気味とし，背側の場合にはfull flankに近い体位としている。肋骨弓と腸骨稜との間を広げるためにベッドと健側側腹部の間に枕を挿入し，この部位でベッドを適宜折る形にする（図1）。

2 切開・後腹膜腔・腎周囲の展開

切開は11肋骨上から正中に向けて，おおむね肋骨の延長線で17～18cmの皮膚切開を置く。切開の始点は11肋骨先端から7～8cmの箇所である（図2）。まず，肋骨上の皮下組織を切開し，骨膜を露出する。これをメスで切開し，ラスパトリウムにて骨膜を剥がす。次にエレバトリウム，ドワイヤンを用いて肋骨周囲の剥離を進める。0.75％ロピバカイン10mL

図1 体位：側臥位

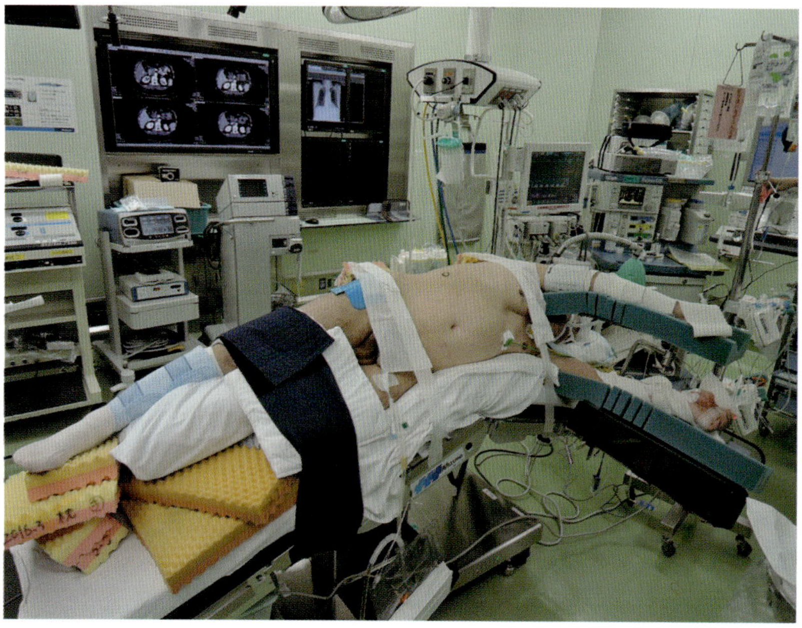

図2 皮膚切開

第11肋骨の直上から横切開に近い形で腹直筋に向け切開を置く。

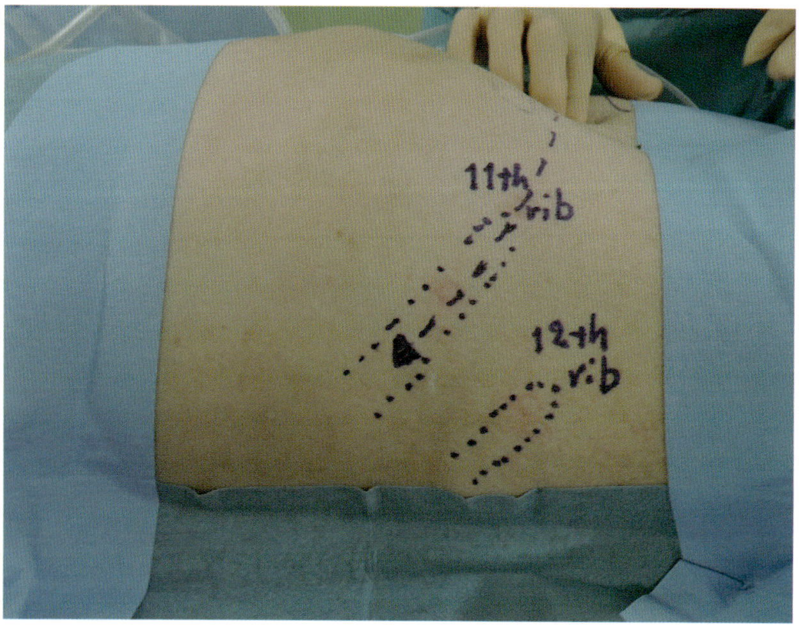

を切断部より脊柱側の骨膜周囲に局注する。肋骨尖刀により，肋骨を切断，これをコッヘル鉗子で把持し電気メスにて肋骨先端まで剥離し，切除する。肋骨断端の骨膜をさらに脊柱に向けラスパトリウムで剥離し，断端部をリュエルで切除し断端はやすりで角を落とす。

この後，肋骨先端部から正中に向けて外内の順で腹斜筋を切開するが，外腹斜筋は11肋骨レベルでは広背筋筋束と絡み合っていることがあり，この場合は外腹斜筋と一緒に切開する。次に，内腹斜筋を切開し，腹横筋筋膜外側に到達する。この筋膜を鋭的に切開した後，両手示指を用いて腹横筋筋束に沿って鈍的にsplitする。個人差はあるが，この操作で腹膜直上の脂肪が露出されるので，これを切開(電気メス)し，腹膜を露出させる。これを背側に追っていくと，腹膜の折り返しから，外側円錐筋膜に移行する部分に至る。ときに，この部分が明らかでない場合もあるが，有鉤攝子で筋膜を把持し，メッツェンバウム尖刀で切開し，Gerota筋膜外側の層であることを確認し，この切開を頭側，尾側に伸ばす。次に，壁側腹膜とGerota筋膜腹側の間を剥離し後腹膜を展開する。この操作のなかで，腹膜が開窓した場合には3-0シルクで縫合し，後のクーリング操作で腹腔内に冷生理食塩水が入らないようにする。

ここで，肩甲骨挙上鉤(ケント鉤)を2つ手術台に固定用の棒を立て，腹壁と腹膜を頭側に吊り上げる形で牽引し，術野を十分に確保する(図3)。上記の腹膜とGerota筋膜の間の層には血管(交通枝)はほとんどないので，メッツェンバウム尖刀で鋭的に切開し頭側尾側に大きく展開する。なお，T1aでは非常にまれであるが，ときに腫瘍直上のGerota筋膜から，それに接する腹膜が癒着している症例では，腹膜側で電気メスを用いつつ切開剥離する。この操作で，多くの場合では，左側では性腺静脈と尿管が，右側では下大静脈(性腺静脈)と尿管の一部が視認されるので，尿管を周囲組織から愛護的に剥離し(脂肪はなるべく尿管側に付けるようにして)，黄色のベッセルループにて保持する。この尿管の内側，性腺静脈や下大静脈との間を腸腰筋筋膜の層まで剥離し，腎門部に向けてさらに剥離を進める。このとき，尿管は，腎下極のGerota筋膜からつながる脂肪組織と一塊となっているが，ここから尿管を剖出する必要はない。

図3 後腹膜の展開

外側円錐筋膜を切開したら，頭側に肩甲骨挙上鉤(ケント鉤)に向けて吊り上げ後腹膜腔を展開する。

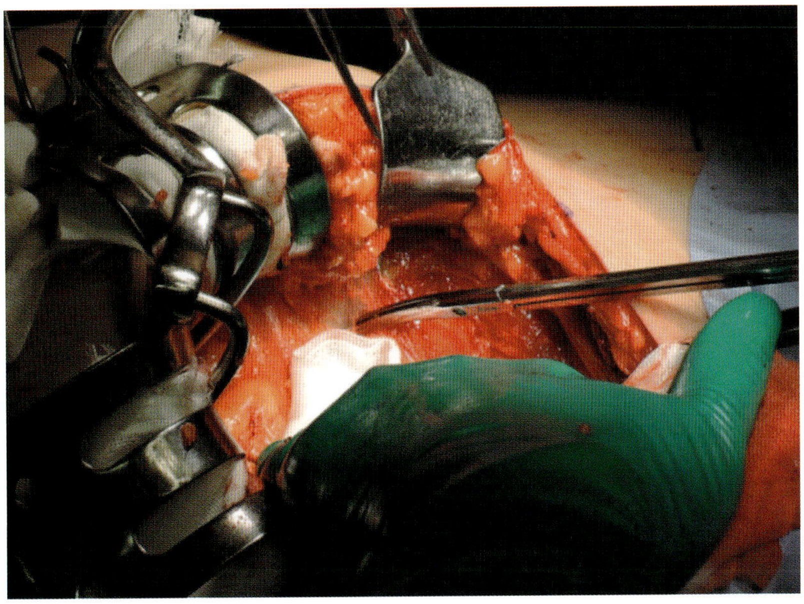

3 Gerota筋膜の切開と整理

ここからは，腎細胞癌の位置・大きさにより，操作が異なる。

中下極の場合

手術中超音波検査で腫瘍の局在を確認し，腫瘍直上の脂肪を残す形でGerota筋膜を切開し，腎の全周にわたり腎線維性被膜を露出する[1]（図4）。この際，腎実質に埋没した，かつ，腎実質と等エコーの腫瘍ではパワードプラーエコーが有用である[3]。この操作により，右副腎は頭側に，左副腎は大動脈側にGerota筋膜とともに圧排，温存されることになる。また，腫瘍直上の脂肪（Gerota筋膜）は円形に切り抜く形で残すが，この円周は実質の想定切開線とおおむね一致させるとよい。

上極の場合

腫瘍が上極に存在する場合で腫瘍が副腎に接していない場合には，中・下極と同様の操作を行う。腫瘍が副腎に接している場合で，Gerota筋膜が腫瘍と副腎の間に介在していない場合には腫瘍の直接浸潤も否定できないため，合併切除を考慮する。なお，上極内側の剥離の際にはaccessory arteryがある場合も少なくなく，注意深い操作が必要である。

4 腎頸部の確保と阻血，クーリング

適宜，鈍的剥離を行い，腎頸部頭側剥離層と，先に剥離を進めておいた尿管と性腺静脈間の剥離層に示指と親指を挿入し，腎頸部背側で，腎動静脈を一塊として保持できるようになるまで周囲組織を剥離する。この剥離操作に先立って，腎動脈の攣縮防止のため，塩酸パパベリン1A（40mg）を生理食塩水で希釈し全量10mLとし，腎頸部に散布する。周囲との剥離は，阻血に使用するサテンスキー鉗子がかかる程度の「厚み」にすることが肝要である。強彎ケリーまたは大型の直角鉗子を用い，腎頸部裏側を指ガイドで通し綿テープにて腎頸部を一塊にして保持する（図5）。この綿テープはルンメル棒を用いてタニケットを通し，ペアン鉗子で保持しておく。

筆者はこれまで，動静脈の完全な剥離と個別クランプ，動脈のみの剥離とクランプ，等々

図4 腫瘍直上以外のGerota筋膜の剥離切除

腫瘍直上の箇所以外のGerota筋膜を剥離，一部切除する。副腎を含む部分は頭側にGerorata筋膜ごと圧排してある。背側も圧排し，腹側は切除してある。

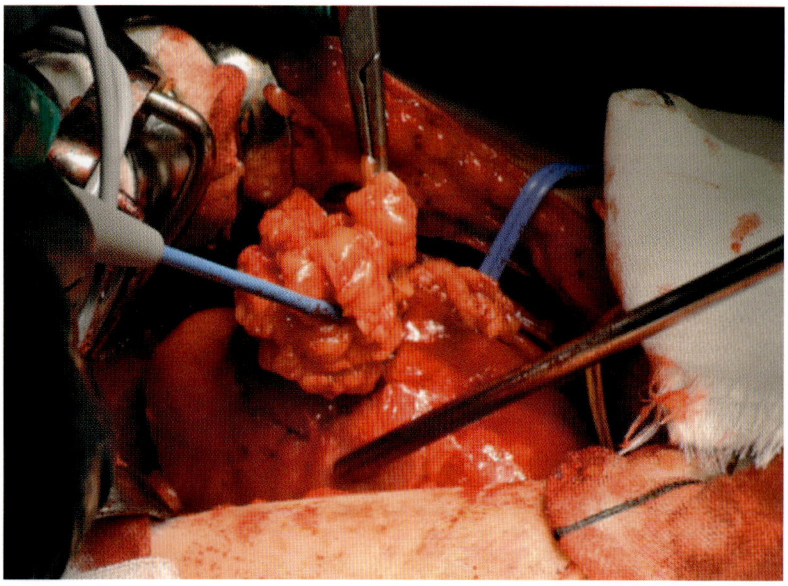

図5 腎頸部の綿テープによる保持

綿テープが画面左上から真ん中に向かい腎動静脈の背側を通り，右上に向かっている。真ん中から下に伸びる黄色のベッセルテープは尿管を保持しているものである。

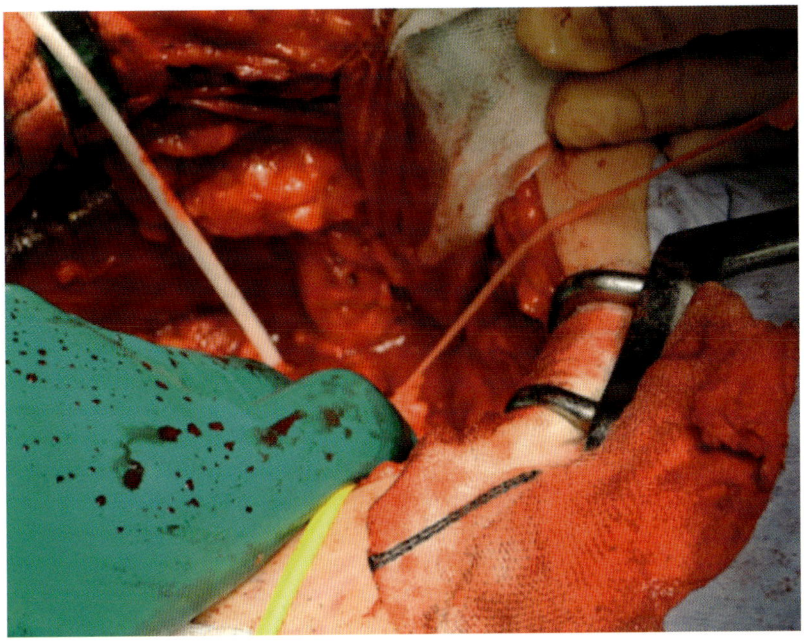

を行ってきたが，動脈の剥離を進めると，まれに攣縮を起こすこと，動脈のみのクランプでは静脈からの出血があり，切除の際に腫瘍に切り込む可能性が高くなること，動静脈をskeltonizeすると，後に同側腎に再発し再手術を要する際に癒着が高度となり，手術が困難になる可能性があることなどから，ここで説明した腎頸部を一塊とした阻血法を好んで行っている。

Advanced Technique

動脈（静脈）が複数存在する場合，腫瘍を栄養する動脈（静脈）のみを阻血することが原則である。腎の動脈系は終動脈ということになっており，腫瘍の局在部位と動脈分枝の状況から腫瘍のどの動脈をクランプするのかを考え行うことになるが，いざ切開すると動脈性の出血を見ることも少なくない。その場合でも，まったく阻血効果がない場合に比べ出血の程度は抑えられているのがほとんどであるので，もう1本の動脈の阻血を試みることもできるが，腫瘍を切除し，出血部の止血操作に移ったほうがよい場合が多い。

サテンスキー鉗子での阻血の際には，実質切開および断端処理の際に鉗子の柄が邪魔にならないようにしなくてはならないので，実際の阻血の前にシミュレートしておく。阻血に先立ち，20％マンニットール®100 mLを点滴静注し，組織内浸透圧を高めておく。阻血後，すぐに乳酸リンゲルのslash iceで腎周囲，後腹膜腔を満たす。このまま，8分間，腎が十分に冷却されるまで溶解した表層の液状の部分を溢れないように随時吸引し，氷を追加するなどして待機する（図6）。その後，slash iceを除去し，腫瘍の切除，断端の処理をしやすいよう，ミクリッツガーゼなどを使用して腎をある程度体表に向けて浮かせるようにする。

図6 腎頸部のサテンスキー鉗子による阻血とslush iceによる冷却
サテンスキー鉗子で阻血後，slush iceで冷却しているところ。ピンク矢印のサテンスキー鉗子の柄の方向が，腫瘍とは異なる方向に向いているのに注意する（切除操作の邪魔にならないように）。青色矢印は腎茎部にかけた綿テープを通したタニケット。ペアン鉗子で保持している。

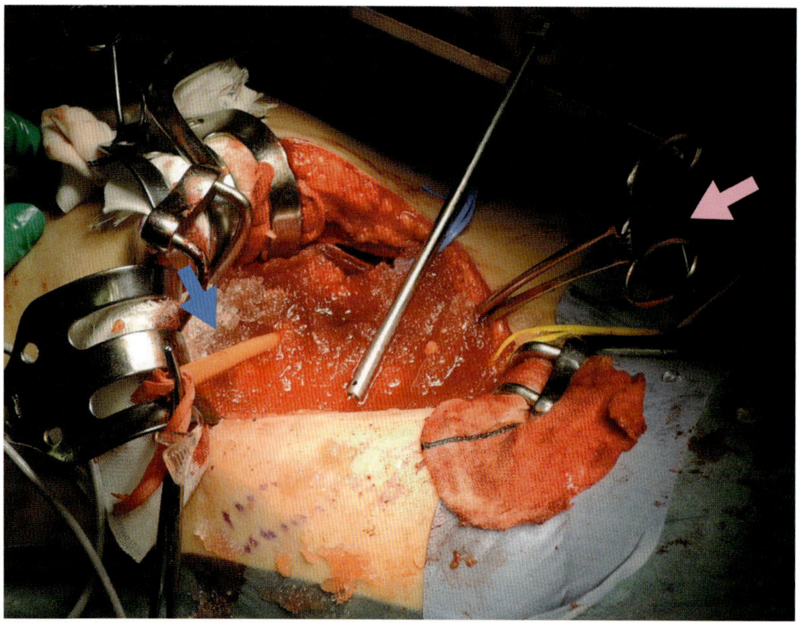

: サテンスキー鉗子
: タニケット

5 実質切開と断端処理，血流再開

多くの場合，実質切開は腫瘍を，正常腎組織を付ける形ですり鉢状に行うが，完全な円よりも船状にしたほうが，後の断端処理がスムーズに行える。また，比較的大きい腫瘍が中極に存在する場合には楔状に切除し，上，下極に存在する場合には腎を横断するように切除することになる（図7）。なお，上，下極先端に突出して存在する場合には，阻血冷却操作を行わずに用手的に止血をしつつ切除することも可能である。

実質切開はメスや剥離尖刀で行ってもよいが，著者らは超音波駆動メス（Harmonic Scalpel®）のフックタイプを好んで使用している[2,3]（図8）。これは腎皮質表層での若干の止血効果があることと，そのブレード（フック）の背の部分で出力「3」で実質を切開していくと，弓状動脈や腎杯に当たると「引っかかる」ような抵抗を感じられるためである。メッツェンバウム尖刀に持ち替え，腫瘍側を少し牽引し正常腎部から突出するように鋭的に切断しておくと後の止血，縫合操作が適切に行える（図7）。T1aの場合，特に2～3cmの腫瘍を周囲に2～3mmの正常部分を付けてすり鉢状に切除するのは，埋没型である場合はもちろん，50％程度腎外に存在する場合でも意外に難しい（図9）。実質切開が出力「3」で不十分な場合，ブレードをフック側に裏返し出力をMAX「5」で切断してもよい。なお，実質切開をCUSA®で行っても，上記血管，腎杯のspareが可能になるが，腎洞の脂肪組織に入った場合と腫瘍そのものに切り込んでしまった場合と非常に似ており，また先端の形状から細やかな切開線の調整が困難であるため，推奨できない。成書には，金属製のメスホルダーなどで行うとも記されているが，同様に切開線の細やかな調整が困難である。

腫瘍を切除した後，断端処理に移る。まず，上述の切開法で明らかになっていた腎杯の断端は3-0バイクリル®（1/2Circle17mm RB-1），比較的太い血管は静脈鉗子で断端を把持し3-0シルクで結紮する。次に止血のための処理を行うが，断端の縫合によるが，針糸は3-0モノクリル®の鈍針（1/2Circle26mm SHB）を好んで使用している。弓状動脈断端を中心のfigure 8 sutureを基本とするが（図10a，11），すり鉢状，楔状，切断など断面の状

図7 腫瘍の部位と切開線の設定

ⓐ小さな腫瘍はすり鉢状に切除する。
ⓑ中極にあり，比較的腎中心に発育しているものについては楔状に切除する。
ⓒ下極(上極)にあるものは腎を横断するように切除する。
ⓓ切開線は船状に設定する。
ⓔ切除後のrenorraphyが容易になる。

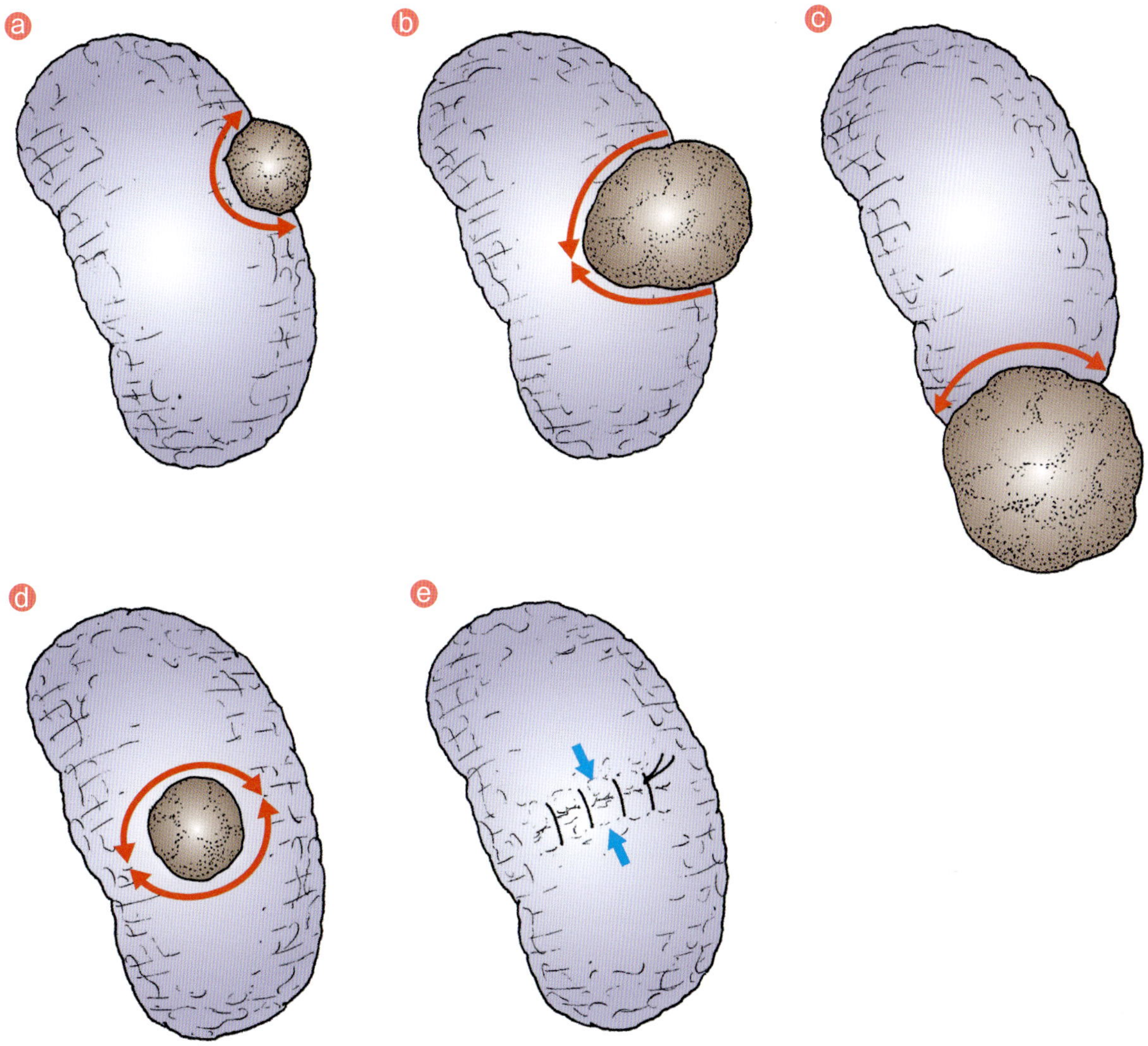

況により，線維性被膜をかけた連続縫合など適宜使い分けている（図10b）。また，糸結びの際には1回目は二重結紮とし，実質をちぎらないようにゆっくりと締める。2回目は男結びにするが，合計4回結紮する。一通り，縫合操作が終了したら，乾いたガーゼを断端部に当て，片手を腎臓に，片手をガーゼに当て，軽く圧排したところで，サテンスキー鉗子による阻血を解除する。このとき，フロセミド20mgを静注するとともに，温生理食塩水で後腹膜腔と腎周囲を十分に還流し，温める。腎臓が血流で張ってきたら，ガーゼをはずす。残存する出血点は必要があればツッペルガーゼにてピンポイントで抑えながら，figure 8 suture で止血する。少量の出血であれば，アルゴンビームコアギュレーターやソフト凝固，またタコシール®で止血する。最後に断面にはフィブリングルーを塗布することが多い。前述のマンニットール®とフロセミドの使用は腎機能温存と関係なしとする報告もあるが有害との確たる証拠もないので使用している。

阻血時間については，短いほどよいことはいうまでもない。これまでの報告では腎細胞癌冷却を行った場合には70～180分まで有意な腎機能低下は起きないとの報告もあるが，本稿に記した方法では60分以内であることが中・長期の腎機能障害には至らない目安になる[4]。

図8 実質の切開(Harmonic Scalpel®)

Harmonic Scalpel®での実質切開はフックの背で行うことで，腎杯や弓状動脈などの抵抗を感じることができるので，後の断端処理がしやすい。多少の止血効果と，万が一腫瘍に切り込んだ場合，腫瘍細胞の播種を少しでも抑えるためもあり，使用している。

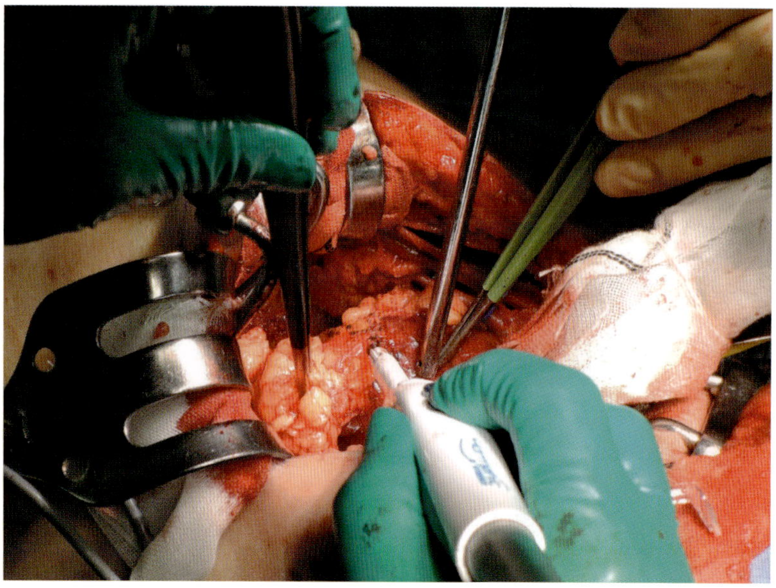

図9 腫瘍の切除

左手攝子で腫瘍直上のGerota筋膜を把持し軽く牽引する。助手吸引と攝子で腎実質正常部分を圧排しながら，Harmonic Scalpel®ですり鉢状に腫瘍を切除していく。

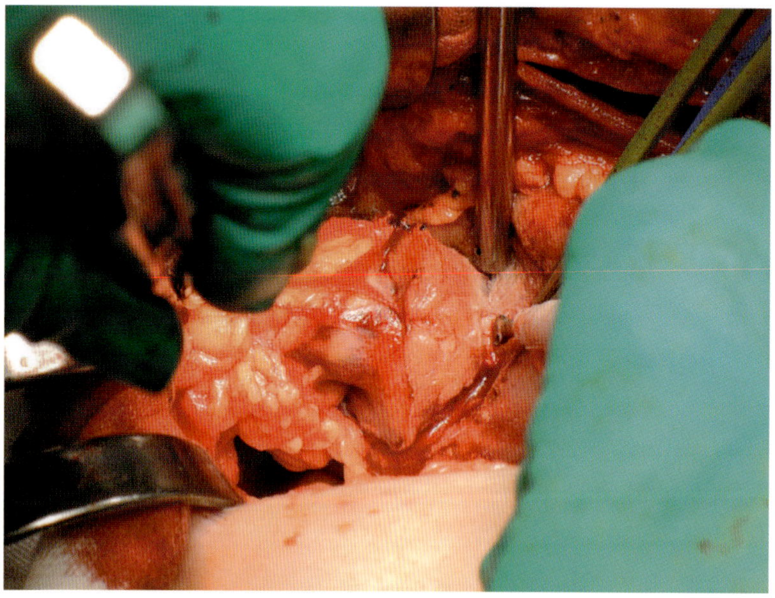

Renorraphy(腎縫合)は，楔状切除の際には常時行う。そのほかの場合には諸例による(図12)。先に切除しておいたGerota組織を適当な大きさに切り欠損部に挟み込み，2-0モノクリル®(1/2Circle36mm CTB-1)にて水平マットレスで2～3針緩く寄せるようにする(図10c)。また，すり鉢状切除や横断の場合でも，周囲のGerota筋膜の一部を有茎になるように切開し，これを切断面に当て，3-0または2-0モノクリル®で縫合固定することが多い。

図10 断端の縫合止血の方法

ⓐ figure 8 suture

ⓑ かがり縫いと中央部の連続縫合。断面が大きい場合中央部は連続縫合することが多い。また，弓状動脈断端を拾いながらかがり縫いをすることも多い。かがり縫いは腎実質が脆弱な場合にも有用である。

ⓒ 水平マットレス縫合。欠損部が大きい場合・断端を縫合止血した後，脂肪を充填し水平マットレス縫合を置く。

ⓐ

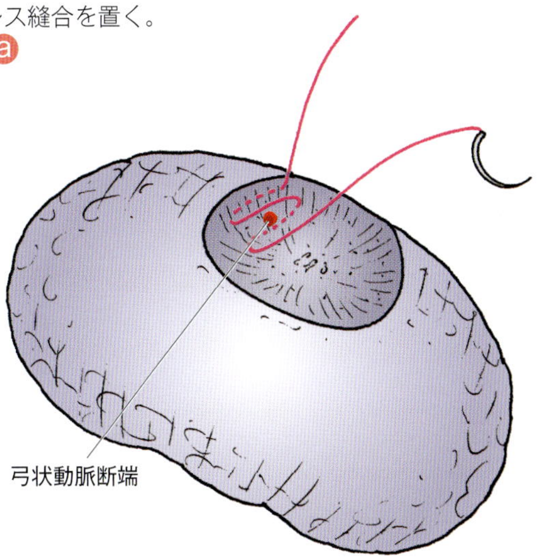

ⓑ

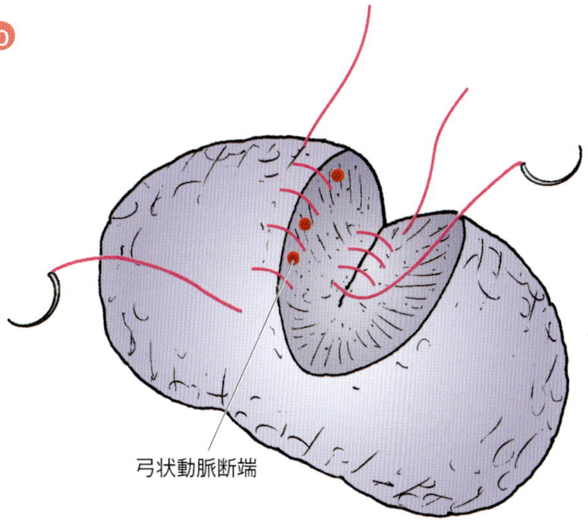

ⓒ

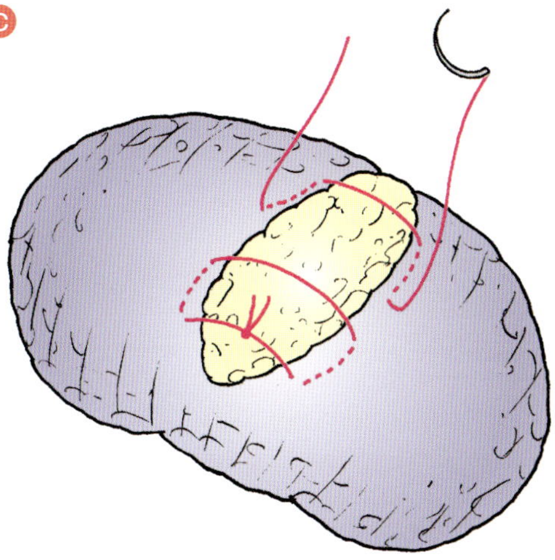

図11 止血のためのfigure 8 suture

左手で把持しているのがtailとfigure 8 sutureの1回目の糸で，これを軽く牽引し，腎断端を少し持ち上げながら2回目のsutureを行うところ。

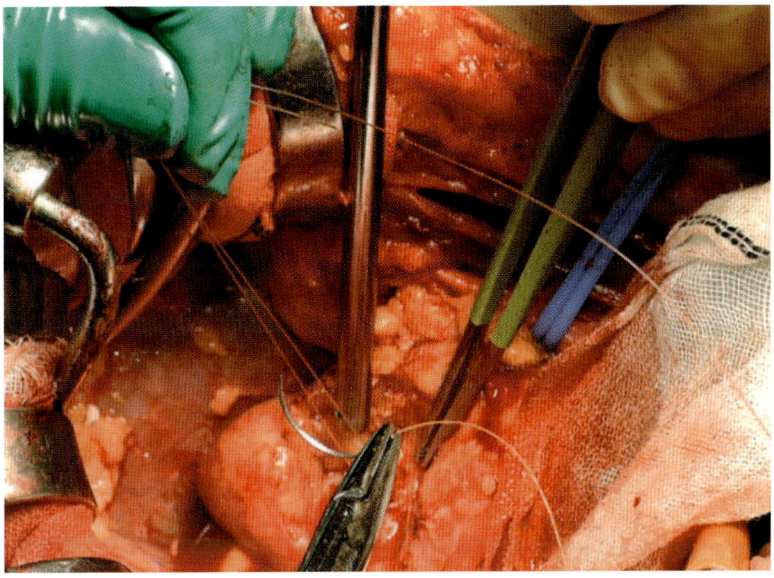

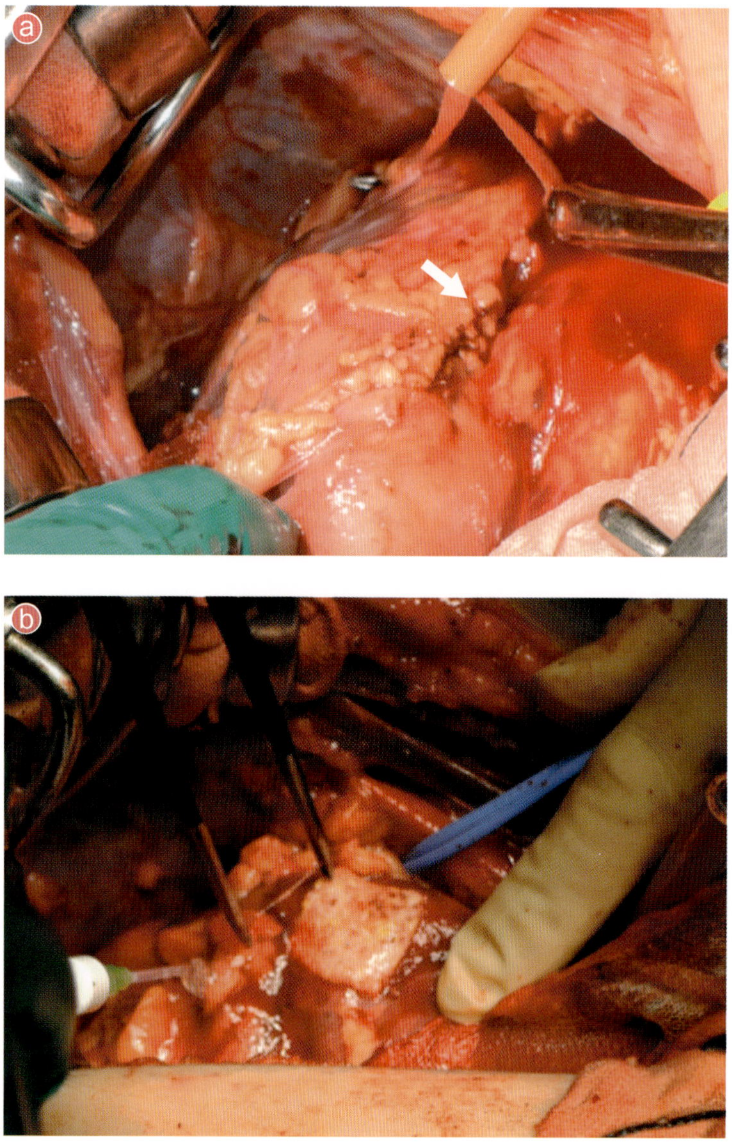

図12 断端処理の仕上がり

ⓐこの症例ではすり鉢状の欠損部に対し，腎実質をマットレス縫合でrenorraphyを行った(矢印)。

ⓑタコシール®での被覆とfibrin glueの塗布。この症例では，完全な止血が得られ浅い腫瘍であったので，タコシール®で被覆し，fibrin glueを塗布し，断端処理を終了した。

6 閉創

断端，腎茎部を中心に，出血のないことを確認する。また，胸膜損傷のおそれのあるときには再度後腹膜腔を生理食塩水で満たし，麻酔科医に気道内圧を上げてもらい（加圧してもらい）胸腔からの空気のリークがないことを確かめる。もしあった場合でも，肺自体の損傷はないことがほとんどなので，3-0バイクリル®などで数針かけておき，加圧してもらいつつ結紮すればよい。

切除部位背側に先端がくるようにして，8mmプリーツドレーン®を創外より留置し，皮膚に固定，廃液バックを接続する。閉創は，筋層を1-0バイクリル®，皮下を3-0バイクリル®で縫合し，皮膚はstaplerにて閉創する。

術後管理

安静度は健側を下にした側臥位までを0～1病日，45°までを1～2病日，座位までを3～4病日までとし，立位歩行はおおむね4～5病日と慎重に解除するようにしている。尿路が開放した場合でも，ダブルJカテーテルは使用していないが，これまで数百例にほぼ同様の手術を行い，尿漏をきたした症例は1例，2回のみである。それもあり，ドレーンは3～5病日に抜去している。

おわりに

腎細胞癌に限らず，悪性腫瘍手術の要件は腫瘍細胞を播種することなく完全に切除することである。確かに，一定以上の大きさの腎細胞癌をもつ患者の末梢血中には，すでに腫瘍細胞が認められることが知られている。しかし，このこと自体が必ず転移巣が出現し，死に至ることを意味するかというとそうではない。だからと言って(逆説的になるが)手術中に腫瘍を必要以上にmanipulateしてよい理由とはならず，局所再発の最大のリスクである腫瘍に切り込むようなことは極力避けるべきである。この意味で，手術法によらず腎部分切除術は細心の注意をもって行うべき手術の一つであろう。

文献

1) 冨田善彦，今井智之，他：両側腎細胞癌に対するnephron sparing surgery ー術中超音波検査，argon beam coagulatorおよびfibrin glueの利用ー．日泌尿会誌 1996; 87, 766-71.
2) Tomita Y, Koike H, et al: Use of harmonic scalpel for nephron sparing surgery of renal cell cancer. J Urol 1998; 159: 2063-4.
3) 冨田善彦: Nephron Sparing Surgery (NSS) におけるHarmonic Scalpel (HS) 及び術中パワードップラーエコー(PDUS)の有用性．泌尿器外科 1999; 12: 307-9.
4) Nishida H, Yamagishi A, et al: Renoprotective Procedures with a Cold Ischemia Time of <60 min Minimize the Deterioration of Kidney Function in Open Nephron-Sparing Surgery for Renal Cell Carcinoma. Urol Int 2017; 99: 283-9.

腎盂尿管癌の手術
腎尿管全摘除術

大阪国際がんセンター泌尿器科主任部長 西村和郎

術前検査，術前準備

開腹術の既往歴，糖尿病，心血管性疾患，呼吸器疾患，内服薬（特に抗凝固剤）などについて問診し，心肺機能，腎機能，止血機能，感染症の有無などを術前に評価する。腎盂尿管癌の局在診断，病期診断は手術のアプローチを決定するうえで重要である。大半の症例は，CTあるいはMRI，逆行性腎盂尿管造影（retrograde pyelography；RP）ならびに上部尿路尿細胞診によって診断可能であるが，腫瘍の局在が判定困難な場合は，尿管鏡ならびに生検が必要となる。腎盂尿管癌は膀胱癌を併発することがあり，術前膀胱鏡によって確認する必要がある。膀胱癌を併発している場合は，腎盂尿管癌と膀胱癌の各々の病期に応じて，治療戦略を決定する。筋層非浸潤性の膀胱癌を併発している場合は，まず経尿道的膀胱腫瘍切除術（transurethral resection of the bladder tumor；TURBT）で治療しておく。対側の腎，腎盂，尿管に癌や結石などの疾患がないかもチェックする。

転移を有する尿路上皮癌は予後不良であり，化学療法が第一選択となる。われわれは，リンパ節転移や周囲脂肪織，腎実質への浸潤が画像上疑われる場合（cT3～4N0～1）は，膀胱癌の場合と同様，まず化学療法（GC療法）を行っている。当院で開放手術を選択する場合は，進行例が多く，化学療法後の症例が多い。

また，腎動静脈の本数や位置関係を術前の3D画像で確認しておくことは，術中，これらの血管処理をスムーズに行ううえで有用である。

リンパ節郭清については，術前cT2以上の症例に対して行っている。従って，開放手術による腎尿管全摘除術を選択するケースでは，ほぼ全例に行っている。

手術のアウトライン

1 麻酔
2 体位と切開部位

経腹膜アプローチ

3 後腹膜腔の展開
4 腎動静脈の同定，切離
5 腎尿管周囲組織の剥離，摘出

後腹膜アプローチ

3 後腹膜腔の展開
4 腎動静脈の同定，切離
5 腎組織の剥離，摘出

手術手技

1 麻酔

全身麻酔が基本であるが，創が大きく，術後の創部痛が問題となる。従って，著者らは創部痛をコントロールするために硬膜外麻酔を併用している。

2 体位と切開部位

到達経路は経腹膜あるいは後腹膜アプローチに分かれるが，大動静脈周囲のリンパ節郭清を広範囲に行う場合は経腹膜アプローチを選択している。

経腹膜アプローチの場合は，仰臥位でジャックナイフ型に腹側を伸展させ（図1），剣状突起より臍下に至る縦切開を加える（図2①，②）。腎細胞癌に対する根治的腎摘除術と同様の方法で腎摘除を行うが，画像上副腎への浸潤が示唆されない場合，副腎は温存可能である。

図1 経腹膜アプローチの体位

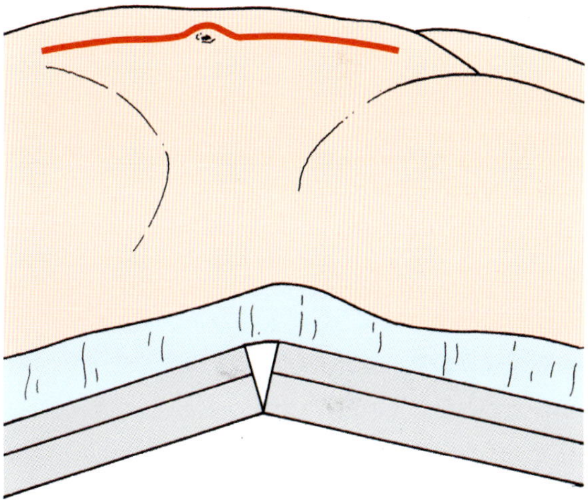

図2 開放腎尿管全摘除術の切開線（左側の場合）

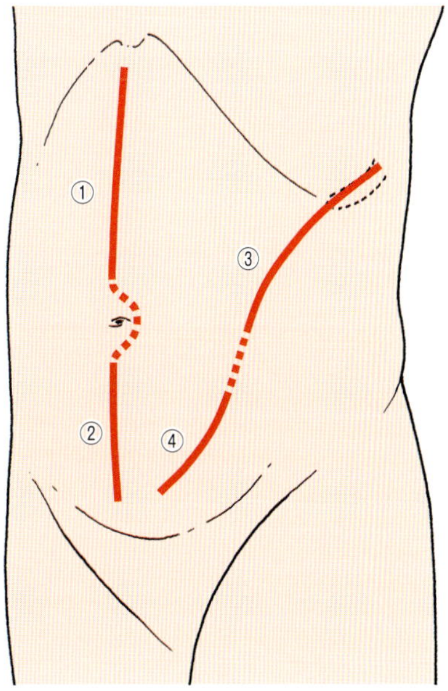

後腹膜アプローチの場合は，患側を上にした半側臥位となり，ジャックナイフ型にベッドを屈曲し，側腹部を伸展させる（図3）。下部尿管の処理の際には，ベッドを仰臥位に近づけるように回転させるが，術前のシミュレーションによって膀胱へのアプローチが可能であることを確認しておく（図3矢印）。

第11あるいは12肋骨上，または第11肋間から臍下レベルの傍腹直筋まで斜切開を加える（図2③）。膀胱外から尿管口周囲を処理する場合には，傍腹直筋切開を恥骨上まで延長する（図2④）。一方，膀胱内から尿管口周囲を処理する場合は，尿管を結紮，離断し，腎組織を摘出した後，斜切開創を閉鎖する。その後，体位を仰臥位に変換し，臍下から恥骨上に至る正中切開を加える（図2②）。

経腹膜アプローチ

2 後腹膜腔の展開

結腸外側より後腹膜腔を展開し，Gerota筋膜前葉と腸間膜との間を剥離する。右側は上行結腸外側および肝結腸靱帯を切離する（図4）。左側は下行結腸外側から脾臓外側の腹膜を切離し，脾臓，左横行結腸，下行結腸を脱転する場合（図5①）と，下行結腸外側から脾結腸靱帯，左側大網を切離する場合（図5②）がある。脾臓が頭側に押され，脾臓外側へのアプローチが困難な症例では，後者が適している。

Gerota筋膜前葉と腸間膜との間は脂肪の厚さ，水腎症や癌の浸潤に伴う炎症などによって，無血管野で剥離がスムーズに行える場合と，易出血性でまめな止血を要したり，癒着により鋭的に切離を要する場合など個体差が大きい。

Gerota筋膜の内側に沿って剥離すると，右側では腎門部腹側に十二指腸があるため，この周囲はなるべく電気メスを使用せず，クーパーで無血管層に沿って剥離し，十二指腸を内側へ圧排する（図6）。その後，下大静脈，右腎静脈を同定し，尾側に剥離を進め，外側に性腺静脈を同定し，これを結紮，切離する。性腺静脈の尾側に剥離を進め，その背側で尿管を同定し，周囲脂肪組織を付けてテーピングしておく。左側では腎門部腹側に膵臓，腎頭側に脾臓がある（図7）。Gerota筋膜の内側に沿って尾側へ剥離を進めると，性腺静脈，尿管が同定できる。

腎盂癌，上部尿管癌であれば，術中操作に伴う癌細胞の膀胱内への遊離を阻止するために，癌の局在部位より末梢で尿管を結紮する。尿管癌による閉塞のために水尿管を呈している場合には，尿管の同定は容易であるが，尿管壁は浮腫を伴い，脆弱となっているため，

図3 後腹膜アプローチの体位

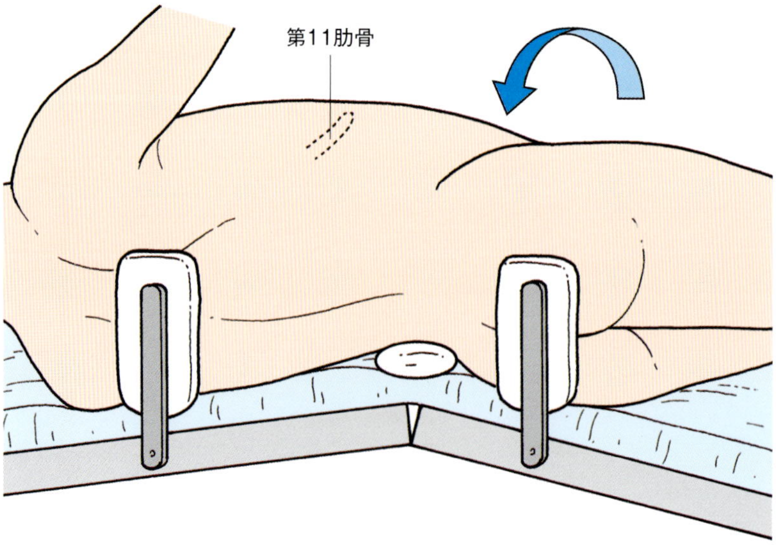

尿管を損傷しないように周囲脂肪組織を付けて，テーピングし，愛護的に剥離する。

左側では性腺静脈に沿って頭側に剥離し，腎静脈を同定する。腰静脈の流入の有無を確認し，必要に応じて結紮またはリガシュア(LigaSure™)などでシーリングしておく。

4 腎動静脈の同定，切離

腎静脈をテーピングし，頭側または尾側に軽く牽引すると，通常，腎静脈の背側で腎動脈が同定できる(図8)。腎動脈が腎静脈上縁よりも頭側に走行する場合もあり，この際は，腎静脈にかけたテープを尾側に牽引し，腎動脈を同定する。腎動脈は拍動として，触

図4 右経腹膜アプローチ

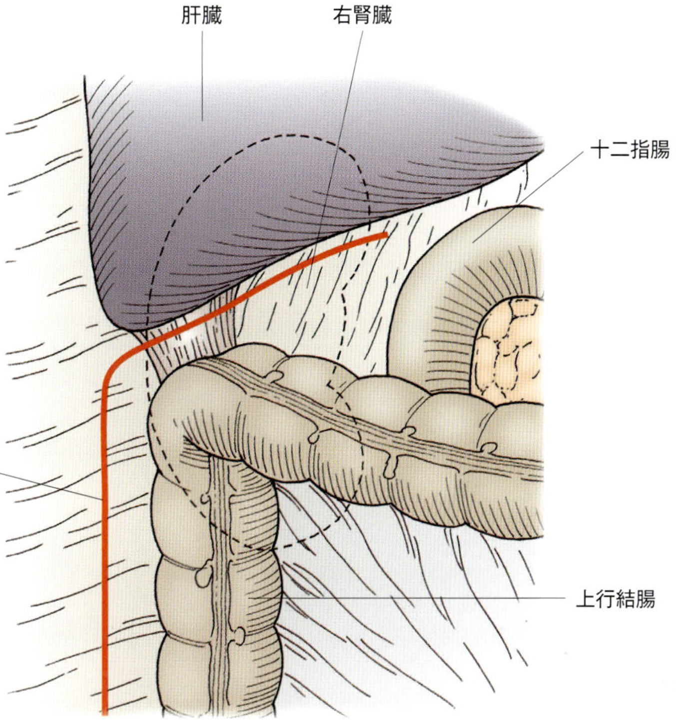

図5 左経腹膜アプローチ

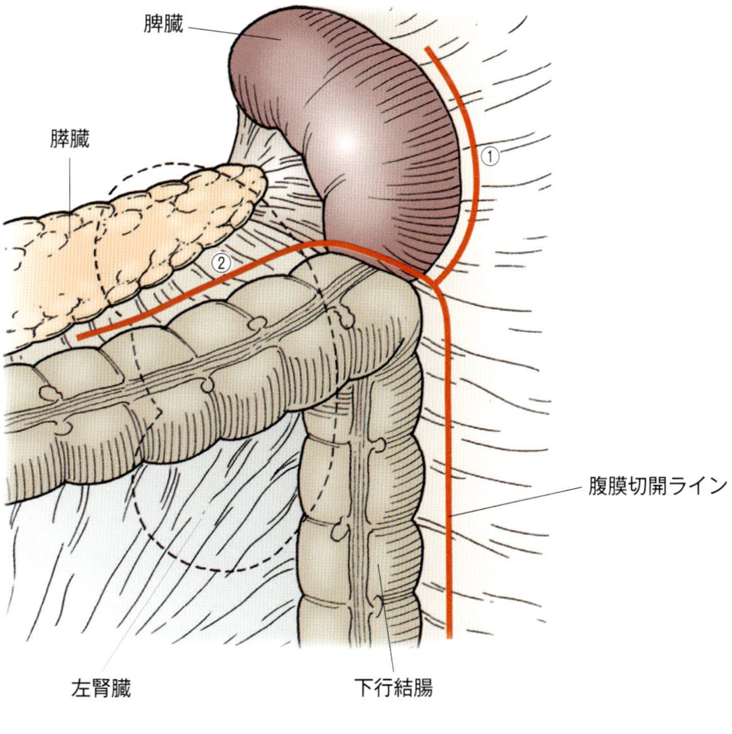

知できるが，リンパ管のシースに包まれており，このシースを直角鉗子で開き，電気メスやリガシュアで切り開いた後，外膜に沿って十分剥離する（図9）。このシースの内側で腎動脈を剥離すれば，腎静脈やその分枝を損傷することはない。中枢側は二重結紮，末梢側は一重結紮し，この間を切断する。結紮糸と切断端が近いと結紮糸が脱落するため，結紮糸との距離を十分取って切断する。

腎動脈を切断した後，腎静脈の切断に移るが，側副動脈が残っている可能性があるため，腎静脈を剥離鉗子などで一時クランプし，腎静脈が怒張しないか確認する。怒張しなければ，腎静脈を中枢側は二重結紮，末梢側は一重結紮するが，断端の糸は外れやすいため，針糸による貫通結紮を行う。

図6 右後腹膜腔の展開

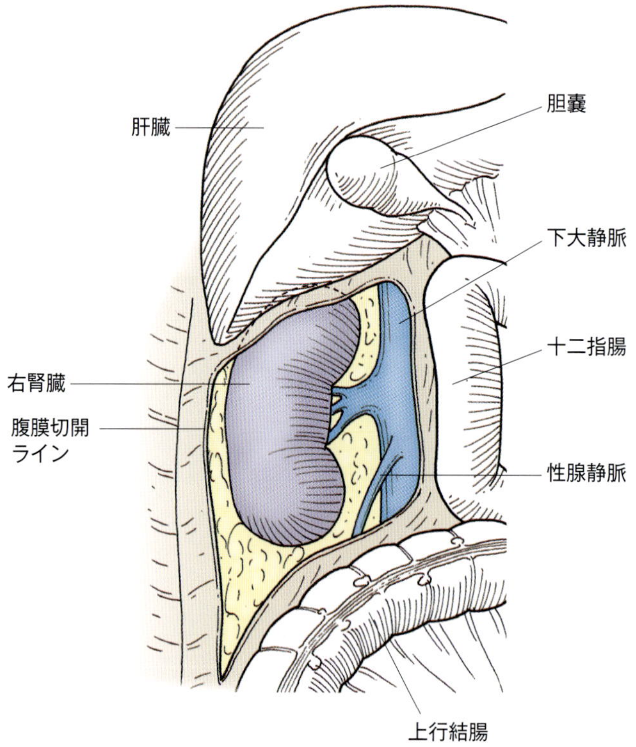

図7 左後腹膜腔の展開

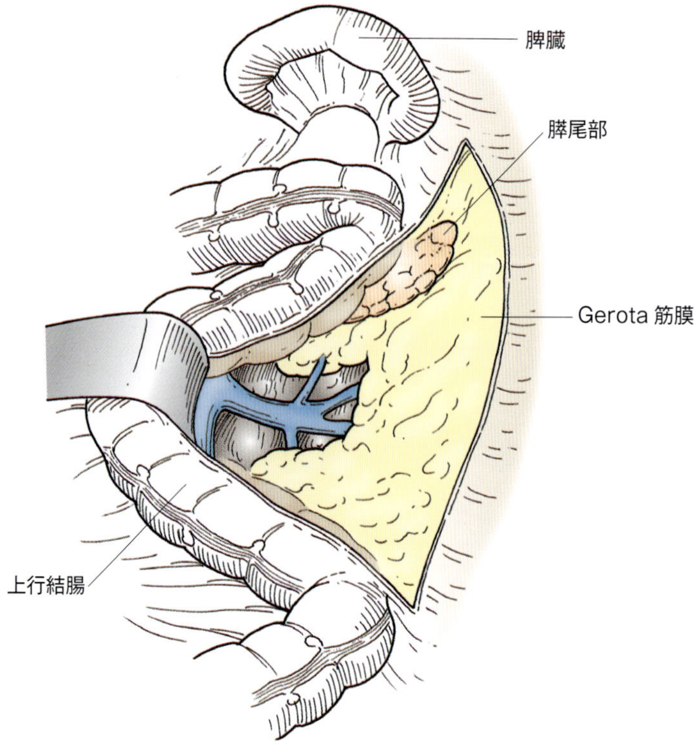

DO NOT

- 左腎動脈の切断後，左腎静脈を一時クランプする際には，性腺静脈を離断しておく。性腺静脈がintactの状態でクランプすると，性腺静脈からの還流によって腎静脈は怒張し，側副腎動脈の残存の確認にはならない。
- 右腎静脈は短く，中枢側を二重結紮，末梢側を一重結紮できる長さを十分確保できない場合がある。このように結紮糸が腎静脈切離断端に近い状況下では，中枢側の結紮糸がずれて，大出血の危険性がある。

図8 腎動脈の同定

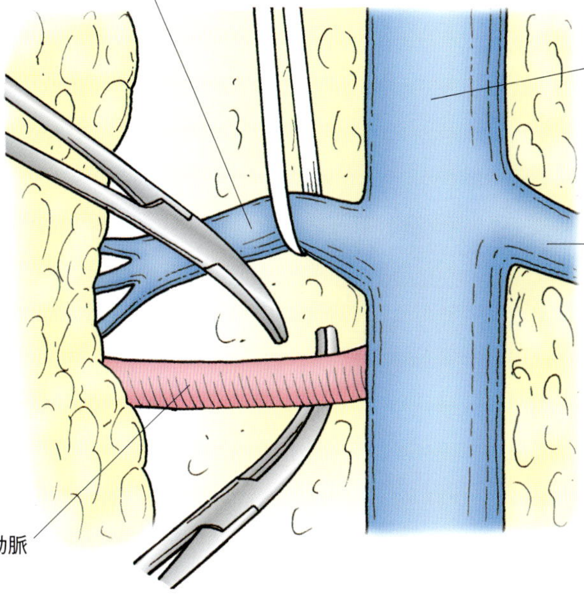

図9 リンパ管のシースの剥離

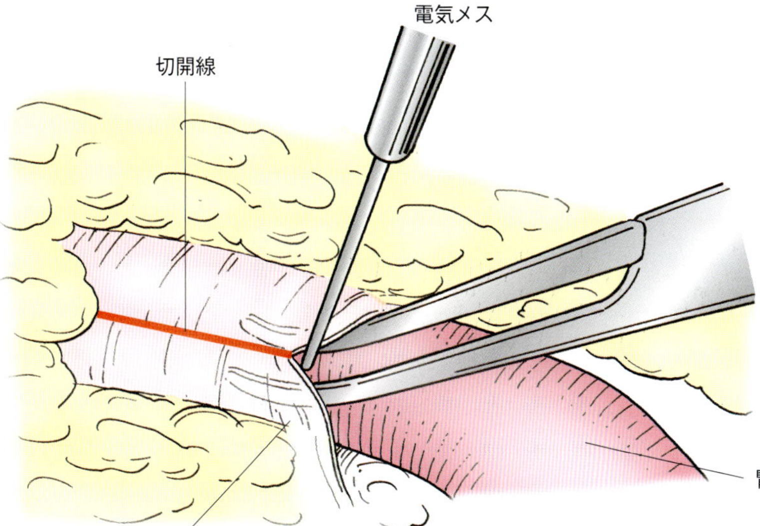

Advanced Technique

右腎静脈を十分に剥離できない場合は，右腎静脈流入部で大静脈側にクーリーまたはサティンスキー鉗子をかけて，末梢側を結紮し，腎静脈を離断後，中枢側を4-0または5-0ポリプロピレン糸で連続縫合する。この際，連続縫合できる十分な血管壁の縫い代を意識して離断することが重要である（図10）。

5 腎尿管周囲組織の剥離，摘出

腎静脈流入部から下大静脈の外側に沿って，頭側へ剥離を進める。この際，腎門部のリンパ節はなるべく腎臓側に付けた状態で剥離する。副腎が同定できるので，副腎を温存する場合は，副腎の尾側で腎上極，内側に沿って剥離を進める（図11 実線）。副腎との境

図10 右腎静脈を十分剥離できないときの手技

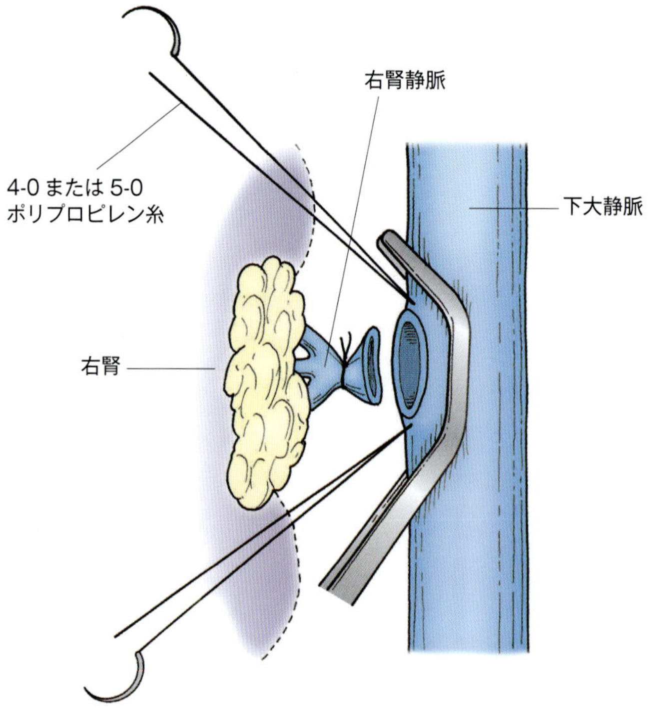

図11 副腎を温存する場合の腎組織の剥離・切開ライン

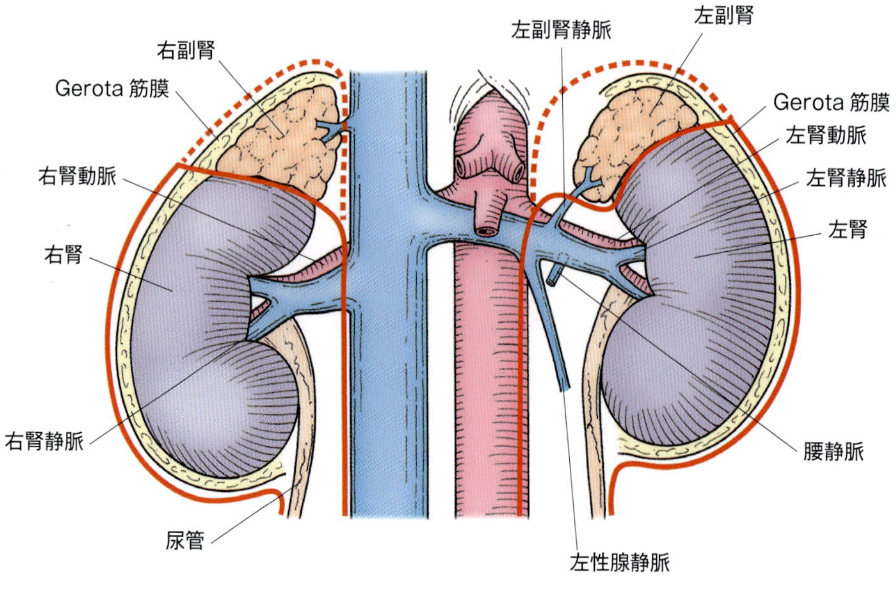

界には小血管が多数存在するが，リガシュア®で容易に処理できる。この際，背側の筋層まで剥離しておくことで，副腎との境界が明瞭になる。副腎の下縁に沿って，腎上極内側を剥離した後，腎上極背側のGerota筋膜に沿って剥離を進める。この際，横隔膜を損傷しないように注意する。Gerota筋膜に包まれた腎組織を用手的に把持し，外側頭側から外側尾側に向けて，電気メスあるいはリガシュア®などでGerota筋膜に沿って剥離する。腎周囲脂肪と尿管が遊離できた状態になれば，柄付きガーゼで包み込み，緩まないように柄の部分で上部尿管を巻いて軽く締め，創外に出す。その後，リンパ節郭清に移る。

Advanced Technique

腎周囲脂肪組織へ浸潤する腎盂癌や高度な水腎症を伴う尿管癌の場合は，腎周囲脂肪が腹膜と癒着していることや浮腫状となっていることがある。限られた後腹膜腔スペースの中で正しいlayerに沿って剥離操作を進めることが困難なケースがある。術中，右側では十二指腸，左側では膵臓との境界に注意しなければいけないが，一部の腹膜を腎尿管周囲組織に付けて切除することも考慮する。このようなケースには，経腹膜アプローチのほうが適している。

後腹膜アプローチ

3 後腹膜腔の展開

左右ともに第11あるいは12肋骨先端から数cm頭側より始まり，尾側は傍腹直筋，臍レベルに至る斜切開を加える。第11肋骨を切除すると，背側から良好な視野を得ることができ，背側から腎動脈へのアプローチが容易となる（図12）。しかし，長く切除すると，胸膜損傷のリスクが高まる。胸膜を損傷しても，確実に縫合すれば気胸に至るリスクは低い。著者らは，3-0バイクリル®による結節縫合を行っているが，最後の縫合糸2本を結紮する前に，麻酔科医に気管内を加圧してもらい，脱気した状態で術者と助手が同時に結紮している。また，閉創前に生理食塩水を後腹膜腔に貯留し，再度気管内の加圧を依頼し，エアーリークがないこと確認する。

図12 右第11肋骨上斜切開による後腹膜アプローチ

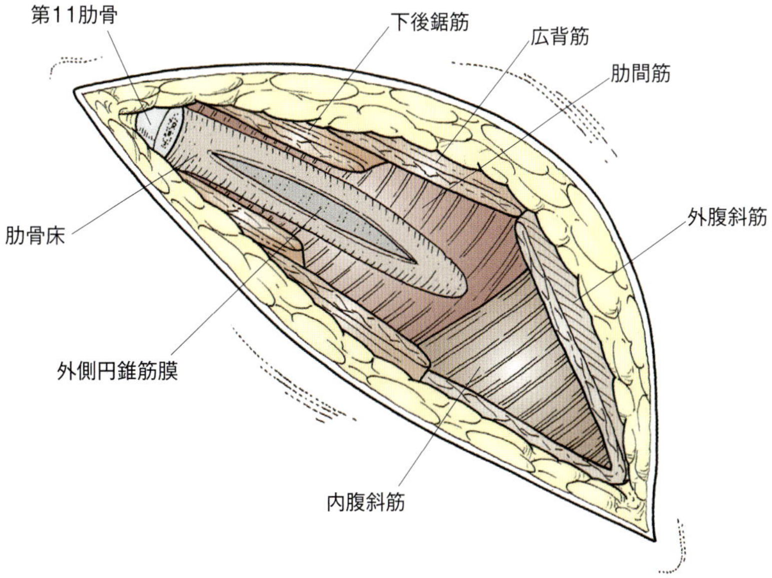

DO NOT

胸膜を損傷した場合，胸膜だけを縫合しようとしても胸膜が裂けてしまう。従って，胸膜と周囲の筋肉を含めて縫合する。

外腹斜筋，内腹斜筋，腹横筋の順に切離し，後腹膜腔に至る。その後，ツッパーガーゼなどで腹膜を内側へ押し込むように腹横筋から剥離する。外側円錐筋膜を切開し，Gerota筋膜の後葉に沿って，尾側から頭側まで十分に剥離し，腎の可動性を高める。次いで，腎門部の剥離を進める。この際，助手が自在鉤や肝臓鉤などで腎を挙上するように内側，上方へ圧排することよって，背側から腎動脈の同定が可能となる（図13）。

DO NOT

腎盂尿管拡張を伴う症例では，強い圧排や把持によって，腎盂尿管損傷をきたし，癌細胞播種のリスクとなる。視野の悪い部位を盲目的に圧排，把持することは避け，用手的，愛護的な操作によって，視野を確保することが重要である。

4 腎動静脈の同定，切離

背側から腎動脈の同定が困難な場合は，Gerota筋膜の前葉を尾側から頭側まで十分に剥離し，腎静脈を同定した後，腎動脈の同定に移る。右側では腎下極レベルから下大静脈に沿って頭側に剥離を進めると，性腺静脈および腎静脈の順に同定できる。左側では，性腺静脈に沿って頭側に剥離を進めると腎静脈が同定できる。性腺静脈，腰静脈，副腎静脈を結紮，切離し，腎静脈をテーピングし，頭側あるいは尾側へ牽引すると，腎動脈が同定できる。中枢側は二重結紮，末梢側は一重結紮し，この間を切断する。次に，腎静脈を一時クランプし，腎静脈の怒張が認められないことを確認してから，結紮，切断する。

図13 右腎背面から見える腎門部の視野

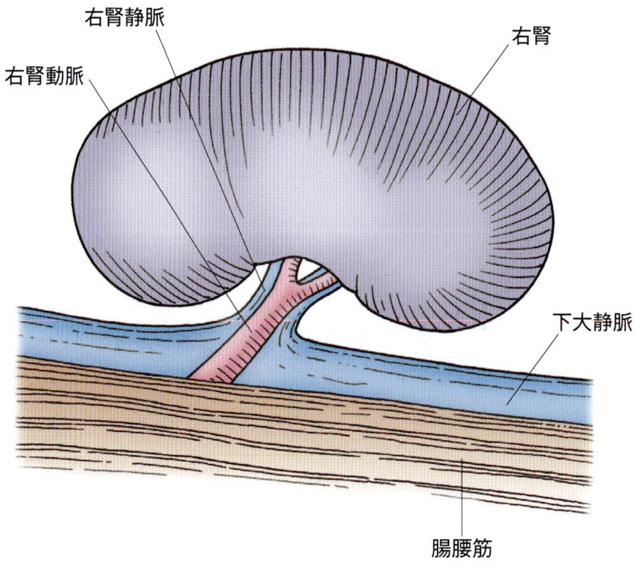

5 腎組織の剥離，摘出

尿管は性腺静脈の末梢側，背側で同定できるので，腎盂癌，上部尿管癌であれば，術中操作による尿中癌細胞の膀胱への播種を予防するために，末梢側の尿管を結紮しておく。

後腹膜アプローチでは，通常，副腎を温存している。腎静脈の頭側，腹側から腎上極内側に沿って背側へ剥離を進め，初めに剥離したGerota筋膜の後葉に到達する。この際には，電気メスやリガシュア®で小血管を処理する。腎組織を用手的に把持し，Gerota筋膜に沿って全周性に剥離する。

遠位部尿管摘除術＋膀胱部分切除術（膀胱カフ）

遠位部尿管摘除の方法として，膀胱外アプローチと膀胱内アプローチに分かれる。尿管遠位端および尿管口に腫瘍が存在する場合は，膀胱内アプローチのほうが尿管口周囲の膀胱粘膜を含めて切除できるため，断端陰性の状態で確実に腫瘍を摘出できる。

膀胱外アプローチは，尿管を軽く牽引しつつ，膀胱側に向かって，尿管周囲の結合組織を剥離していく。この際，周囲脂肪は尿管に付けて剥離するが，周囲の小血管はリガシュア®などを用いてシーリングしながら切離すると，出血をコントロールでき，視野を保ちながら，膀胱周囲の骨盤深くまで進むことができる。上膀胱動脈を結紮あるいはシーリングして切離することで，尿管膀胱移行部を腹側内側に回転することが可能になる。壁内尿管周囲の膀胱筋層に直角鉗子を挿入し，リガシュアで切開すると，出血をコントロールしつつ，膀胱粘膜面に到達できる。この操作を2～3カ所行い，壁内尿管から膀胱粘膜がテント上に吊り上がる状態にした後，尿管周囲の膀胱筋層に吸収性の支持糸を3本かけて牽引することで，尿管膀胱移行部の視野が確保でき，尿管引き抜き後の2層目の縫合に使用できる（図14）。膀胱内の尿を吸引した後，膀胱壁内尿管を取り残さないように尿管口を含めて切離する。

図14 左遠位尿管の処理

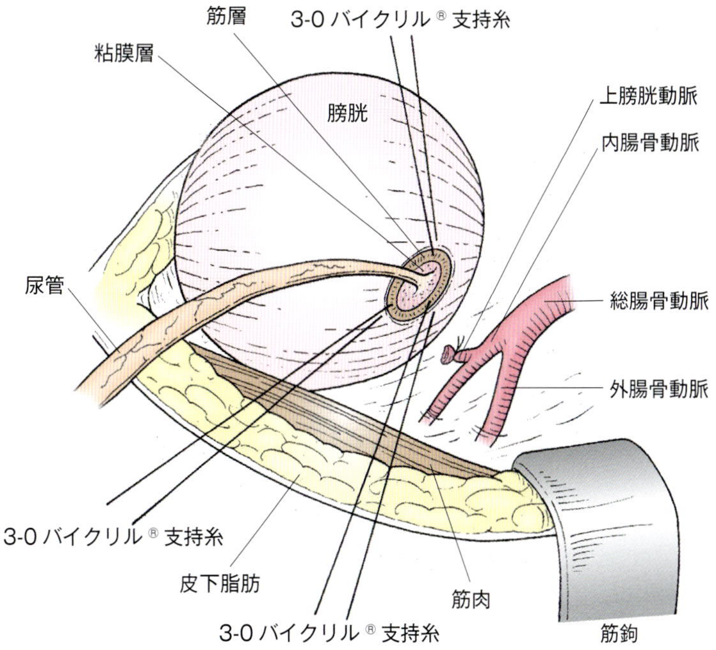

DO NOT

膀胱筋層を剥離すると，壁内尿管から尿管口周囲の膀胱粘膜が露出される。この際，尿管を強く牽引すると，尿管が裂けてしまうため，軽くテンションがかかる程度に牽引する。

膀胱内アプローチの場合は，膀胱内の尿を吸引した後，膀胱頂部から前壁に縦切開を加えて，膀胱内を観察し，患側の尿管口周囲の膀胱粘膜，筋層を切離する。この際，尿管口にZ縫合で糸をかけ膀胱内に牽引すると，壁内尿管の剥離が容易となる。完全に膀胱から剥離できれば，膀胱外へ尿管を引き抜く。尿管の欠損部位および膀胱切開部位は各々粘膜層，筋層の2層に縫合する。膀胱に生理食塩水を100mL注入し，リークがないことを確認する。リークがあれば，縫合を追加する。

DO NOT

尿管膀胱移行部が膀胱背側にあるため，自在鉤などで膀胱を圧排し，壁内尿管を直視下に同定することが可能になる。しかし，膀胱を背側に押さえすぎると，壁内尿管も背側に移動してしまい，かえって剥離が困難となる。

リンパ節郭清

同じ尿路上皮癌である膀胱癌では，リンパ節郭清の治療的意義が広く受け入れられているのに対し，腎盂尿管癌ではリンパ節郭清の治療的意義については，結論が出ていない。本邦からは最近，多施設共同の後方視的解析結果（JCOG1110A）が報告されているが，腎盂尿管癌におけるリンパ節郭清の治療的意義は否定的であった。しかし，リンパ節郭清の適応や郭清範囲，併用化学療法の有無など，各施設によって異なっていたため，前向きの無作為試験が必要と考えられる。著者らは，膀胱と同じ尿路上皮癌であること，診断的意義はあること，術後のアジュバント化学療法の適応基準になることなどを考慮し，cT2以上ではリンパ節郭清を行っている。腎盂尿管癌におけるリンパ節郭清の範囲はいまだ確立していないが，表1の郭清範囲を指標として行っている（図15～図17）。

表1 リンパ節郭清範囲

			右側	左側
腎盂癌	高さ（頭側～尾側）	腎門部，下腸間膜動脈起始部	傍下大静脈，前下大静脈，後下大静脈，大動静脈間リンパ節	傍大動脈，前大動脈，後大動脈リンパ節
上部，中部尿管癌		腎門部，総腸骨動脈分岐部	傍下大静脈，前下大静脈，後下大静脈，大動静脈間，総腸骨リンパ節	傍大動脈，前大動脈，後大動脈，総腸骨リンパ節
下部尿管癌		大動脈分岐部，外腸骨動脈遠位部	総腸骨，外腸骨，内腸骨，閉鎖，前仙骨リンパ節	総腸骨，外腸骨，内腸骨，閉鎖，前仙骨リンパ節

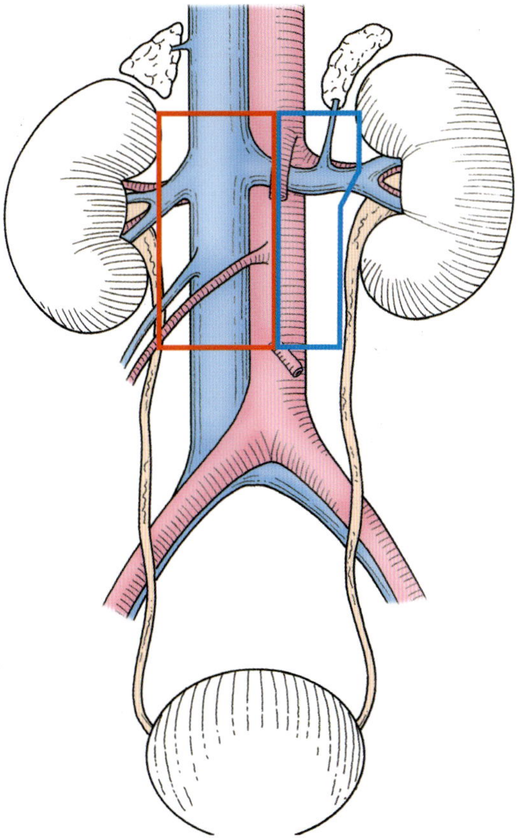

図15 リンパ節郭清範囲：腎盂癌の場合

表1 参照：右側（赤の囲み），左側（青の囲み）

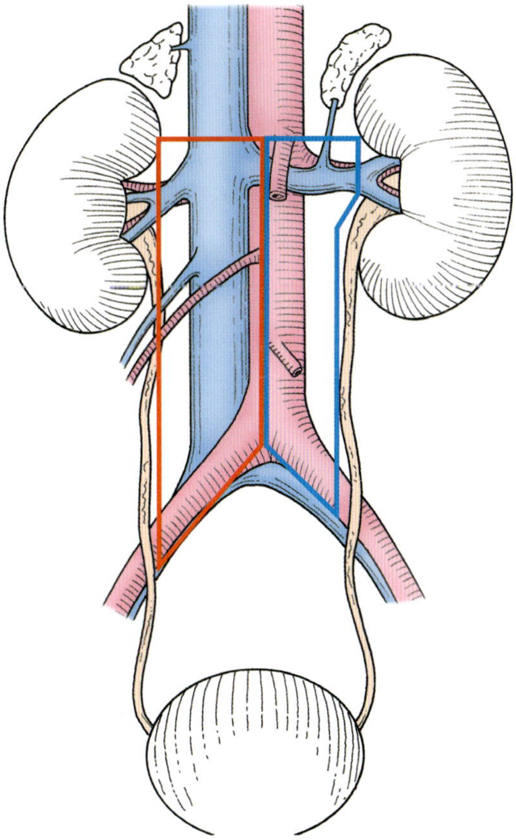

図16 リンパ節郭清範囲：上部～中部尿管癌の場合

表1 参照：右側（赤の囲み），左側（青の囲み）

図17 リンパ節郭清範囲：下部尿管癌の場合

表1 参照：右側（赤の囲み），左側（青の囲み）

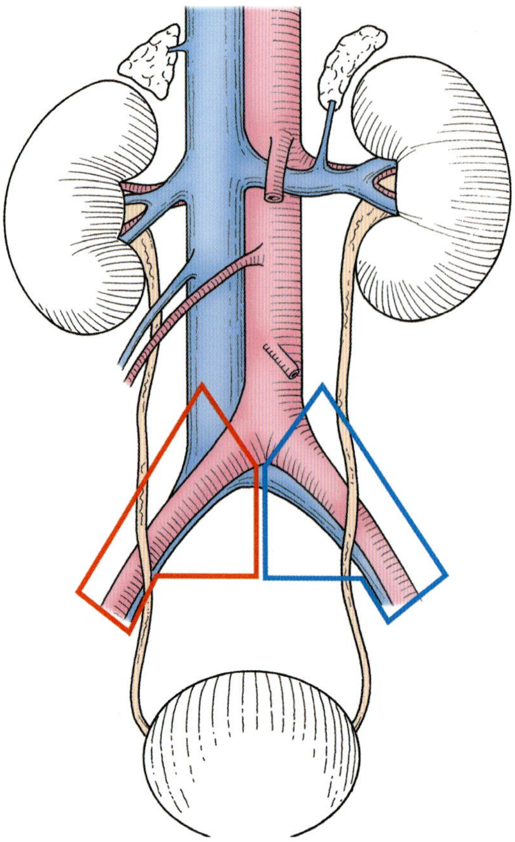

Advanced Technique

リンパ節郭清郭清を広範囲に行う場合，健側の副腎機能が保たれている限り，患側副腎の温存にこだわる必要はない。副腎は腎門部の頭側に位置し，脂肪組織に覆われているため，リンパ節組織との境界を見分けることは困難である。従って，腎門部リンパ節ならびに腎門部より頭側の傍大静脈あるいは傍大動脈リンパ節を郭清する場合，Gerota筋膜ごと腎，副腎組織を摘除する（図11 破線）。

リンパ管は大動静脈間の左腎静脈頭側で乳糜槽につながっていくため，この部位の中枢側断端は結紮あるいはクリップしておく（図18）。骨盤内のリンパ節郭清に際しては，陰部大腿神経や閉鎖神経を電気メスなどで損傷しないよう，注意が必要である。外腸骨動脈や外腸骨静脈をテーピングし，必要に応じて牽引しながら，各神経や各血管との境界を剥離することがポイントである（図19）。

術後管理

ドレーンを後腹膜腔と骨盤腔に各々1本ずつ留置し，通常2～3日で抜去する。広範なリンパ節郭清後にリンパ漏が生じることはあるが，経腹膜アプローチでは自然軽快することが多く，リンパ嚢胞を形成することはまれである。膀胱カテーテルを5～7日間留置する。

図18 大動静脈間リンパ節

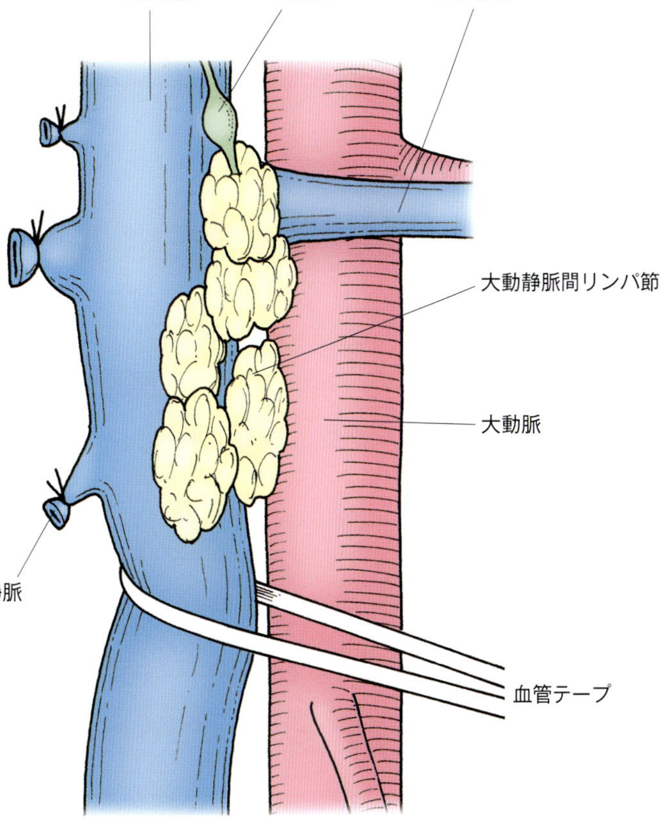

図19 血管，神経を保護しながらのリンパ節郭清（右側骨盤）

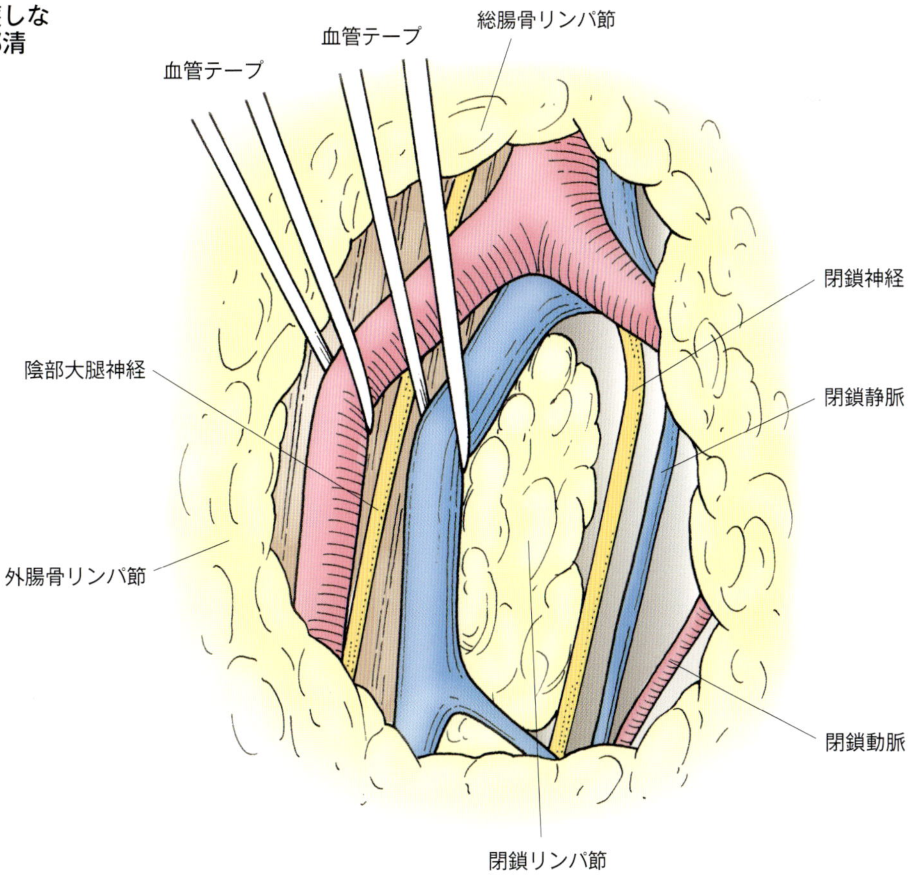

Ⅳ 骨盤内臓器，後腹膜腔の手術

恥骨後式前立腺全摘術

栃木県立がんセンター泌尿器科科長 川島清隆

開腹手術やミニマム創手術による恥骨後式前立腺全摘術は，気腹を行わないため出血しやすい。出血を減らすためには正確な解剖の知識と精緻な操作が要求される。手術の難易度は高く，習熟には比較的長い期間を要する。しかし解剖学的で正確な操作は手術の基本であり，さらに根治性の向上と真の低侵襲性をもたらすものであるため，ロボット手術時代でも是非習得しておくべき手技である。

適応，禁忌

低リスクから超高リスクまで適応となるが，強度変調放射線治療（intensity modulated radiation therapy；IMRT）やブラキーセラピーなどの低侵襲で治療効果の高い放射線治療や監視療法などが普及する現在，適応は低リスクから高リスクへとシフトしてきている。よって本稿では，主にリスクの高い前立腺癌に対する根治性を優先させた拡大リンパ節郭清と拡大前立腺全摘術について解説する。

術前検査，術前準備

通常の術前検査を行う。直腸損傷のリスクが少なければグリセリン浣腸などの消化管処置は行わず，前夜に緩下剤を内服するのみである。出血が多い施設では術前に自己血を400～1,200mL貯血するが，少なければType & Screenのみでよい。術前に手術チームでMRIや生検所見などを十分検討，把握し，綿密な手術プランを立てておく。

特殊機材（図1）

・オクトパス万能開創器®（ユフ精機株式会社）：自由度が高く，“面”で展開ができるため，良好な術野が得られる。
・鷹巣式猫の手鉤（田中医科機器製作所）：前立腺の圧排，牽引に用いる。
・バルブゲートPRO持針器（ガイスター社製）：繊細な運針が可能である。Dorsal vein complex（DVC）など尿道周囲の運針に用いる。
・Jacobson Gator-Grip持針器（BOSS社製）：繊細な運針が可能である。新尿道口への縫合糸の運針に用いる。
・VIO® 3（ERBE社製）：softCOAGは止血に優れ，気腹のない開腹手術ではきわめて有用である。preciseSECTはきわめて繊細な剥離，切開が可能である。BiClamp®はリユースであり，高い止血力のみならず，医療経済的にも優れたシーリングデバイスである。

図1 特殊機材

ⓐ 鳶巣式猫の手鉤（田中医科機器製作所）
ⓑ バルブゲートPRO持針器（ガイスター社製）
ⓒ Jacobson Gator-Grip持針器（BOSS社製）
ⓓ VIO® 3（ERBE社製）
ⓔ BiClamp®（ERBE社製）

ⓐ
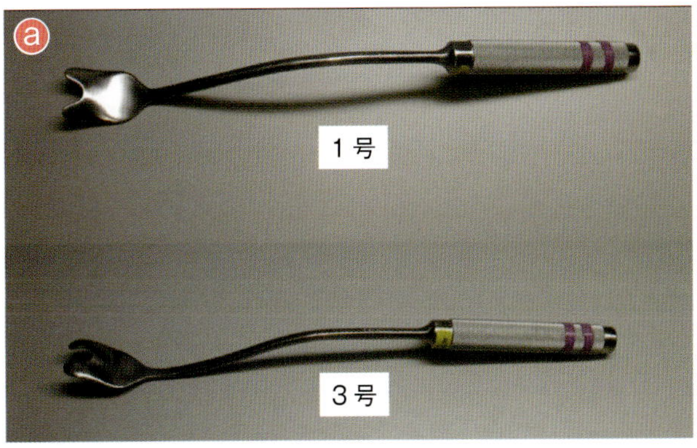

ⓑ
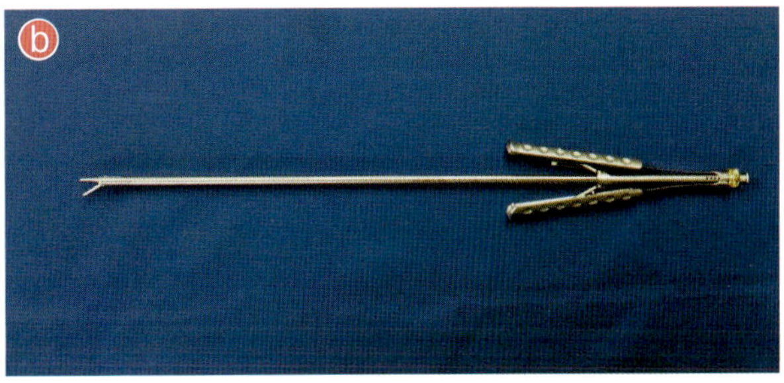

ⓒ
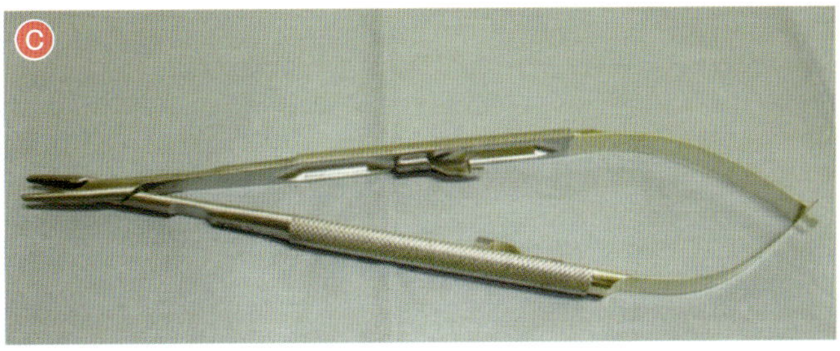

ⓓ
本体とワークステーション
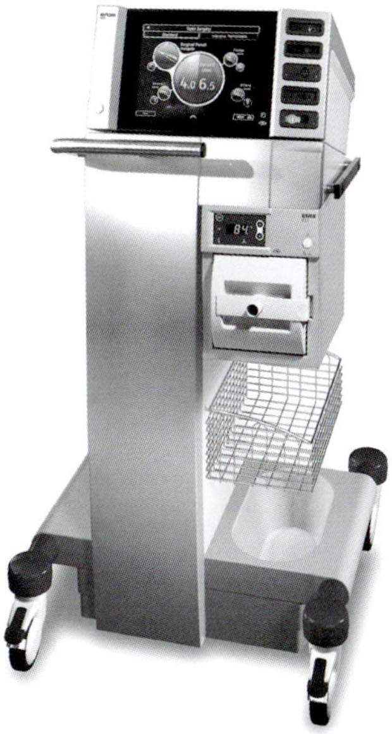

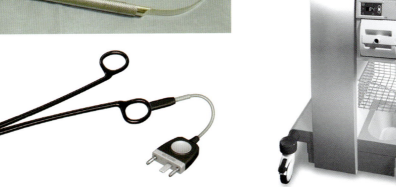

ⓔ
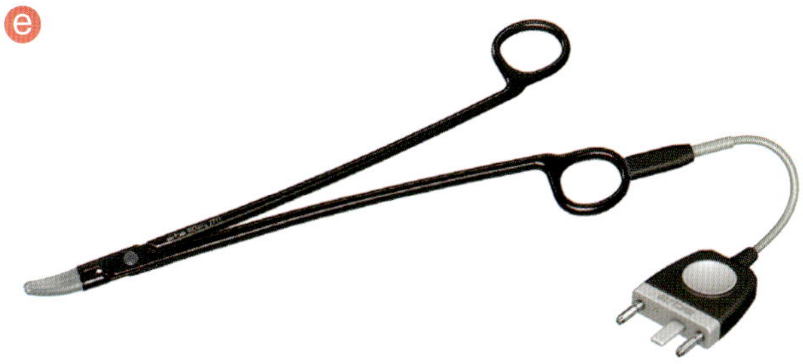

（ⓓ，ⓔ の画像は「Erbe Elektromedizin GmbH」より提供）

精密な手術のための基本操作

進行癌症例をより多く根治するには，精度の高い手術が求められる。骨盤内すべての解剖を把握し，構造同士がどのようにまとまっているかを“メカニズム”の面からも理解したうえで，構造を“解剖学的に解体”していく。安易に組織に切り込まず，極力層と層の間を丁寧に剥離するfascial plane dissection[1, 2]を徹底することが重要である。われわれは精密な剥離には，電気メスの凝固モードによる剥離が適していると考え，使用してきた。電気メスの先端を組織に接触させず，アーク放電の放電熱で組織中の毛細血管を止血しつつ結合組織の“コラーゲン線維”を蒸散，切断する[3]ものである。現在我々はVIO® 3の“preciseSECT”を用いて切開，剥離を行っている。preciseSECT モードは安定したメス先操作に於いては，組織抵抗の変化によりスパークの発振数を変化させている。その組織抵抗の変化に応じた放電コントロールを行っているため，過剰（必要以上）な放電が起きない。従って術者のメス先操作に追従して，より精緻な切開，確実な止血が可能である。さらに，高度な計算により放電時の電圧，および発振数がにコントロールされていることで，組織の炭化が少なく対側のfascia への熱の影響も少ない。fascial plane dissectionをはじめ，精緻な操作に理想的な電気メス（モード）であると考えている。

手術のアウトライン

1 麻酔，体位
2 皮切
3 術野の展開，レチウス腔の剥離
<右側に対して4～6の操作を行う>
4 リンパ節郭清
5 前立腺側方の展開
6 前立腺，精嚢背側の処理（外側からの処理）
<左側に対して4～6の操作を行う>
7 DVCの処理，尿道切離
8 膀胱切離
9 膀胱縫縮
10 止血
11 尿道吻合
12 創洗浄，ドレーン挿入
13 閉創

手術手技

1 麻酔，体位

全身麻酔。体位は伸展仰臥位。下肢を下げることで骨盤底の視野が良好になる。

2 皮切

下腹部正中切開を行う。ミニマム創では術者の手が入らない大きさである（筆者の場合6cm台）。脂肪が多いなど手術が困難な場合は，皮切を数cm延長する。

3 術野の展開（図2），レチウス腔の剥離

創縁にラッププロテクター®を装着，頭側のオクトパス®2本と尾側の小児用鞍状鉤2本（ケント式吊り上げ器で牽引）で術野を展開する。ミニマム創手術であれば内視鏡を入れる（当施設ではスコープホルダーを使用し2名で手術を行っている）[4]。

膀胱を覆う脂肪層（paravesical fat pad）[5]をすべからく外側に剥がし落とすように，膀胱との間の剥離を丁寧に背側まで進める。

<以下右側について4～6を行う>

4 リンパ節郭清

郭清範囲

リンパ節郭清は行うならば必ず拡大郭清を行う[6]。郭清の範囲についてはさまざまな意見があるが，内腸骨，閉鎖，外腸骨の郭清が基本である（図3）。特に内腸骨は転移の好発部位であり内腸骨血管の間の郭清（skeletonization）も含め十分な郭清を行う[7]。

郭清のための術野展開（図4）

手術台を右下にローテートする。2本のオクトパスで術野を展開し，レチウス腔の剥離，展開をさらに背側に進める。次いで外腸骨静脈を覆う腹膜を剥離し，外腸骨静脈を全長にわたって露出する。臍動脈索，精管を同定し，これらを覆っている筋膜を切開，ヘルニア

図2 術野の展開

ミニマム創手術であれば内視鏡を入れる。

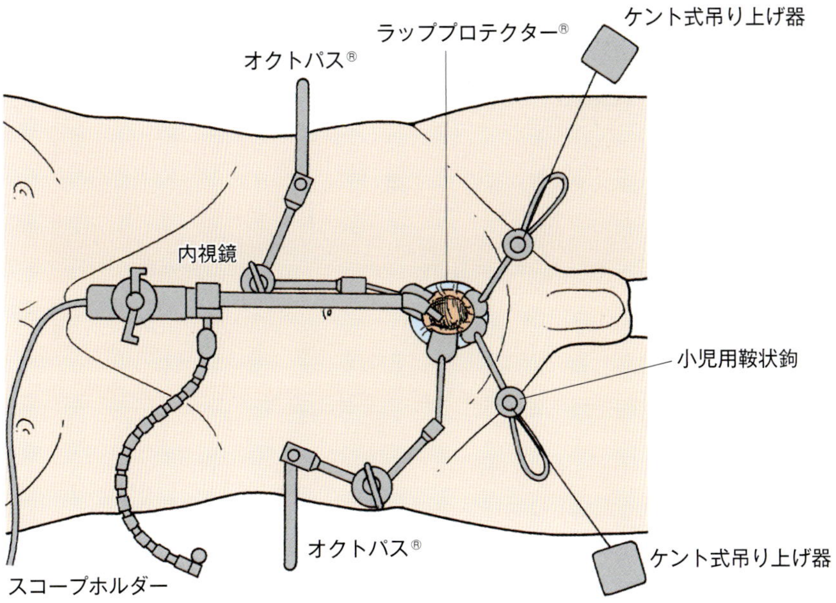

図3 拡大リンパ節郭清の郭清範囲（右側）

①外腸骨リンパ節，②閉鎖リンパ節，③内腸骨リンパ節。

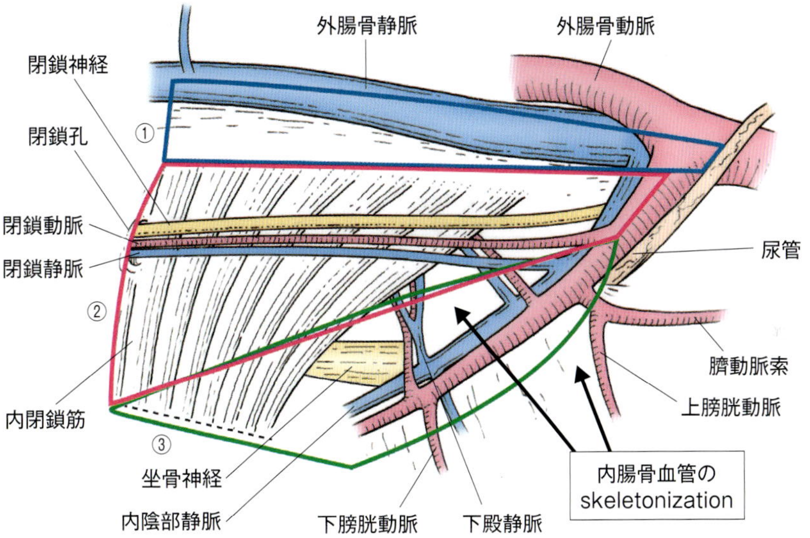

ア予防のために精管を可能な限り広範囲に腹膜から剥離後切断する[8]。さらに腹膜鞘状突起結紮切断法[9, 10]が有用とされているが，われわれは精索血管を露出，その外側の組織を丁寧に分離し，ヘルニア嚢を認めるときにのみ結紮切離している。この操作によって腹膜の展開が頭側に進み，総腸骨動脈の尿管交差部まで露出される。

郭清

内腸骨，閉鎖，外腸骨の郭清組織を電気メスにて丁寧に郭清，摘出する。リンパ瘻予防のために外腸骨リンパ節の末梢は結紮し，外側は外腸骨静脈を覆う筋膜切開時に全長にわたってシーリングデバイスにてシールする。止血を確認し，手術台を水平に戻す。

図4 **郭清のためのレチウス腔の展開（右側）**

①レチウス腔の剥離，展開，②臍動脈索の剥離，③腹膜を剥離し外腸骨静脈を露出，④精管の同定，剥離。

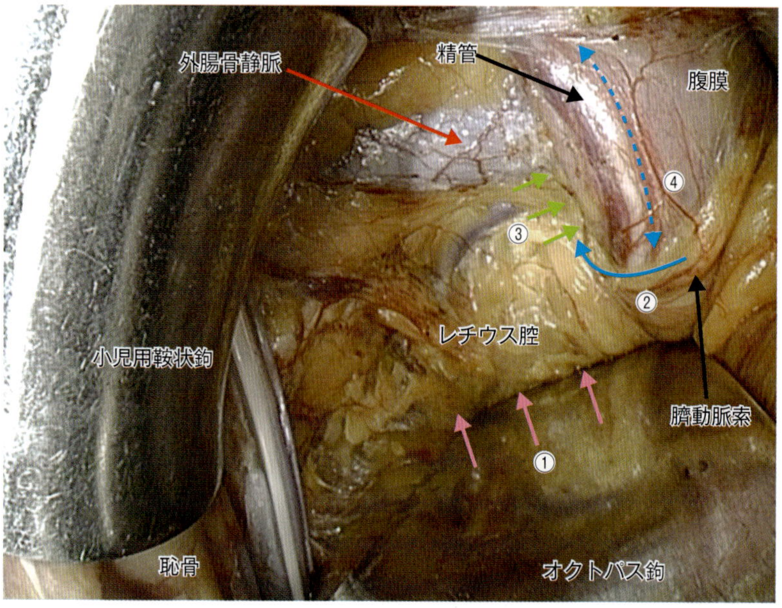

（文献11より転載）

Advanced Technique

・閉鎖神経の損傷を回避するために，郭清の早期の段階で閉鎖神経を全長にわたって剥離，露出しておくとよい。
・背側では内腸骨血管から外側の内閉鎖筋に向かって多くの枝が出ている。これらを損傷しないよう電気メスにて丁寧に剥離操作を行う。

5 前立腺側方の展開

解剖

前立腺外側を覆う肛門挙筋は腸骨尾骨筋，恥骨尾骨筋，恥骨直腸筋の3群から構成される（図5b）[11, 12]。腸骨尾骨筋を覆う肛門挙筋筋膜と前立腺を覆うlateral pelvic fasciaとのfusion fasciaは容易に剥離できる。しかし恥骨尾骨筋は筋膜ごと前立腺尖部に強固に癒合していて，鈍的には剥離できない（同部が強固に癒合することで骨盤隔膜が完成し，圧力隔壁として機能する）。これに対し恥骨直腸筋の内側部分（puboperinealis）[13]は恥骨に起始し，尿道後方の直腸尿道筋に停止するため直接尿道側面には癒合していない。これらの解剖学的原則を理解しておけば，豊富な解剖のバリエーションにも対応できる。

手技（図5c）

①DVC浅枝に注意しつつ，DVC上の脂肪を外側から内側に向かって丁寧に除去する。明瞭になった恥骨前立腺靭帯を可能な限り遠位で切開，この切開を外側の肛門挙筋筋膜に進めると，恥骨直腸筋と尿道との間に疎な空間が出現する。ここをメッツェンバウムで鈍的に尿道背側まで剥離しておく。②全体を覆っている内骨盤筋膜を切開，腸骨尾骨筋をlateral pelvic fasciaから剥離する。③間に前立腺尖部に強固に癒合する恥骨尾骨筋が残るので，これをシーリングデバイスでシールし切離する（図6）。この操作で前立腺，尿道外側が完全に露出される。

図5 前立腺側方の展開

ⓐ肛門挙筋筋膜（剥離前）
ⓑ肛門挙筋３群
ⓒ肛門挙筋３群を意識した前立腺側方の展開法
①恥骨尾骨筋と尿道との間の剥離
②腸骨尾骨筋を覆う筋膜と前立腺を覆うlateral pelvic fasciaとの間の剥離。××恥骨尾骨筋部分では筋膜ごと前立腺尖部に強固に癒合している。
③恥骨尾骨筋の切離

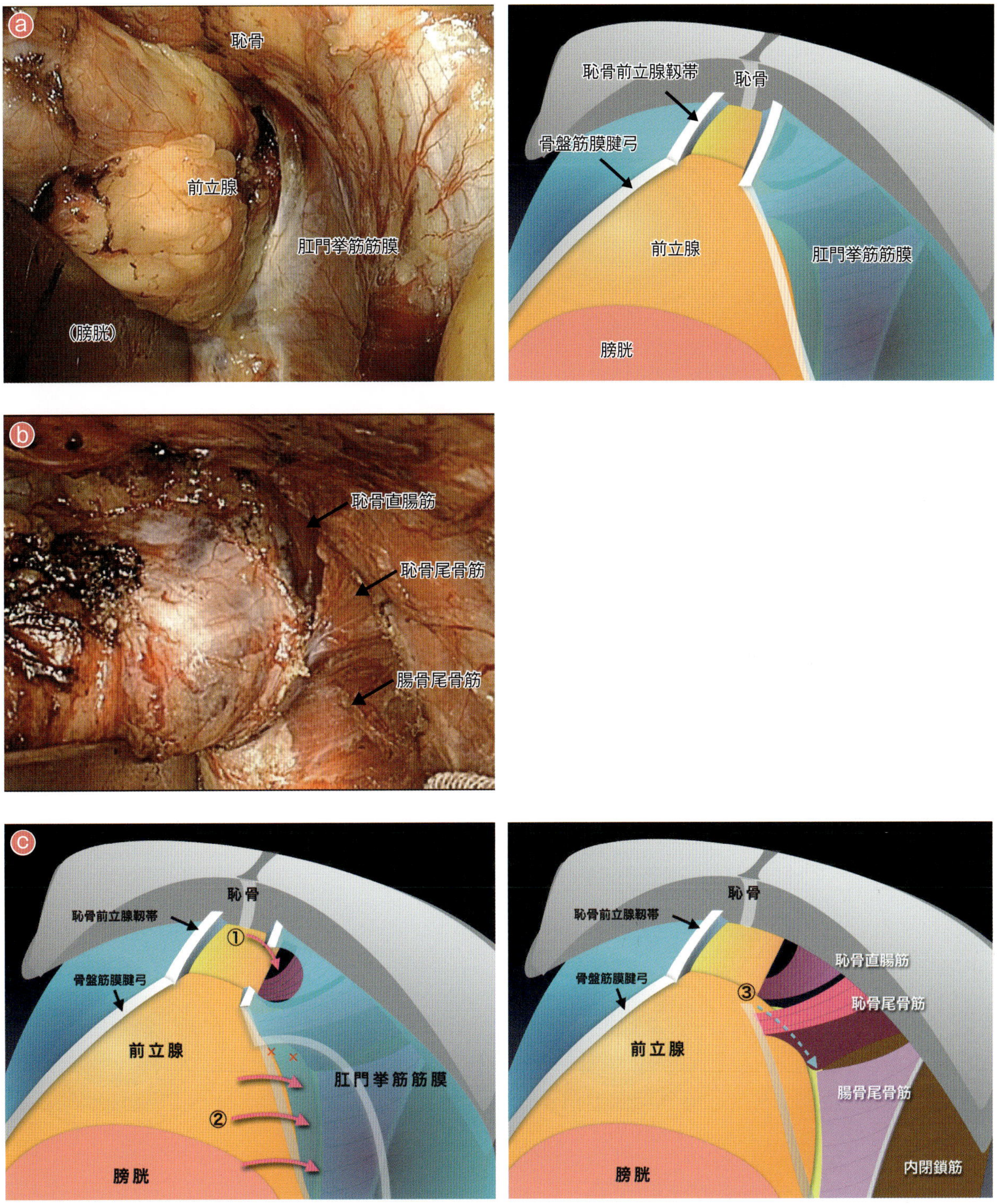

図6 恥骨尾骨筋の処理

ⓐ前立腺尖部に強固に癒合する恥骨尾骨

ⓑシーリングデバイスによる恥骨尾骨筋の処理

ⓒシール後

ⓓ恥骨尾骨筋の切離後

△：恥骨尾骨筋のシールライン，矢印：尿道，前立腺尖部，後方の直腸尿道筋とで形成される楔状の凹み。

ポイント：これらが尿道，尖部移行部把握のメルクマールとなる。

※ただしこの段階では，尿道はDVCをはじめとする血管に覆われ，それを結合組織が覆い，さらにlateral pelvic fascia，levator fascia（恥骨直腸筋のfascia）が覆っている。見えているのは最外層のlevator fasciaである。尿道自体はその周囲の構造を切開するまで見ることはできない（7「DVCの処理，尿道切離」で解説）。

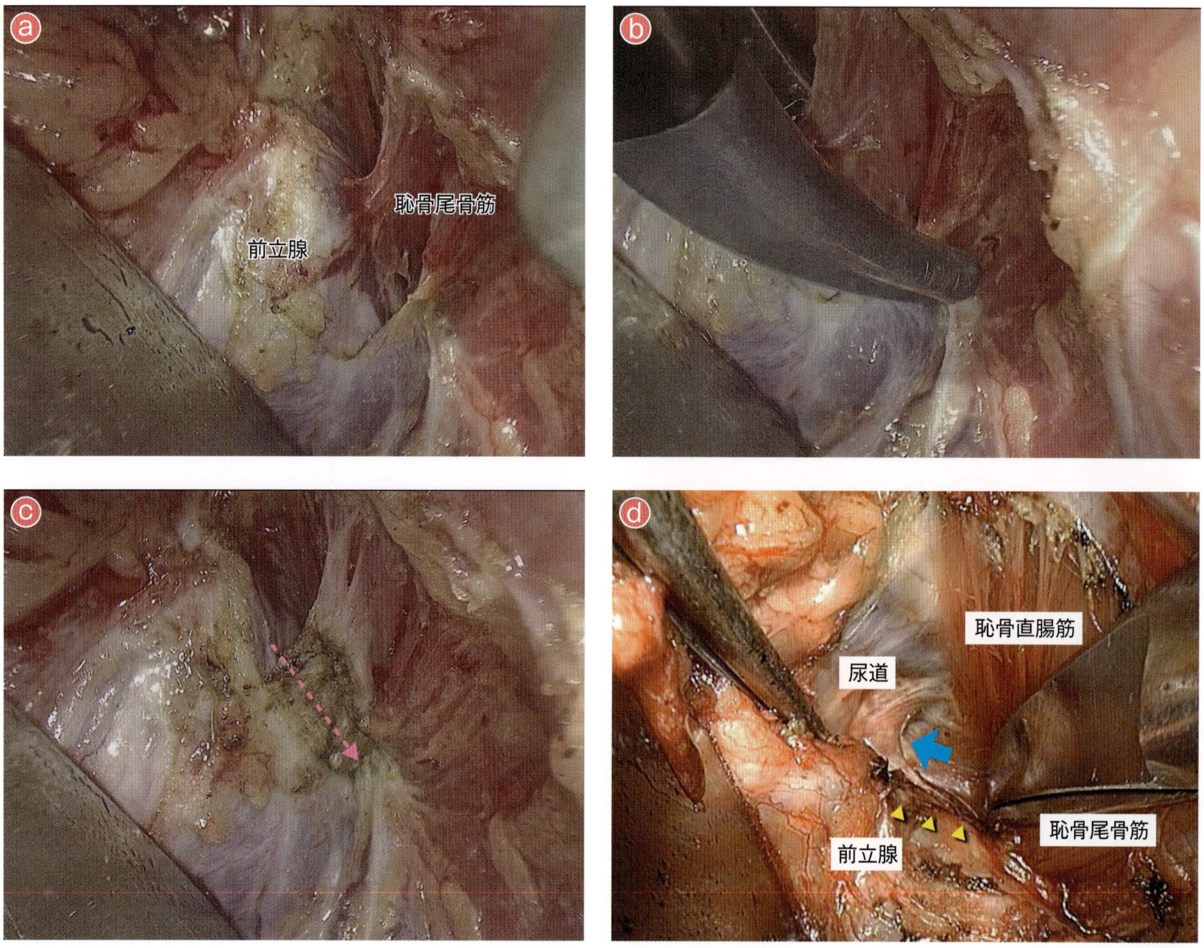

（文献11より転載）

Advanced Technique

・シーリングデバイスは，先端の彎曲の凸側を前立腺に押し当てるようにすると前立腺の形状に沿ってきれいに処理することができ，恥骨尾骨筋の損傷を最小限にとどめることができる 図6b, c 。

・恥骨尾骨筋の切離ライン背側部（ 図6d △）とさらにその遠位で尿道，前立腺尖部，後方の直腸尿道筋とで形成される楔状の凹み（ 図6d 青矢印）は，尿道と尖部の境界の良いメルクマールとなる。

6 前立腺，精嚢背側の処理(外側からの処理)

前立腺摘出のための各種アプローチ方法(図7)

恥骨後式では前立腺を摘出する手順として，尿道離断を先行させる“逆行性[14]”や膀胱離断を先行させる“順行性[14]”などが一般的に行われる。しかし，逆行性では尿道切離部位では直腸尿道筋が強固に尿道と直腸を癒合させており，同部で直腸面を正しく露出することは困難である。順行性では手術の始めに膀胱と前立腺の移行部を正確に把握することは難しい。藤元が“(直腸固有筋膜を意識した)広汎前立腺全摘[15]”において行っている，神経血管束(neurovascularbundle；NVB)外側でlateral pelvic fasciaを切開し，外側から直腸面の剥離を行う方法が最も正確かつ安全である。本稿ではlateral pelvic fasciaの切開をvascular pedicle外側まで延長し，精嚢，精管の処理も外側から行う“拡大外側アプローチ[12]”を例に，外側からの前立腺，精嚢背面の処理について解説する。

a. lateral pelvic fasciaの切開

神経温存を意図しない場合は，NVB外側でlateral pelvic fasciaを切開し，切開ラインをvascular pedicleに沿って広く頭側，外側に進める(図8①)。

Advanced Technique

神経温存

神経温存の際にはより多くの神経を温存するために，極力腹側から剥離する(図8②)。神経を“Veil of Aphrodite[16]”として正しく認識し，可能な限り幅広く，厚く神経を含む組織を温存する。基部では神経はかなり腹側を走行するため[17]，より腹側寄りで剥離する必要がある。しかし同部では神経を含む組織と前立腺との癒合が強度であり，正しい層を保ったまま剥離するのは困難なことが多い。また，前立腺尖部でも癒合が強固である。早いうちにDVCを切開，尿道を露出し，側方からの剥離層と連続させるとよい。また，温存側は背側も正中くらいまではなるべく多くの組織を温存するように心がける。

気腹のない開腹手術では出血しやすいが，極力エネルギーデバイスの使用は避ける。細かい血管は小さいクリップや，吸収性局所止血材などを当てて圧迫止血を図る。どうしても電気メスによる止血が必要な場合はバイポーラを用いる。

図7 前立腺摘出のための各種アプローチ方法

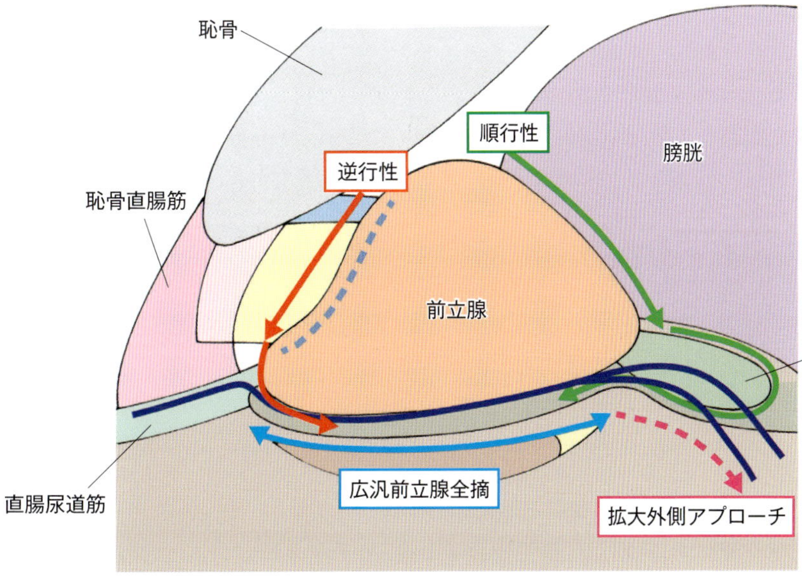

図8 Lateral pelvic fasciaの切開ライン
①神経温存を意図しない拡大手術
②神経温存
白線：陰茎海綿体神経，青線：NVB部の静脈

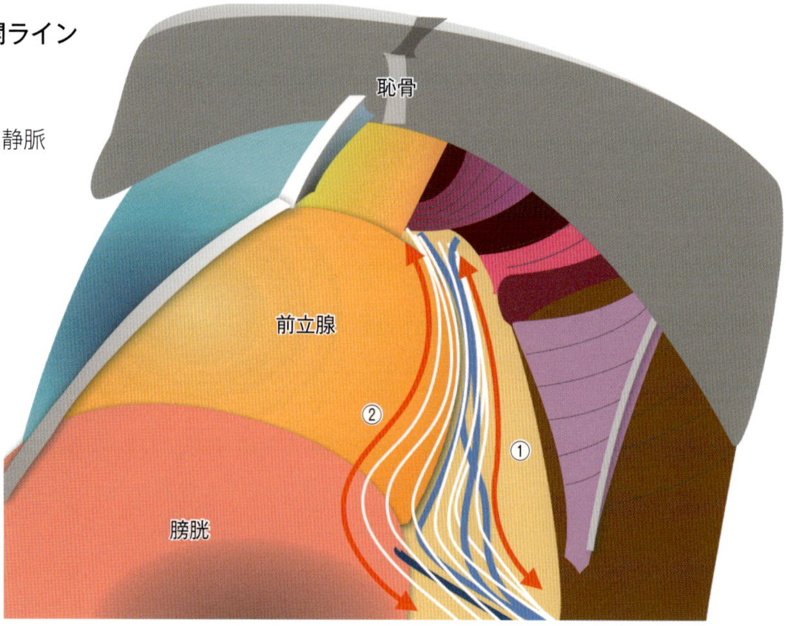

b. Vascular pedicle部の剥離（精嚢，精管処理）

vascular pedicleに沿ってその外側でlateral pelvic fasciaを切開後，直腸周囲脂肪を切開，剥離し，精嚢を包むDenonvilliers' fasciaを露出する。前立腺基部でNVBにバブコック摂子をかけて内側に牽引し，直腸周囲の脂肪を鈍な摂子で外側に牽引し，脂肪をprecise-SECTモードまたは電気メスの凝固モードで丁寧に切開していくと，結果としてvascular pedicle背側の剥離が進み，vascular pedicleが厚みをもったプレート状構造として認識できるようになり，その内側にDenonvilliers' fasciaに包まれた精嚢のシルエットが見えてくる（図9①，図10b）。

vascular pedicleは血管，神経，結合組織からなるプレート状構造であるが，太い動静脈は主に表層を走行している。血管のみに小さめのクリップを二重にかけ，末梢側をsoftCOAGで止血し，vascular pedicle全層をdryCUTで切離する。深部の細い血管からの出血はsoftCOAGで止血する。この操作を中枢に進める。Vascular pedicleの切離が進むと前立腺の可動性が増し，Denonvilliers' fasciaに包まれた精嚢が広範に露出される。Denonvilliers' fasciaをsoftCOAGで止血した後に切開し精嚢を露出する。

精嚢周囲には豊富に動静脈が走行するのでsoftCOAGを用い丹念に止血，切断しながら精嚢の剥離を進める。精嚢をリンパ節鉗子などで把持，牽引し，その内側の剥離を進めると精管が露出する。精管周囲にも豊富な動静脈が走行するので，これらをsoftCOAG，dryCUTで処理し，精管を露出，強彎ケリーですくい，シーリングデバイスでシール，切離する。剥離を可能な限り対側に進め，可能であれば対側の精管も剥離，切離しておく。

Advanced Technique

腫瘍が基部に広範に存在し精嚢浸潤が疑われる場合は，精嚢をDenonvilliers' fasciaに包まれたまま剥離することもある。この場合，尿管損傷を起こさないために精嚢のシルエットを十分把握し，あまり外側まで剥離しすぎないよう注意する。

c. NVB部での剥離（前立腺背側と直腸面の剥離）（図9③，図10c, d）

“（直腸固有筋膜を意識した）広汎前立腺全摘”で提示されているとおりに，NVB外側か

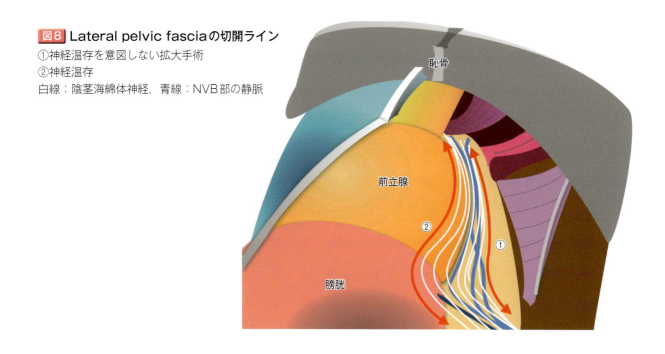

図9 外側からの前立腺，精嚢背側の剥離

①vascular pedicle部での精嚢を包むデノビエ筋膜（Denonvilliers' fascia）と直腸周囲脂肪との間の剥離，②vascular pedicleの切離，③neurovascular bundle（NVB）部での前立腺背側と直腸との間の剥離。

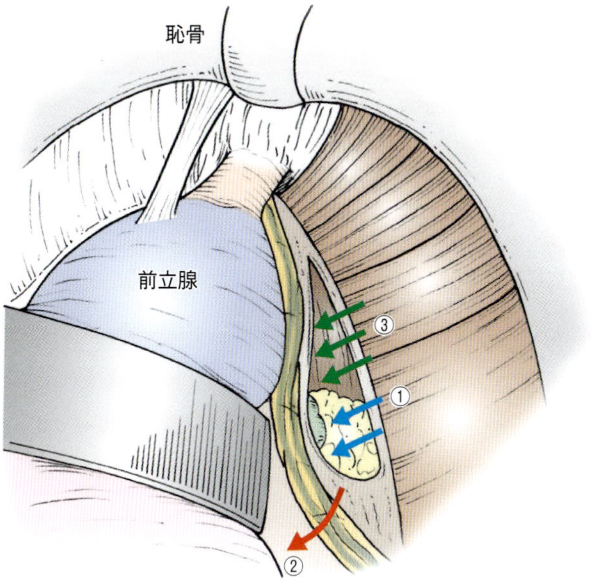

ら前立腺背面と直腸面との間の剥離を行う。lateral pelvic fascia切開後，NVBを2カ所バブコック摂子で把持，牽引し，前立腺背側と直腸面の間の剥離を行う。拡大外側アプローチではvascular pedicleが切離されているため前立腺が脱転し，前立腺背側と直腸との間の視野が良好になり，安全，確実に剥離が行える。可能な限り対側まで剥離を進めておく。

次いで剥離を末梢側に進める。尖部外側には直腸からの静脈が存在するのでsoftCOAGやクリップなどで丁寧に止血し切離する。前立腺尖部，尿道移行部に近づくと，直腸と前立腺尖部背側とは癒合が強固になり剥離が困難になる。無理をせず，この視野での剥離をここでいったん終了する（この先が直腸尿道筋であり，骨盤底の構造を集約する実質的perineal bodyとなる）。

ポイント（図9）

①と③は適宜，やりやすいほうから行う。一方の剥離が進むと術野が良好になり，もう片方の剥離が容易になる。解剖書には記載されていないが，前立腺背側と精嚢基部との間には隔壁様構造が存在する。これを切離すると前立腺背側と精嚢の全体が露出される。

Advanced Technique

安全な直腸面剥離のポイント

直腸面を常に確認しながら剥離を進めれば直腸損傷はまず起こらない。バブコック摂子でNVBを把持し前立腺を内側に牽引し，吸引管，摂子で直腸を外側に牽引する。この3点による牽引で直腸に緊張をかけ平らな“面”を形成する（図10c, d）。この展開によって直腸面が明瞭になるとともに，直腸上の結合組織が前立腺背側との間に線維状組織として出現するので，電気メスの凝固モードまたはVIO3®のprecise-SECTモードで，この線維を直腸近傍で切離し剥離を正中（対側）に進める。凝固モードでも，直腸に電気メスを押しつけなければ，直腸に近づきすぎたとしても直腸表層が多少凝固されるのみで，いきなり直腸損傷をきたすことはない。preciseSECTでは直腸ぎりぎりで正確に線維のみを切離でき，より精度の高い剥離操作が可能である。直腸面の剥離では繊細な電気メス操作が求められる。鈍的剥離では正しい剥離面を失い精度が下がる他，直腸損傷にも繋がるので極力避けることが望ましい。絶えず直腸面を見ながら剥離することが肝要である。

図10 実際の外側からの剥離

ⓐ全長にわたって剥離された後
NVB：neurovascular bundle，VP：vascular pedicle
ⓑ vascular pedicle部の剥離（精囊を包むDenonvilliers' fascia（DF）と直腸周囲脂肪を包む直腸固有筋膜との間の剥離）
ⓒ vascular pedicle部での前立腺背面での直腸面の展開
ⓓ前立腺背側との間に出現する直腸面上の結合組織の切離
矢印：露出された直腸面

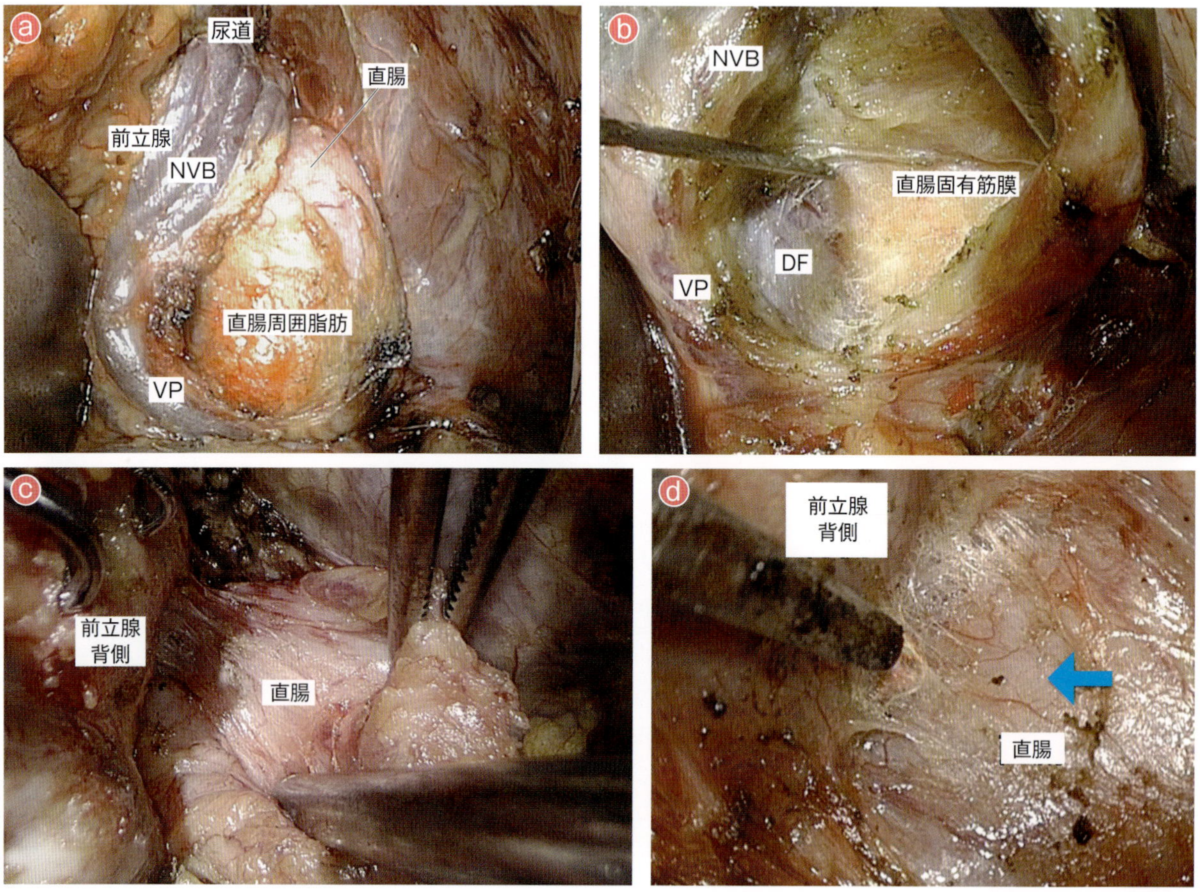

（ⓐ～ⓓ文献 11 より転載）

DO NOT

注意！

直腸はとても薄い。摂子での把持では先端に爪のない，なるべく鈍な摂子で優しく把持する。強く把持すると直腸を損傷してしまう。

やってはいけない操作

ケリーなどによる盲目的，鈍的剥離は直腸損傷の危険が高く厳禁である。また尖部では直腸外側がつり上がってくるので，プレート状に見えてもこれをシーリングデバイスで切離することは行ってはならない。

＜左側にも4～6を行う＞

左側からの操作で左右の剥離層は交通し，前立腺，精囊背側の剥離が完成する。

7 DVCの処理，尿道切離（図11）

根治性と尿禁制を両立させるための理想の尿道切離位置は，おそらく数mmのうちにしかなく，その正確な決定はきわめて重要である。しかし，尿道はその周囲を全周にわたって走

図11 DVCの処理，尿道切離
ⓐ尿道とその周囲の構造
尿道はDVCを含む血管と結合組織に覆われ，さらにlateral pelvic fascia，levator fasciaに覆われているため，尿道そのものはこれら尿道外側の組織を切開しないと見ることはできない。
ⓑ止血縫合，切離ライン
A：前立腺，尿道，静脈を覆うlateral pelvic fascia，B：さらにその外側で恥骨直腸筋以遠の尖部，尿道を覆うlevator fascia
近位側運針：①尿道上マットレス縫合，②腹側横8の字運針，
遠位側運針：③腹側横8の字運針，④⑤側面の分割運針
矢印：切離ライン
恥骨尾骨筋（その背側は切離ラインのメルクマールになる）
☆尿道，前立腺尖部，後方の直腸尿道筋とで形成される楔状の凹み（切離ラインのメルクマール）

ⓐ
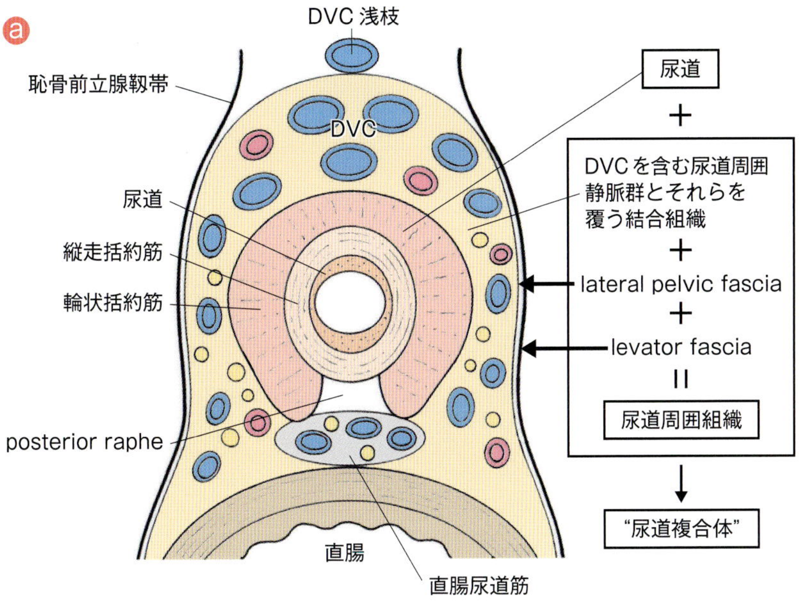

ⓑ
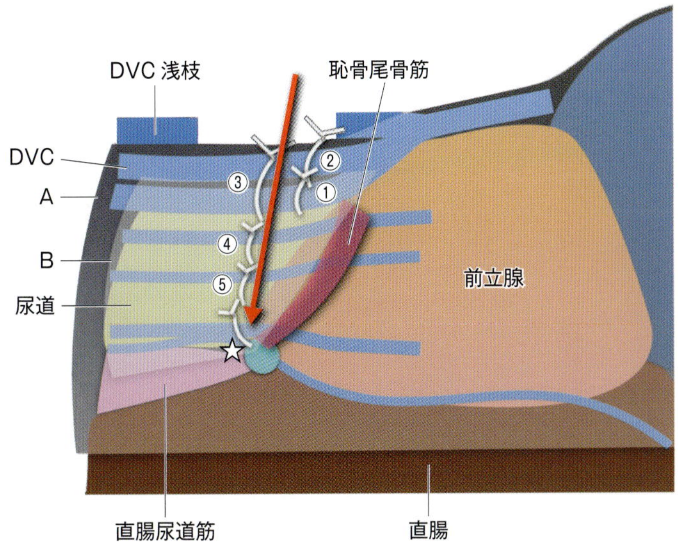

行する豊富な血管（DVCおよびその分枝），血管周囲を充填する厚い結合組織，lateral pelvic fascia，さらにlevator fasciaからなる厚い組織に覆われているため，尿道・前立腺尖部移行部のシルエットはこれらを切開するまで外側からは認識することができない（図11）。いわば“尿道複合体”とでもいうべき構造になっている。断端陽性を回避するために前立腺尖部を露出することは避けなければならず，前立腺・尖部移行部を直接見ることなく，いくつかの解剖学的メルクマールを頼りに移行部を推定し，切離位置を決定することが求められる。

また前立腺尖部はDVC，NVBなど血管が集中している部位であり，止血は重要な課題である。尖部処理の精度を上げるためにもバンチング鉗子で把持して大きな針で結紮するより，小さな針で分割して結紮するほうがよいと考える。丁寧な操作を行えば，気腹がない開腹手術でも出血は十分少なく抑えられる。

DVC浅枝の切離

DVC上（左右の恥骨前立腺靱帯間）の脂肪を完全に除去すると恥骨前立腺靱帯の残りが明らかになるので，これを遠位まで切離する。これによって十分遠位に縫合糸をかけられるようになる。DVC浅枝をsoftCOAGで止血し，さらにシーリングデバイスで止血，切離すると，筋膜に包まれたDVC腹側の全体が明らかになる。

DVCの切離

近位側の運針（図12）：尿道尖部移行部で尿道上の組織を摂子で把持すると，前立腺尖部の形状が明らかになる。この摂子の先端に3-0ナイロン直進によるマットレス縫合を行

図12 DVC近位側処理（正面から見たところ）

ⓐ近位側運針
①直進による水平マットレス運針
②腹側横8の字運針
ⓑ近位側結紮後
ⓒ水平マットレス縫合の実際

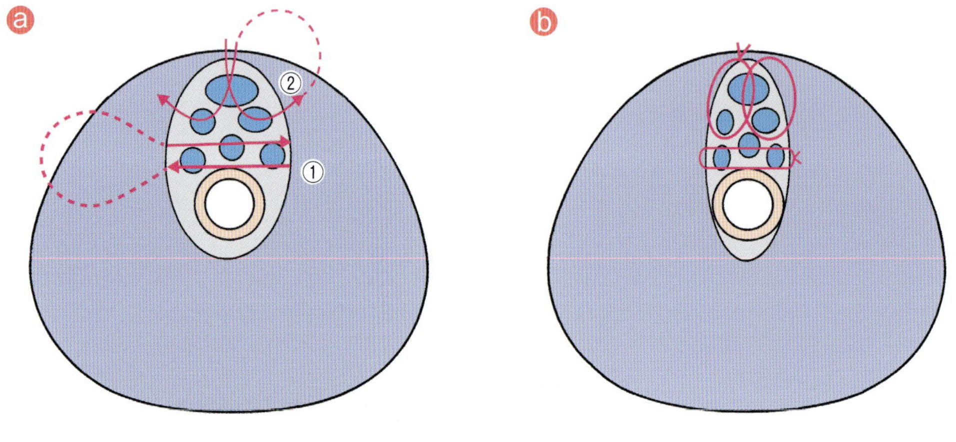

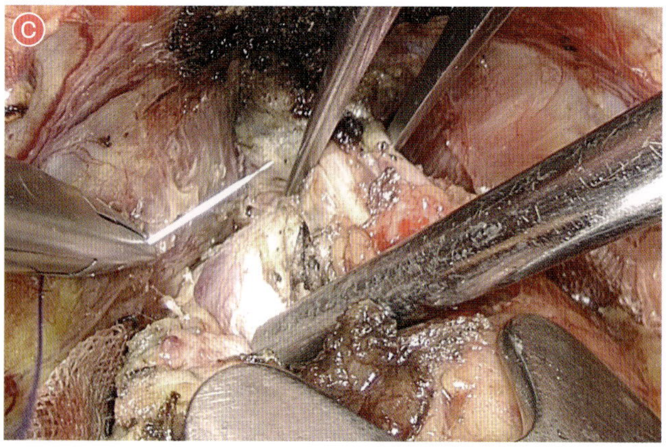

う（図12）。止血およびDVC切離後の尖部の露出を回避するためである。次いで腹側に横8の字の垂直運針による止血縫合を行う。中央で糸が組織に貫通するため，近傍で切断しても糸が脱落しにくい。

遠位則の運針（図13），**DVC切断：**遠位側腹側は4-0吸収糸による横8の字運針で結紮する。近位側の縫合糸との間でDVC（尿道周囲組織）を切開し，尿道を露出する。尿道の露出は最小限にとどめる。

尿道周囲組織の切開を背側に広げるため，左右の尿道周囲の血管を4-0モノフィラメント糸で垂直に運針，結紮する。針は小さいものがよい。止血した分だけ尿道周囲組織を切開する。側方展開の際に切離した恥骨尾骨筋のシールライン背側（図6d）と，さらにその遠位で尿道，前立腺尖部，後方の直腸尿道筋とで形成される楔状の凹み（図6d青矢印，図11b☆）が尿道と尖部の境界のメルクマールとなるので，これに向かって切離を進める。ただし尿道周囲組織の切開は，ここでは腹側1/2くらいにとどめておく。

DO NOT

注意！

尖部での断端陽性回避のためには，腹側は遠位でDVC，尿道を切離する必要があるが，尿道切離ラインより遠位の構造には一切触れないないように注意する。尿道複合体と恥骨直腸筋との間の剥離は行うべきでない。またDVC切離，尿道周囲組織切離後の尿道の露出は最小限にとどめるべきである。過剰な尿道の露出は禁制を悪化させると考える。

図13 DVC遠位側処理

ⓐ腹側横8の字運針

ⓑ尿道周囲血管を含む組織への運針（分割結紮：小さな幅で運針，結紮する）

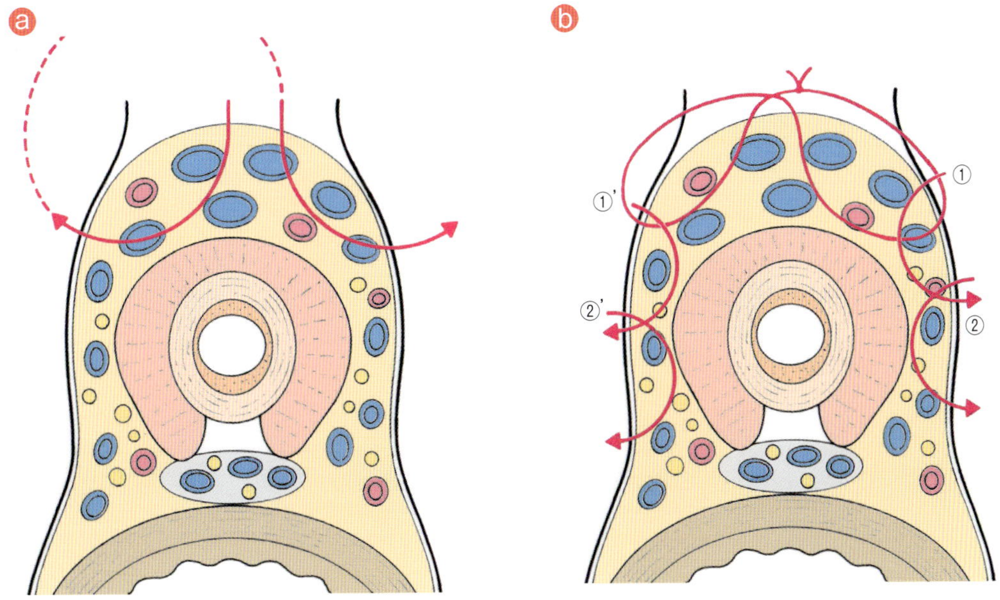

Advanced Technique

垂直運針

血管の走行に対し垂直に運針，結紮することで止血を確実にできる（大きい針による水平の運針では血管を裂いてしまうおそれがある）。繊細な持針器で針を縦に把持し，先端を組織に刺入，針の後端を把持し直し押すと，針の彎曲に沿って回転，最後にぐっと押し込むと針先が出てくる（図14）。この運針は尿道12時吻合糸の運針にも応用できる。ガイスター社製持針器など，繊細な持針器が望ましい。

図14 尿道上の垂直の運針

ⓐ針の刺入。針を縦に把持し垂直に刺入する。
ⓑ針の回転，最後の一押しで針先が出る。
ⓒ実際の運針（針の刺入）

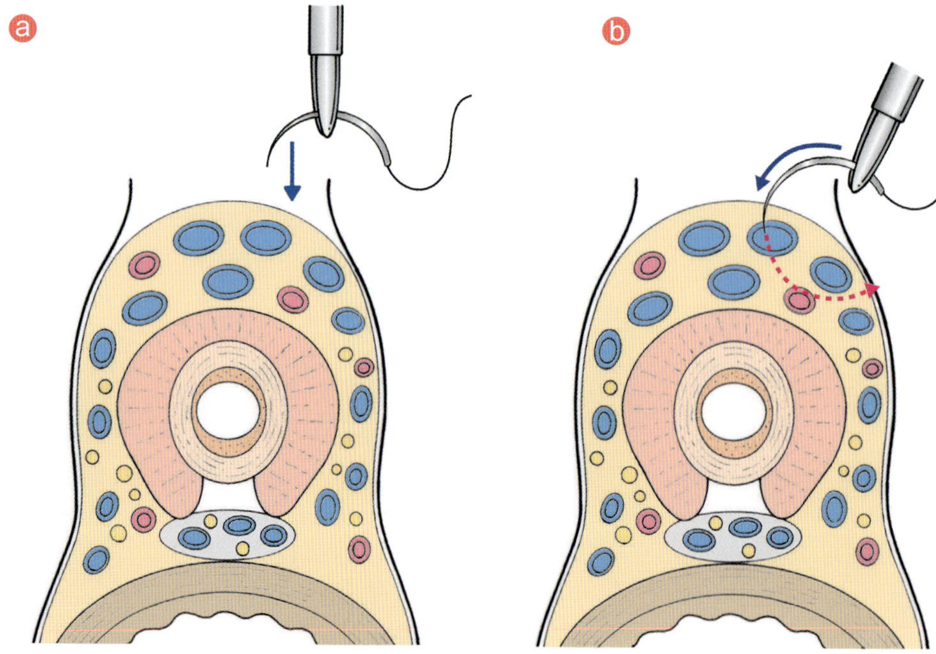

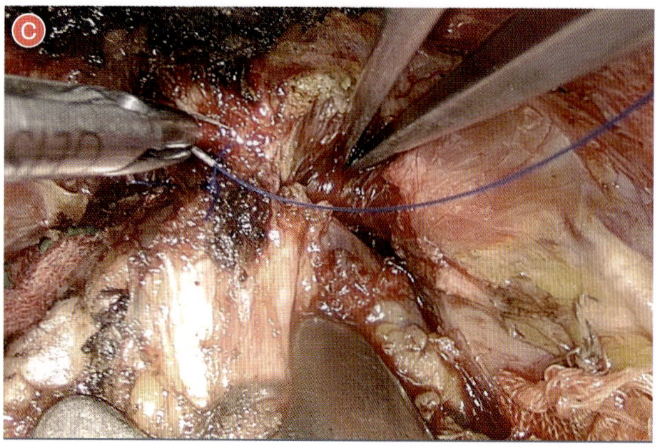

尿道腹側の切断

尿道腹側1/2くらいをメッツェンバウムで切断し，フォリーカテーテルを露出する。吻合用の糸9針のうち3針を運針する。フォリーカテーテルを抜去しさらに2針運針する。

NVBの切断，尿道後壁への止血縫合（図15）

視野を変え，左右から前立腺尖部，尿道後壁の処理を行う。膀胱をオクトパスで中枢に圧排，NVBにバブコック摂子をかけ前立腺を牽引，脱転すると，前立腺背側尖部のシルエットが明瞭になり，尿道との境界が正しく認識できるようになる〔最も重要なメルクマールである（図15b）〕。尿道外側に向かって走行するNVBが明瞭に認識できるので，遠位を4-0吸収糸で止血縫合し，前立腺尖部ぎりぎりで切離する。次いでその内側で尿道周囲組織の下半分に対し止血縫合を行い，内側に向かって少し切開する。

尿道後壁への運針，尿道後壁切離（図16）

前立腺上からの視野に変え，前立腺を鳶巣式猫の手鉤3号で牽引し，尿道に残り3針を運針する。尿道粘膜後壁をメッツェンで切開，posterior rapheを電気メスで切開すると，直腸との間には直腸尿道筋のみが残る。直腸尿道筋中には豊富に血管が走行するため，連続縫合で運針し止血を図るとともに，これを後に膀胱に運針しアンカーとする。運針ごとに外側から直腸尿道筋を切断する。直腸尿道筋の切断を完成し尖部処理を終了する（図16a）。

ポイント

腹側では前立腺尖部の露出を防ぐため，やや遠位で尿道を切離する必要があるが，背側では極力尿道周囲の組織を温存するために，正確に尿道・尖部移行部で切離する（図16b）。背側で尿道周囲の組織を極力温存し，同部が骨盤底で肛門挙筋，尿道，直腸を集約し，固定する構造を極力温存することが良好な尿禁制に繋がる（図16c）。

8 膀胱切離（図17）

前立腺尖部の尿道切断部位よりフォリーカテーテルを挿入し，前立腺を頭側に牽引，前

図15 NVBの切断，尿道後壁への止血縫合

ⓐバブコック鉗子でNVBを把持，前立腺を対側に牽引する。①NVB遠位側の止血縫合，②尿道周囲血管背側の止血縫合。

ⓑ青線：NVB，破線：前立腺のシルエット，矢印：NVBの切離ライン（なるべく尖部ぎりぎりで）。

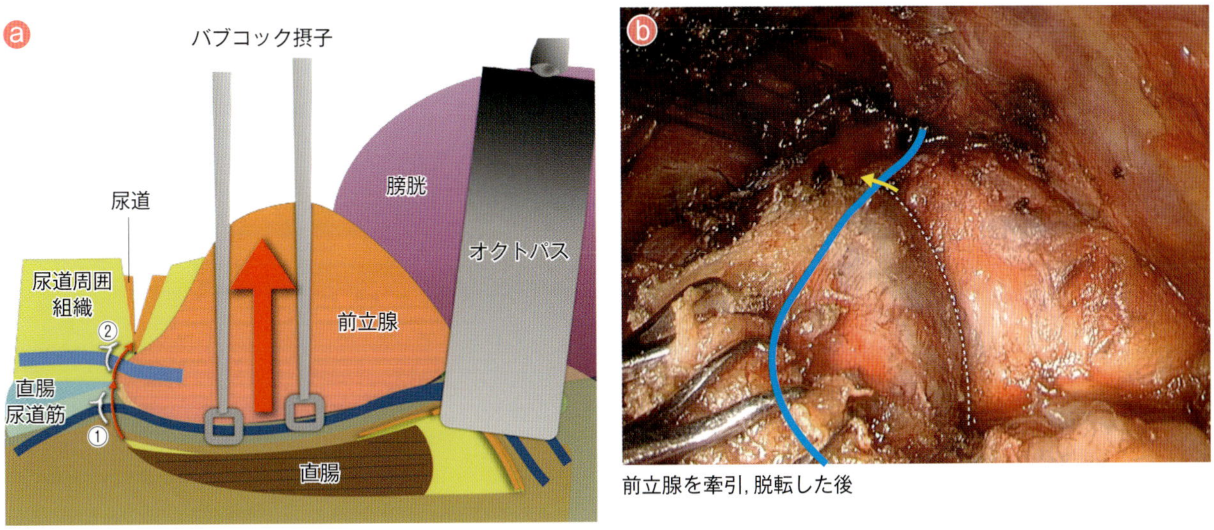

前立腺を牽引，脱転した後

図16 尿道後壁への運針，尿道後壁切離

ⓐ青矢印：後壁への運針，破線：尿道切離位置。
ⓑ直腸尿道筋は前立腺尖部ぎりぎりで切離する。尿道下方は剥離しすぎない。
青矢印：直腸尿道筋，直腸の前立腺尖部への癒合，赤矢印：切離ライン。
ⓒ尿道切離後。尿道，恥骨直腸筋，直腸が尿道直下の組織（直腸尿道筋）で集約されている構造を極力温存することが良好な尿禁制に寄与すると考える。

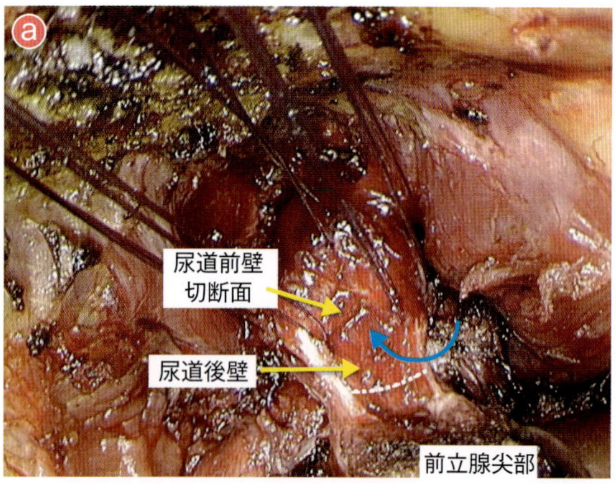

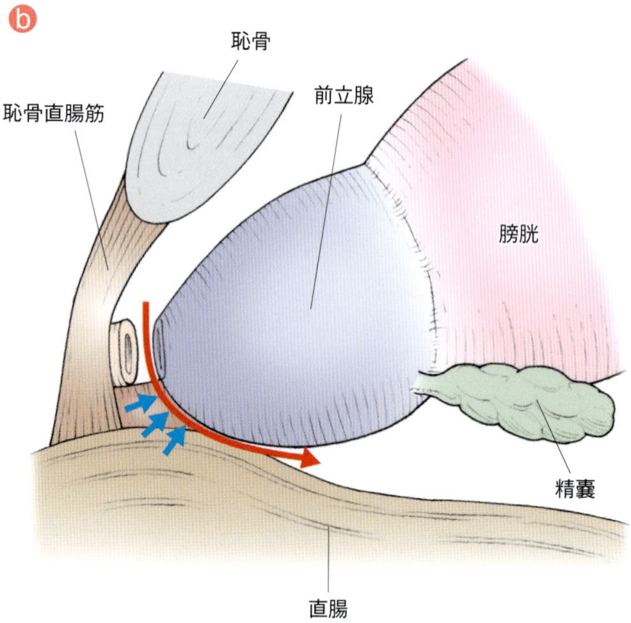

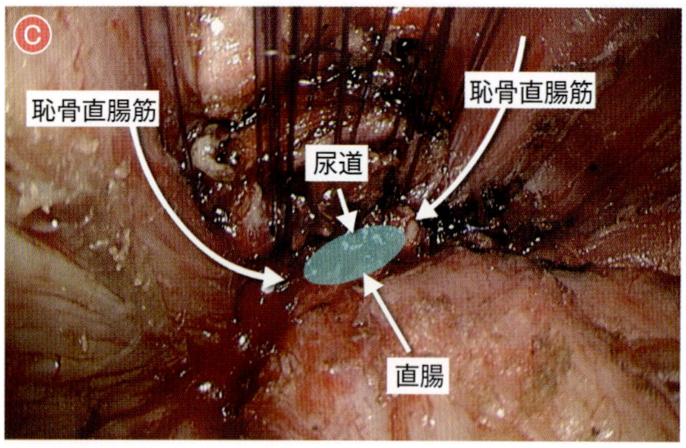

（ⓐ，ⓒ 文献11より転載）

図17 膀胱切離

①精嚢と膀胱との間の剥離，②vascular pedicleの残りの切離，③膀胱切開（バルーンの中央を目標に）。

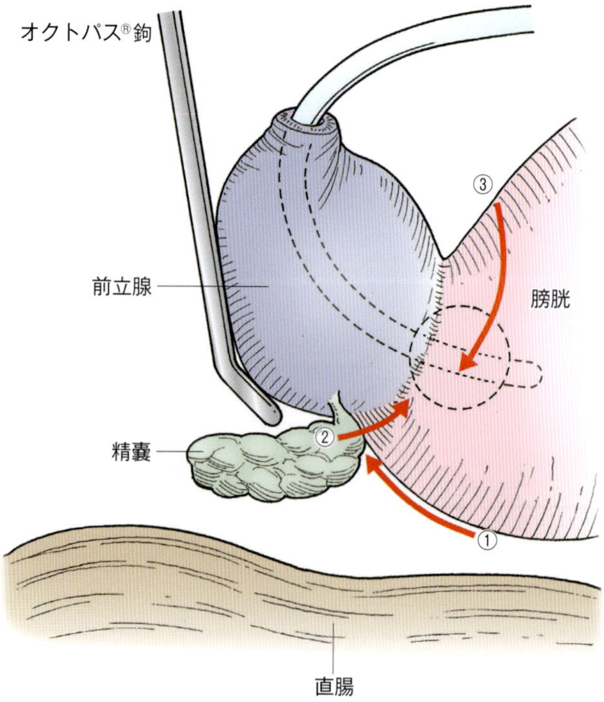

立腺を脱転し精嚢，精管と膀胱壁の間の剥離を行う。次いで左右のvascular pedicleの残りをsoftCOAGで止血し，dryCUTで切離する。これによって膀胱と前立腺の形状が正しくが認識できるようになる。進行癌では膀胱側も断端陽性の頻発部位であるため，前立腺基部に腫瘍が存在する場合は，膀胱壁を一部前立腺に付けるように十分膀胱寄りで膀胱壁を切開，離断し，前立腺を摘出する。特に腹側では前立腺から十分離れて切開する。バルーンを触知し，バルーンの中央で切離するくらいがちょうどよい。膀胱を解放後，尿管口を確認したうえで，前立腺に切り込まないよう十分な膀胱壁を前立腺に付けて膀胱後壁の切離を行う。切離ラインが極力円形になるように，バランスをみながら丁寧に切断し前立腺を摘出する。

9 膀胱縫縮

膀胱を背側からテニスラケット状に縫縮し，内尿道口を形成する。2カ所，エバーティングを行う。内尿道口は狭いと狭窄の原因になるため，小指がスムースに入るくらいの大きさに形成する。

10 止血

止血を行う。vascular pedicle切離部などの止血にはsoftCOAGが有用であるが，使用は必要最小限にとどめる。尿道切断部周囲（NVBや直腸尿道筋断端）からの出血に対しては，4-0モノフィラメントの吸収糸で止血縫合を行うこともあるが，少量であればアビテン®シートを当て，その上からガーゼを当てておくことで十分止血される。

11 尿道吻合（図18）

下肢を折ったまま頭低位にすることによって膀胱，腹膜（小腸）が頭側に落ち，吻合部の視野が良好になる。猫の手鉤1号，吸引管で膀胱を圧排し吻合部を展開する。成毛鉗子，ノットスライダーで縫合糸を腹側から順次結紮し，尿道を吻合する。吻合後フォリーカテーテルを挿入，創内に生理食塩水を満たしエアリークテストを行う。

12 創洗浄，ドレーン挿入

体位を水平に戻し，創内を1,500mLの生理食塩水で洗浄する。低圧持続吸引式ドレーンを右下腹部から挿入する。骨盤底でU字に曲げて先端を左膀胱側腔に置く。

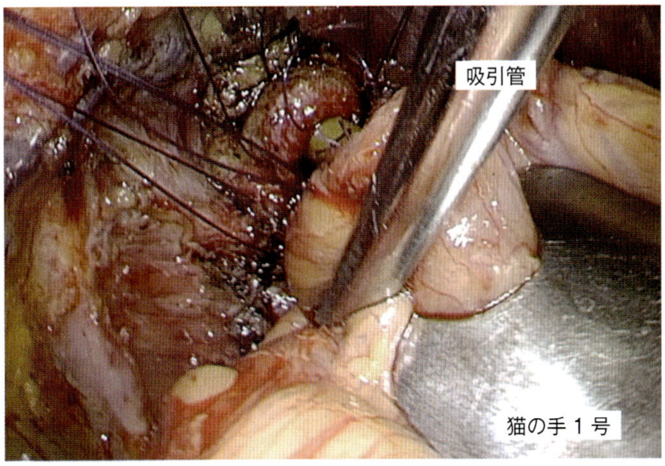

図18 尿道吻合
吸引管で膀胱をそっと内側によけて，結紮のためのスペースを確保する。

13 閉創

腹直筋筋膜周囲に局所麻酔薬を注入する。1-0吸収糸ループ針を用いて腹直筋筋膜を連続縫合する。皮下脂肪が厚ければ3.5mmの持続吸引式ドレーンを挿入する。4-0吸収糸による埋没縫合で皮膚を合わせ，手術を終了する。ドレーン挿入部をドレッシングし，切開創に皮膚接着剤を塗布する。

術後管理

正確な操作を行い，ステップごとに確実に止血し，最後に再度慎重に止血を確認すれば術後の出血はまれである。腹腔を開けないため基本的に大きな合併症は起こりにくい。翌朝から飲水，昼から食事を開始する。翌日から安静度フリーで歩行するが，吻合部の安静のため，下腹部に力が入らないよう指導している。

低圧持続ドレナージシステムではドレーン挿入部からの滲出がなく，抜去までドレッシング交換の必要がない。正中創は皮膚接着剤塗布であり，回診時には創の確認のみで処置は不要である。持続する血尿がなければ，術後1週間で膀胱造影なしでフォリーカテーテルを抜去する。早ければ術後9日目に退院となる。

最後に

医療機器の進歩が進んでも，基本手技の習得は外科医にとっては必須である。特に前立腺全摘術では出血量，根治性，尿禁制などは術者の技量に大きく依存する。術者はその重みを十分認識し，最良の結果を提供できるよう，日々技術を磨くため努力するべきである。

本術式の基礎は鳶巣賢一医師，藤元博行医師によるものである。独自の展開に於いては市川寛樹医師の協力によるところが大きい。

文献

1) Jr John S Spratt, Butcher Harvey R, et al: EXENTERATIVE SURGERY OF THEPELVIS, 1973.
2) 鳶巣賢一: 安全で確実な術式のために. 膜と層を意識した術式<ミニマム創内視鏡下前立腺全摘術の場合>. アストラゼネカ株式会社作成DVD, 2015.
3) 川島清隆: 特集 エネルギーデバイスの極意－原理と特性を手術に活かす モノポーラ電気メス. 臨床泌尿器科 2017; 71: 306-10.
4) 川島清隆: 二人で行う小切開腹腔鏡補助下前立腺全摘術. 日本ミニマム創泌尿器内視鏡外科学会誌2010; 2: 119-21.
5) Fritsch H, Lienemann A, et al: Clinical anatomy of the pelvic floor. Advances in anatomy, embryology, and cell biology 2004; 175: iii-ix: 1-64.
6) 日本泌尿器科学会編: 前立腺癌診療ガイドライン2016年版. メディカルレビュー社, 2016.
7) Burkhard FC, Bader P, et al: Reliability of preoperative values to determine the need for lymphadenectomy in patients with prostate cancer and meticulous lymph node dissection. Eur Urol 2002; 42: 84-90; discussion 90-82.
8) Taguchi K, Yasui T, et al: Simple method of preventing postoperative inguinal hernia after radical retropubic prostatectomy. Urology 2010; 76: 1083-7.
9) Fujii Y, Yamamoto S, et al: A novel technique to prevent postradical retropubic prostatectomy inguinal hernia: the processus vaginalis transection method. Urology 2010; 75: 713-7.
10) 日本ミニマム創泌尿器内視鏡外科学会編: ガスレス・シングルポート泌尿器手術 入門編～若手術者による手術写真と手引き～. 医学図書出版株式会社, 2016.
11) 川島清隆: 高リスク前立腺癌に対する解剖学的拡大前立腺全摘術-Anatomical Total En-bloc Prostatectomy. ガスレス・シングルポート泌尿器手術［基盤・上級編］非気腹手技を修める先端型ミニマム創内視鏡下手術, 木原和徳 編, 医学図書出版, 2018.
12) 川島清隆: 小切開による拡大前立腺全摘術－En-bloc Radical Prostatectomy－. 日本ミニマム創泌尿器内視鏡外科学会誌 2012; 4: 19-24.
13) 川島清隆: 根治性向上を目指した解剖学的拡大手術の可能性について. 泌尿器外科 2011; 24: 141-7.
14) Myers RP, Cahill DR, et al: Puboperineales: muscular boundaries of the male urogenital hiatus in 3D from magnetic resonance imaging. J Urol 2000; 164: 1412-5.
15) 前立腺癌の手術. 新Urologic surgeryシリーズ1, メジカルビュー社, 2009.
16) 藤元博行編集, 垣添忠生監修：新 癌の外科-手術手技シリーズ2 泌尿器癌. メジカルビュー社, 2001.
17) Savera A, Kaul S, et al: Robotic Radical Prostatectomy with the "Veil of Aphrodite" Technique: Histologic Evidence of Enhanced Nerve Sparing. European Urology 2006; 49: 1065-74.
18) Bayan A, Ibrahim K, et al: ridimensional Computer-Assisted Anatomic Dissection of Posterolateral Prostatic Neurovascular Bundles. European Urology 2010; 58: 281-7.

男性の膀胱全摘除術
骨盤リンパ節郭清，尿道摘除術を含む

がん・感染症センター都立駒込病院腎泌尿器外科部長　古賀文隆

膀胱全摘除＋尿路変向術は，泌尿器科医が行う定型手術のなかで行うべき手順が最も多く複雑な術式である。膀胱全摘除ではリンパ節郭清を含め病変を確実に切除しなければ根治性を損ねうる。一方，尿路変向術では確実な尿路再建や糞路再建を行わないと術後経過や腎機能，生活の質に悪影響を及ぼしうるため，すべての手術操作に気を抜くことができない。

当施設では，3Dヘッドマウントディスプレイシステムを用いたミニマム創内視鏡下手術[1, 2]による膀胱全摘除を行っており，体腔内手術操作は完全鏡視下に行っている[3]。同手術による手術手技を記載するが，内視鏡を使用しない開放手術にもそのまま応用可能である。

われわれが標準的に行っている膀胱全摘除の術式のポイントは，①血管先行処理と②徹底した腹膜外操作に集約される[4, 5]。制癌性の点から，①は担癌臓器根治的切除の原則であり，膀胱のmanipulationに先行して膀胱血流を遮断する。②は，術中創内が腫瘍細胞で汚染されることがあっても広い腹腔内への播種を回避でき，狭い骨盤腔の洗浄で腫瘍細胞を回収できる可能性が高まるとの期待のほか，可能な限り遅いタイミングで腹膜を開放することは，術野の確保に有利であるのみならず，腸管の外気への曝露や機械的刺激を低減させることで，術後早期腸管機能回復に寄与するとの期待に基づく。ここに記載する術式は，制癌性，術野の確保，腸管への低侵襲性の観点から合理的な手順と考えている。

適応，禁忌

泌尿器科領域で膀胱全摘除の適応となる疾患は，主に①筋層浸潤性膀胱癌（cT2-4aN0-3M0），②BCG抵抗性の高リスク筋層非浸潤癌，③広範囲に及ぶ高リスク筋層非浸潤癌（主にcT1）である。①ではcN+症例は全身化学療法を含む集学的治療を必要とし，cN0症例でも特にcT3や経尿道的膀胱腫瘍切除術（transurethral resection of the bladder tumor；TURBT）標本で脈管侵襲を認める症例では，術前補助化学療法を行うことが推奨される。

長時間の全身麻酔に耐えうる全身状態であれば本術式の禁忌とはならない。ただし，尿路変向法は患者の年齢，ライフスタイルやモチベーション，腸管手術の既往や腎機能などから総合的に判断する必要がある。

術前検査，術前準備

術前検査

全身麻酔手術の一般的な術前検査（血液，心電図，呼吸機能など）。前立腺癌が併存することもあるので前立腺特異抗原（prostate-specific antigen；PSA）も測定しておく。画像診断で病巣部を具体的に把握し，根治的切除を企図した切除ラインを想定しておく。

術前準備

手術日2日前に入院し，wound ostomy continence nurse（WOCナース）によりストマサ

イトマーキングを行う。食事は手術前日夕食まで低残渣食を摂取し，手術当日朝グリセリン浣腸120 mLを行う。輸血の準備をしておく。施設の状況に応じて自己血貯血を併用してもよい（当施設では膀胱全摘除の周術期輸血率が10％未満であるため，自己血輸血は行っていない）。

手術器具

当施設では，3Dハイビジョンフレキシブル内視鏡（Olympus）とヘッドマウントディスプレイ（Sony）を使用し，恥骨上の6 cm台の小切開を置き，ウンドリトラクターM®（Applied Medical）を装着し径5 cmほどのシングルポートを作成し，体腔内の手術操作をすべて鏡視下に行っている。術野の展開にはPLES鉤®（イノメディクス）を使用する。術野の固定にはオムニトラクト®（Integra）などの自在型開創器を用いると便利である。メリーランド型リガシュア®（Covidien）は剥離操作にも有用である。

手術のアウトライン

1. 麻酔，体位（尿路変向法に応じ仰臥位または砕石位）
2. 皮膚切開，精管切離，骨盤腔の展開
3. 骨盤リンパ節郭清，膀胱血管茎の処理
4. 尿管の剥離，精管と腹膜の剥離
5. 前立腺側方の剥離展開
6. 前立腺尖部の処理，神経血管束の剥離（神経温存の場合）
7. 膀胱後方靱帯（骨盤内臓神経膀胱枝）の処理
8. 前立腺血管茎の処理，前立腺背面の剥離
9. 尿道離断，尿道摘除（代用膀胱以外の尿路変向の場合）
10. 尿管離断
11. 遊離検体の創外への導出，腹膜切開，検体摘出
12. 左尿管の右骨盤腔への導出，腸管の処理と尿路変向，ドレーン留置，閉創

手術手技

1 麻酔，体位

硬膜外麻酔＋全身麻酔で手術を行う。体位は，代用膀胱の場合は仰臥位，尿道摘除を行う場合は砕石位としている。腹膜が術野を妨げないように軽度（約10°）頭低位とする。術者は患者左側に立ち，助手とスコピストは患者右側に立つ。

2 皮膚切開，精管切離，骨盤腔の展開

皮切は恥骨上縁2 cmから6 cm台の正中切開を置き，腹直筋筋膜を白線で切開する。腹膜外スペースを尾側から剥離展開していき，下腹壁動静脈をランドマークに精索を同定する。腹膜を開放しないよう注意しながら精管を腹膜から剥離し結紮切断する。精巣動静脈は温存する。精管の切断により腹膜外スペースの頭側への展開が容易となる。後の操作で牽引に使用するため，前立腺側の精管結紮糸を鉗子で把持しておく。

腹膜をPLES鉤®で挙上し，外腸骨動静脈周囲の郭清すべきリンパ組織を腹膜から剥離し，骨盤腔を広く展開する。この剥離層を正しく使うと，尿管下腹神経筋膜に覆われた尿管が腹膜と一緒に鉤で挙上された状態で，総腸骨動脈下1/2の高さまで容易に展開できる。両側骨盤腔を展開した後，ウンドリトラクターM®を装着し，径約5cmの下腹部シングルポートを作成する。

3 骨盤リンパ節郭清，膀胱血管茎の処理

骨盤リンパ節郭清の際に膀胱血管茎を先行処理する。標準郭清の外側縁は陰部大腿神経から腸腰筋筋膜，内側縁は膀胱および尿管下腹神経筋膜，頭側縁は総腸骨動脈下1/2としている。cN+症例では下腸間膜動脈起始部までの拡大郭清を行っているが，標準郭清領域より頭側の郭清は膀胱全摘後に施行する。

外腸骨・閉鎖・内腸骨外側領域の郭清（図1）

外科解剖学的にはこれらのリンパ組織は一塊に摘除できる。側臍索を頭側縁として，膀胱下腹筋膜を覆う脂肪・リンパ組織を，内腸骨動脈を超えて閉鎖窩底部まで切離し，内腸骨外側領域郭清の内側縁を確保する。次に，外腸骨領域リンパ組織を陰部大腿神経内側から切離し，腸腰筋筋膜・内閉鎖筋筋膜を露出させながら閉鎖窩底部まで剥離を進め，同郭清領域の外側縁を確保する。骨盤壁から入る細いリンパ管・血管はシーリングデバイスで処理する。

続いて，外腸骨動脈直上でリンパ組織を切開し，外腸骨動脈をリンパ組織から剥離する。転移リンパ節の局在を認識できるように外腸骨動脈外側領域のリンパ組織は，遠位端をヘモロック®でクリップ後，別途切離して提出している。同様にリンパ組織を外腸骨静脈直上で切開し，外腸骨静脈から全周性に剥離する。この際，頭側で外腸骨静脈と内腸骨静脈

図1 骨盤リンパ節郭清：外腸骨・閉鎖・内腸骨外側領域の郭清（右側）

膀胱下腹筋膜と、腹膜・尿管を覆う尿管下腹神経筋膜に自在鉤をかけて内方に圧排し，リンパ節郭清に必要な術野を展開し固定する。外腸骨・閉鎖・内腸骨外側領域のリンパ組織を一塊に周囲組織から遊離し，内外腸骨静脈分岐部を越えて上流の Marcille 窩領域に続くリンパ経路のみで繋がる状態としたところ。矢印部分でいったん切断し，検体を摘出する。

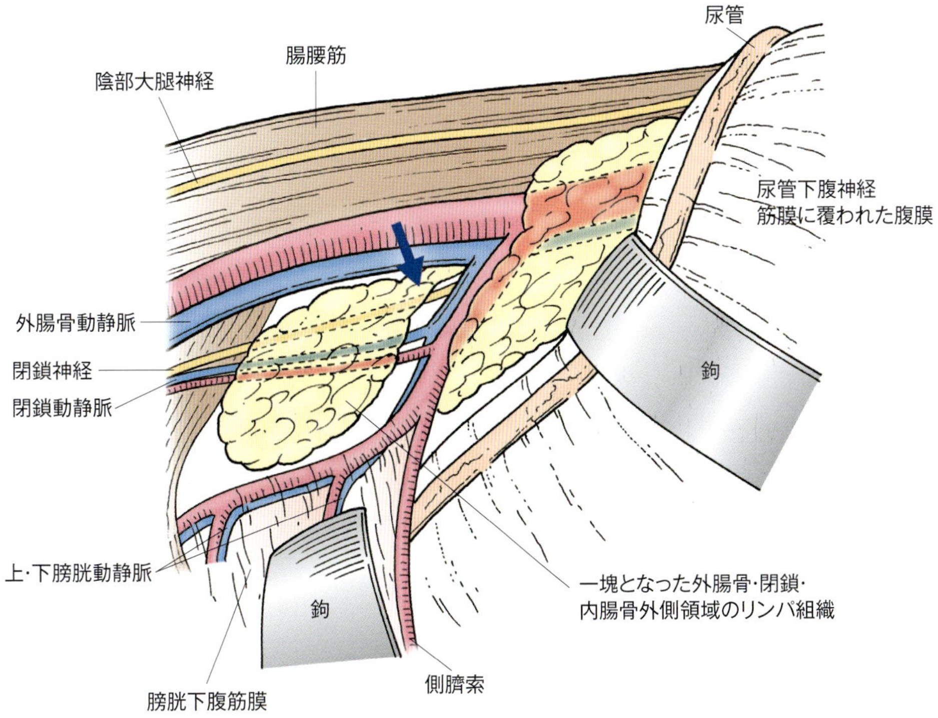

の分岐部を確認しておく。次に，閉鎖孔近傍で閉鎖神経を確認し，外腸骨動脈内側から閉鎖神経までの間にあるメインのリンパ管群の遠位端を2～3分割してクリッピングの後切離する。この際，Cloquetリンパ節も一緒に摘除する。

内骨盤筋膜を覆う脂肪を前立腺側方から頭側に向かい剥離して，リンパ組織と合わせ一塊のリンパ組織を内側および腹側に牽引しながら，頭側に向かって閉鎖神経から外していく。閉鎖動静脈はなるべく温存するようにしている。助手に閉鎖神経を細いPL ES鉤®で外側に牽引してもらうと，閉鎖神経からの剥離が容易となる。ある程度頭側まで剥離が進んだらリンパ組織を尾側に牽引し，リンパ組織を内腸骨動静脈から切離していく。ここで閉鎖動静脈の内腸骨動静脈からの分岐を確認できる。

以上の操作で，一塊のリンパ組織が内外腸骨静脈分岐部の頭側へ繋がる状態となるので，可及的頭側で切離する。切離部より頭側のリンパ組織は Marcille窩のリンパ組織であり，後の操作で摘除する。

内腸骨内側・総腸骨内側（仙骨前）領域の郭清・膀胱血管茎の処理（図2）

内腸骨動脈・総腸骨動脈内側部で，尿管下腹神経筋膜を鉤で内側に牽引固定してワーキングスペースを確保する。側臍索より頭側で，内腸骨動静脈内側のリンパ組織を同血管群から剥離した後，内側で膀胱下腹神経筋膜および仙骨から同リンパ組織を切離し，内腸骨内側領域近位リンパ節として提出する。さらに頭側で総腸骨内側（仙骨前）領域のリンパ節を同様に郭清する。

内腸骨内側領域遠位リンパ節の郭清は，膀胱血管茎の処理と同時に行っている。側臍索起始部をクリッピングの後切離し，リンパ組織を内腸骨動静脈から剥離していくと，上膀胱動静脈，下膀胱動静脈を順次確認できるので，これらを個別に処理していく。郭清内側縁は尿管下腹神経筋膜から膀胱側方に連続する筋膜であり，切断された側臍索および上下膀胱動静脈を含むリンパ組織を膀胱から剥離し，腹側で切離し，内腸骨内側領域遠位リン

図2 骨盤リンパ節郭清：内腸骨内側・総腸骨内側（仙骨前）領域の郭清・膀胱血管茎の処理（右側）

内腸骨内側近位側（側臍索より頭側）と総腸骨内側（仙骨前）領域の郭清の後，内腸骨内側遠位側のリンパ組織を内腸骨動静脈から剥離して膀胱血管茎（側臍索・上膀胱動静脈・下膀胱動静脈）を同定し，切断していく（矢印）。この操作で主たる膀胱血流が遮断される。膀胱に繋がる血管群を膀胱側でも切断し，尿管下腹神経筋膜から内腸骨内側領域リンパ組織を剥離し摘除する。

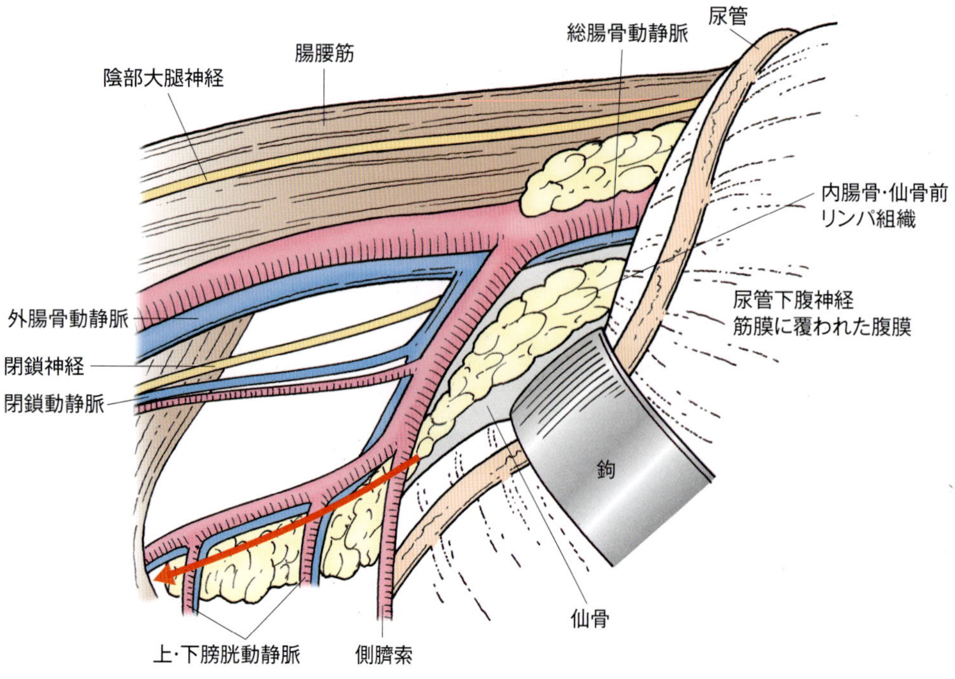

パ節として提出する。以上の操作で片側膀胱血管茎の処理は終了したことになる。

◎総腸骨外側・Marcille窩領域の郭清（図3）

外腸骨動静脈外側に鉤をかけて軽く展開した状態で術野を固定し，総腸骨外側領域の郭清を行う。近位切離端はクリッピングしておく。総腸骨外側領域の背側部が，閉鎖神経起始部で腸腰筋と仙骨で形成されるMarcille窩であり，閉鎖内腸骨リンパ流の上流背外側のリンパ組織に相当する。同部リンパ組織を上殿静脈およびその分枝の損傷に注意しながら摘除する。

4 尿管の剥離，精管と腹膜の剥離

尿管下腹神経筋膜を切開し，周囲組織を十分付着させた状態で尿管をベッセルループで確保し，膀胱移行部まで剥離する。後に尿路再建に使う尿管は愛護的に扱うよう心がける。尿管の頭側への剥離は，右は総腸骨動脈交差部まで，左は腎下極の高さまで行う。尿による術野の汚染を防ぐため，尿管の離断は膀胱摘出直前に行う。左中部尿管の剥離は膀胱摘出後に行う。

次に，先に切断した前立腺側の精管断端を腹側に牽引し，精管から腹膜を剥離する。剥離されたスペースは細いPLES鉤®やスパーテルを用いて展開し，精嚢尖部が見えるまで剥離しておく（図4）。精嚢周囲腹膜合併切除が望ましい症例では本操作を行うべきでない。

Advanced Technique

膀胱後三角部のT3腫瘍など，精嚢周囲組織を腹膜ごと合併切除する必要のある症例では，精管と腹膜の剥離を行わず，手順6まで後腹膜操作で行った後，開腹（腹膜切開）し，腹腔内から精管外側の腹膜を切開する。精嚢浸潤や前立腺基部への浸潤が疑われる症例では，ダグラス窩最深部の腹膜翻転部で腹膜を横切開し（図5），直腸固有筋膜をデノビエ筋膜から剥離する。この操作により，精嚢・前立腺が腹膜・デノビエ筋膜で覆われた状態で en bloc に切除され，根治性が担保される。

図3 骨盤リンパ節郭清：総腸骨外側・Marcille窩領域の郭清（右側）

総腸骨動静脈と腸腰筋を鉤でそれぞれ内・外方に軽く圧排固定し，術野を確保する。この領域は内腸骨外側・閉鎖領域の上流に相当し，標準郭清の場合は頭側端のリンパ管はクリッピングしておく。上殿静脈の分枝からの出血に気をつける。

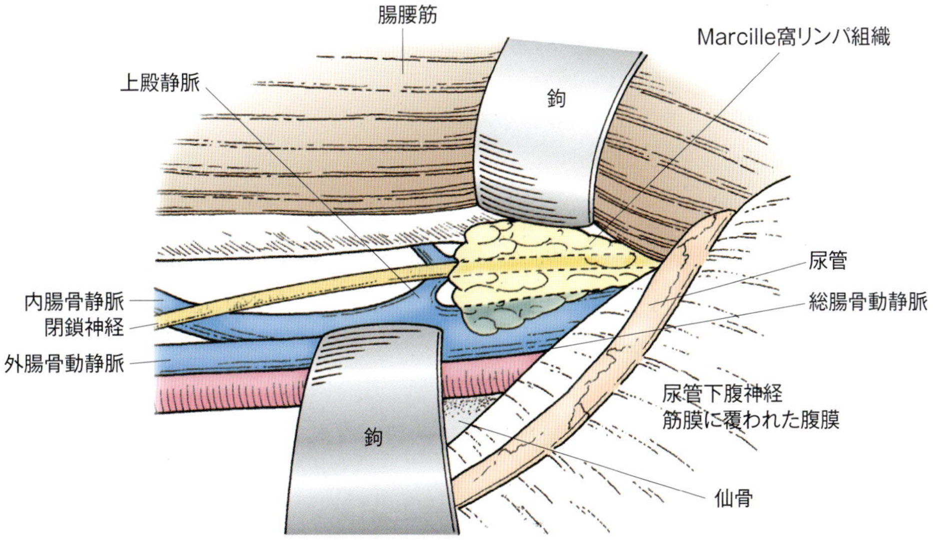

5 前立腺側方の剥離展開

内骨盤筋膜を切開ないし鈍的に開いて，壁側骨盤筋膜（肛門挙筋筋膜）と臓側骨盤筋膜（前立腺筋膜）との間を前立腺尖部の恥骨尾骨筋付着部まで鈍的に剥離する。特に代用膀胱の症例では，壁側骨盤筋膜の温存は早期尿禁制回復に寄与すると思われる。

ここまでの手順が終わったら，対側で手順3～5の操作を行う。

6 前立腺尖部の処理，神経血管束の剥離（神経温存の場合）

尿道摘除を行う場合は，恥骨前立腺靱帯（puboprostatic ligament；PPL）を切離し，恥骨尾骨筋をdorsal vein complex（DVC）・尿道を覆う臓側骨盤筋膜から外側に鈍的に剥離し，恥骨尾骨筋尖部付着部をシーリングデバイスで切断後，DVCを処理する。代用膀胱

図4 精管と腹膜の剥離（右側）

前立腺側の精管断端を腹尾側方向に牽引し，精管から腹膜を剥離する。剥離されたスペースは細いPLES鉤®やスパーテルを用いて展開し，精嚢尖部が見えるまで剥離しておく。精嚢外側の衝立状組織は骨盤内臓神経叢膀胱枝を含む膀胱後方靱帯になる。

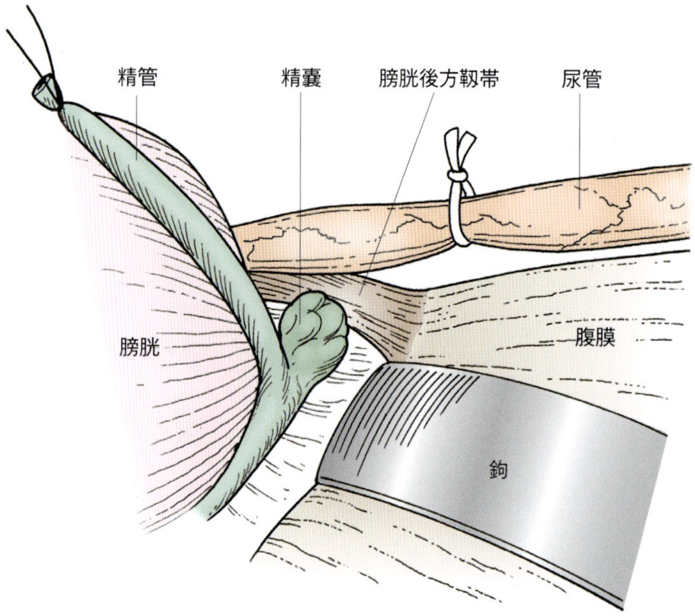

図5 広汎腹膜合併切除の腹膜切開ライン

後三角部の浸潤癌症例では，精管と腹膜の剥離（図4）は行わず，浸潤癌部の腹膜を合併切除する。浸潤癌部を覆う腹膜を大きめに切開し，ダグラス窩最深部で腹膜を横切開し，デノビエ筋膜を精嚢に付着させた状態で背面を剥離する。

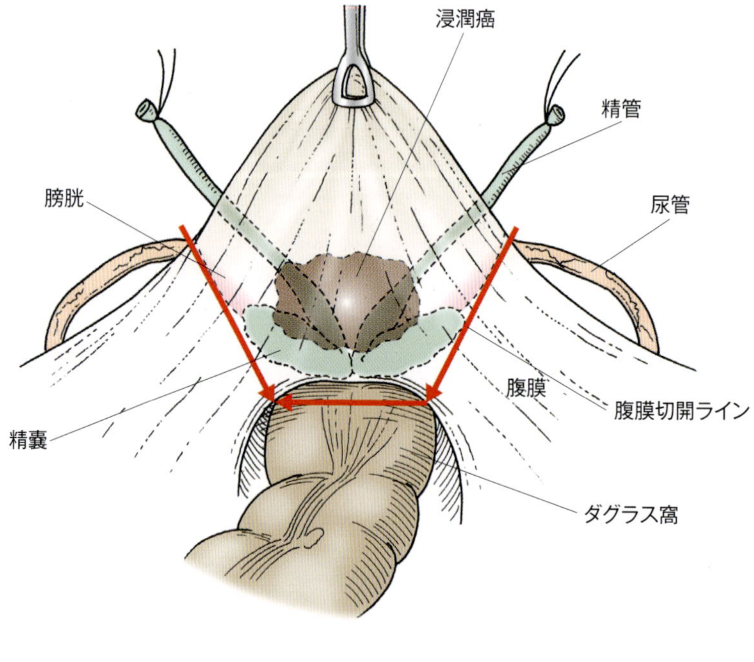

の場合は，前立腺全摘除同様，早期尿禁制回復を企図して尖部処理を行う。

Advanced Technique

ここで紹介するPPL・骨盤筋膜を温存する解剖学的尖部処理法は，前立腺全摘除で高い根治性（切除断端陰性）と良好な尿禁制回復を達成するために考案・実践している術式である[6]。肛門挙筋群および筋膜構造を最大限温存（壁側骨盤筋膜のプレート状の温存とPPL-骨盤筋膜腱弓のレール状の温存）しつつ，尖部尿道移行部がよく見える術野を作成し，尖部切除断端陽性率の低下を図っている。具体的には，尖部の脂肪を丁寧に除去して尖部筋膜構造を明らかにした後，前立腺側方展開と同様に，尿道側方でPPLから連続する壁側骨盤筋膜とDVCと尿道を覆う臓側骨盤筋膜との間のスペースをリガシュア®で鈍的に展開し，壁側骨盤筋膜で覆われた恥骨尾骨筋の尖部付着部を，剥離展開した頭尾側のスペースから挟んでシーリングデバイスで凝固切離する（図6）。神経温存の場合，恥骨尾骨筋尖部付着部の切離は10時および2時までに止め，温存組織の熱損傷を最小限に止めるよう留意する。

尿道摘除症例では，バンチングおよびDVC遠位の縫合結紮の後に電気メスでDVCを切断する。代用膀胱症例ではDVCを無縫合で切離している。すなわち，主にメリーランド型リガシュア®，バイポーラ鑷子(Erbe)を用いて静脈を個別に凝固切離し，尿道に到達する。DVC無縫合処理の利点は，尿道括約筋や前立腺尖部の形状を確認しやすいこと，尖部腹側の前立腺癌の場合に可及的遠位でのDVC処理が可能であることである。膀胱全摘ではDVC切断部位が根治性に影響を及ぼす可能性が低いので，もちろん縫合結紮による

図6 前立腺尖部の処理：PPL・骨盤筋膜を温存する解剖学的尖部処理法（右側）

代用膀胱症例に骨盤底構造の温存による早期尿禁制回復を企図して行う。内骨盤筋膜を切開し，壁側骨盤筋膜（肛門挙筋筋膜）と臓側骨盤筋膜（前立腺筋膜）との間を前立腺尖部の恥骨尾骨筋付着部まで鈍的に剥離する（前立腺側方展開）。前立腺側方展開と同様に，尿道側方でPPLから連続する壁側骨盤筋膜とDVCと尿道を覆う臓側骨盤筋膜との間のスペースを鈍的に展開し，壁側骨盤筋膜で覆われた恥骨尾骨筋の尖部付着部を明らかにする。恥骨尾骨筋付着部にはDVCから骨盤壁側に流れる静脈が存在するので，シーリングデバイスで凝固切断する。

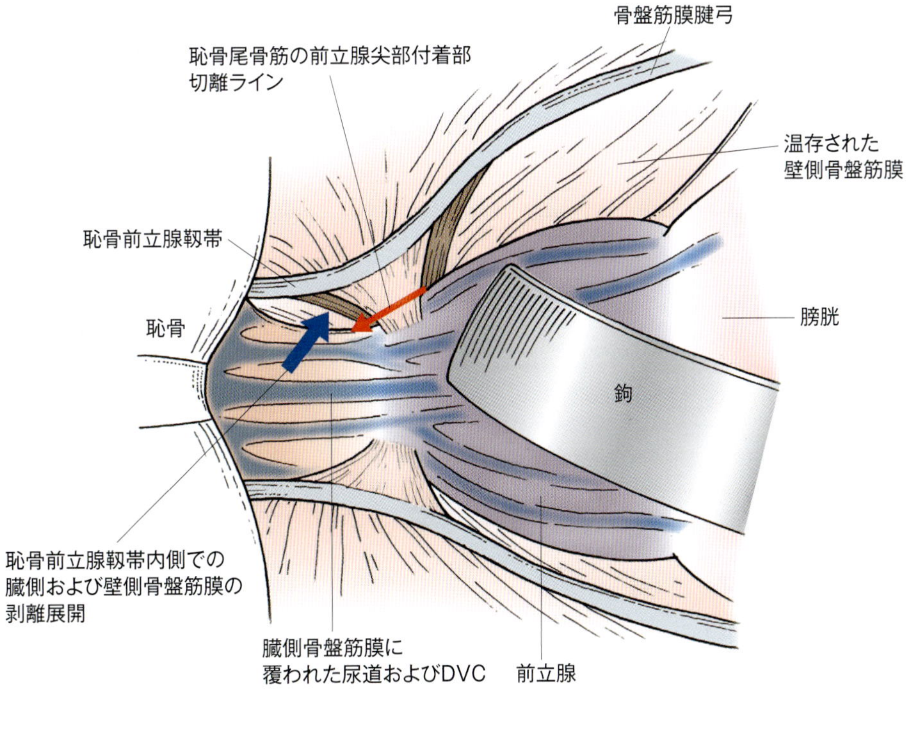

DVC処理でもよい。これで膀胱に繋がる血管のほとんどが先行処理されたことになる。

神経温存の場合は，veil techniqueで前立腺2時，10時の高さで臓側骨盤筋膜（前立腺筋膜）を切開し前立腺被膜を求め，正しい剥離面を捉えたらメッツェンバウム剪刀を頭尾側方向に動かして剥離面を展開する（図7）。神経血管束からの出血は適宜チタンクリップで止血し，剥離面にコメガーゼを充填して止血する。

7 膀胱後方靭帯（骨盤内臓神経膀胱枝）の処理（図8）

右側で，剥離された精嚢尖部腹膜に鉤をかけ，頭側に牽引し術野を固定する。精嚢背面を細いPL ES鉤®で尾側に牽引挙上すると，精嚢外側に衝立状のいわゆる後方靭帯を視認できる。後方靭帯が骨盤神経叢を含む組織であることは，直腸側方で尿管下腹神経筋膜越しに透見される下腹神経と連続する構造であることからも確認できる。制癌性を損ねない限り，特に神経温存の場合，後方靭帯は膀胱近傍でクリップと鋏で切離し，前立腺基部に到達する。骨盤神経叢膀胱枝を切離し前立腺基部に達すると，前立腺全摘除で見慣れた術野となる。左側も同様に処理する。

DO NOT

後方靭帯に癌が浸潤する場合は拡大切除の必要があるが，そうでない場合，後方靭帯の切除ラインを大きく取りすぎないように注意する。骨盤神経叢の損傷により直腸機能障害をきたす可能性があるからである。牽引挙上された衝立状の後方靭帯は，その内側で直腸側腔との間も容易に剥離されるため，つい大きく切除したくなってしまう。この組織が骨盤神経叢であることを認識し，根治性と機能温存に配慮した至適ラインでの切除を心がける（図8）。

8 前立腺血管茎の処理，前立腺背面の剥離

精嚢精管をバブコック鉗子で把持し内側に挙上し，神経温存の場合，手順6で作成した前立腺側方の剥離面に向かってクリップと鋏で基部血管茎を切離する（図9）。前立腺背

図7 veil technique による intrafascial layer での神経温存（右側）

前立腺10時の高さで臓側骨盤筋膜（前立腺筋膜）を切開し前立腺被膜を求め，正しい剥離面を捉えたらメッツェンバウム剪刀を頭尾側方向に動かして剥離面を展開する。

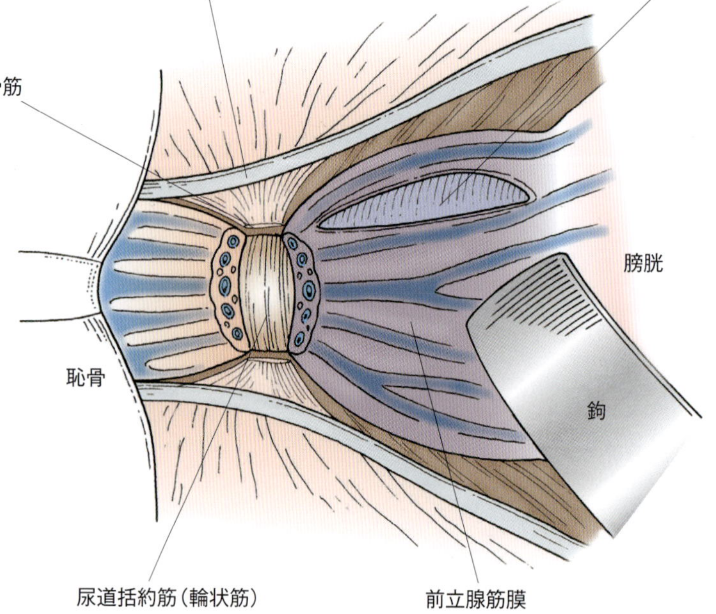

面は，前立腺被膜とデノビエ筋膜との間の剥離面を尖部に向かい展開していく。神経非温存の場合，デノビエ筋膜を切開し，直腸を前立腺と神経血管束から剥離し，神経血管束をクリップとシーリングデバイスを用いて尖部まで切離する。

図8 膀胱後方靱帯（骨盤内臓神経膀胱枝）の処理（右側）

神経温存の場合，後方靱帯を前立腺筋膜剥離部に向かい（矢印方向），膀胱近傍でクリップと鋏で切離し前立腺基部に到達する。神経非温存の場合はやや外側に切離ラインを設定し，シーリングデバイスを用いて前立腺基部に到達する。牽引挙上された衝立状の後方靱帯は，その内側で直腸側腔との間が容易に剥離されるため，つい大きく切除したくなってしまう。この衝立状構造物が骨盤神経叢であることを認識し，大きく切除しすぎないように注意する。

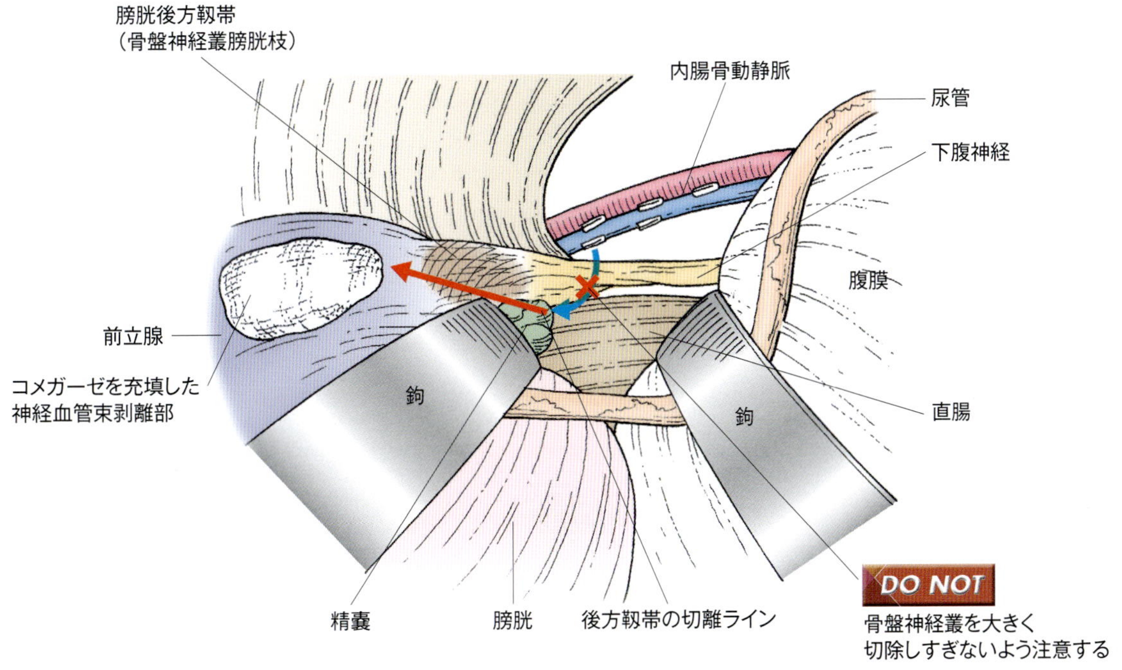

図9 前立腺基部血管茎の処理（右側）

神経温存の場合，基部血管茎をクリップと鋏で切離する。神経非温存の場合，デノビエ筋膜を切開し直腸を前立腺と神経血管束から剥離し，神経血管束をクリップとシーリングデバイスを用いて尖部まで切離する。

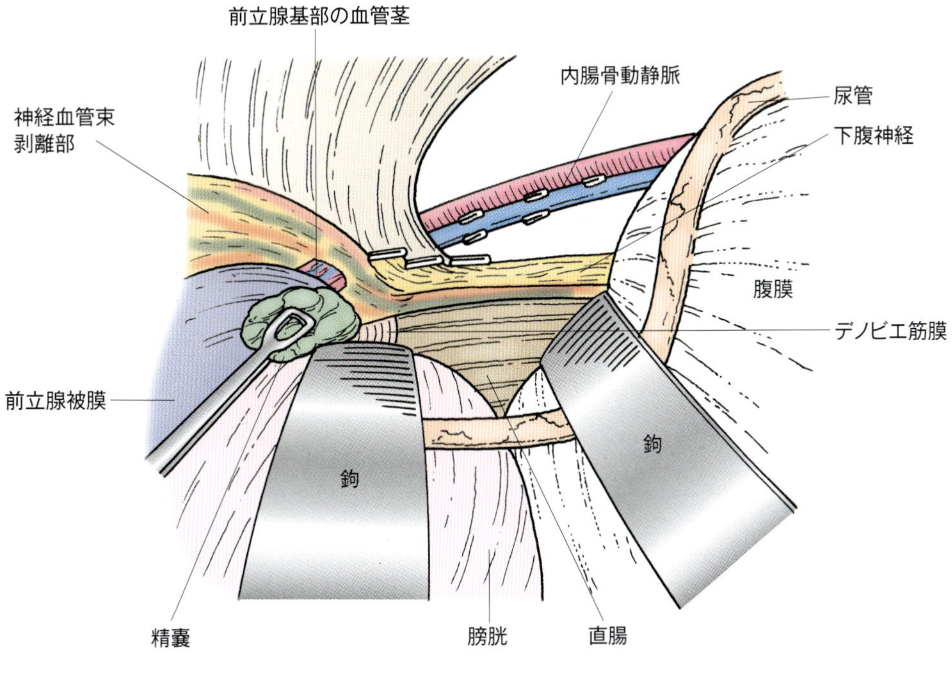

9 尿道離断，尿道摘除（代用膀胱以外の尿路変向の場合）

尿道離断でも尿道摘除でも，腫瘍細胞混入の可能性のある尿による術野の汚染を回避することに十分心がける。

尿道離断

代用膀胱の場合，膀胱内が空虚であることを確認後，尿道カテーテルを抜去しながらメッツェンバウム剪刀で尿道を切離し，即座に前立腺側の尿道断端を縫合閉鎖する。切離部の尿道粘膜を迅速病理診断に提出する。

尿道摘除

膀胱後方靱帯の処理を開始するタイミングで会陰部操作を開始する。会陰部皮膚に3〜4cm程度の縦切開を置き，球海綿体筋を縦切開して尿道海綿体をネラトンチューブで確保する。尿道海綿体を外尿道口まで剥離した後，尿道をカテーテルごとペアン鉗子で挟鉗・切離し，尿道遠位断端は3-0バイクリル®で縫合結紮する。再び球部尿道に戻り膜様部尿道の剥離を進めていく。膜様部尿道の形状を認識できる術野ができたら，バンチング鉗子で膜様部尿道を把持し，尿道を開放しないよう注意しながら膜様部尿道をネラトンチューブで確保し，直ペアン鉗子などで球部海綿体を挟鉗し，電気メスで切離する。挟鉗した海綿体組織には尿道球動脈が含まれるので，2-0バイクリル®で縫合結紮する（図10）。膜様部尿道の層で尿路生殖隔膜を骨盤腔まで剥離し，骨盤側と会陰側両側から確認しながら，シーリングデバイスで尿道周囲組織を切離する。

10 尿管離断

尿管をクリッピングした後，メッツェンバウム剪刀で切離し，断端を迅速病理診断に提出する。尿管にシングルJステントを挿入し固定する。ステントは色を分けるなど左右識別できるようにしておく。

図10 尿道摘除

バンチング鉗子で膜様部尿道を把持し，尿道を開放しないよう注意しながら膜様部尿道をネラトンチューブで確保し，膜様部尿道を腹側に挙上する。直ペアン鉗子などで球部海綿体を挟鉗し，電気メスで切離する。挟鉗した海綿体組織には尿道球動脈が含まれるので縫合結紮する。

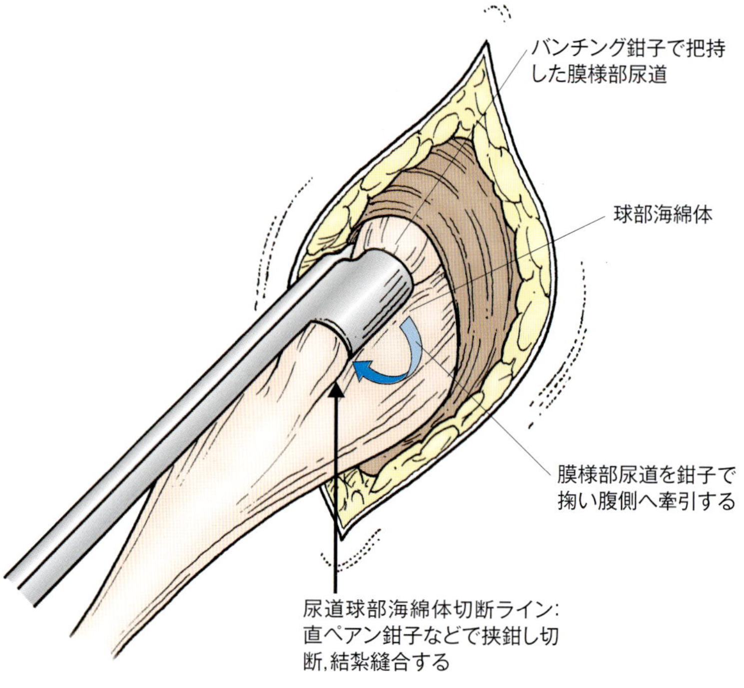

11 遊離検体の創外への導出，腹膜切開，検体摘出（図11）

体腔内で完全に遊離された検体を創外に引き出し，ここで初めて腹膜を開放し，なるべく腹膜を温存するラインで切開し，検体を摘出する。

12 左尿管の右骨盤腔への導出，腸管の処理と尿路変向，ドレーン留置，閉創

傍大動静脈領域を含む拡大リンパ節郭清を施行する場合は，検体摘出後に行う。腸ガーゼで腸管を腹腔内にパッキングして腹膜ごと直腸をPLES鈎®で挙上し，総腸骨内側領域郭清部ですでに左右骨盤腔が交通しているスペースを通して，左尿管を右骨盤腔に導出する。腹膜を押さえ骨盤腔を2Lの生理食塩水で洗浄する。尿路変向後，腹腔内を洗浄し，腹膜を縫合閉鎖して回腸導管および代用膀胱を後腹膜化する。閉創前に閉鎖式ドレーンを両側骨盤腔に留置する。

術後管理

- 術後1病日：胃管抜去しイレウス所見なければ飲水開始，同日夕からGFO®（経腸栄養液）開始。離床開始。
- 術後2病日以降：イレウス所見なければ流動食を開始し，三分粥，五分粥，全粥と食事を上げていく。術後2病日から約1カ月間，腸管癒着防止目的に大建中湯®を処方している。
- ドレーンは排液が100 mL/日以下となれば抜去する。ドレーン排液のクレアチニン濃度を測定し，体腔内への尿リークがないことを確認する。
- 尿管シングルJカテーテルは術後8病日以降に右抜去，翌日に左抜去としている。体腔内への尿リークの遷延がある場合は抜去時期を遅らせる。
- 代用膀胱の場合，術後毎朝洗浄し腸粘液を回収する。術後11病日以降に代用膀胱造影でリークがないことを確認してから尿道バルーンカテーテルを抜去し，代用膀胱のトレーニングと自己導尿指導を開始する。

図11 遊離検体の創外への導出・腹膜切開・検体摘出
体腔内で完全に遊離された検体（図は代用膀胱症例）を創外に引き出す。腹膜を開放し，腹膜をできるだけ温存するラインで切開し，検体を摘出する。

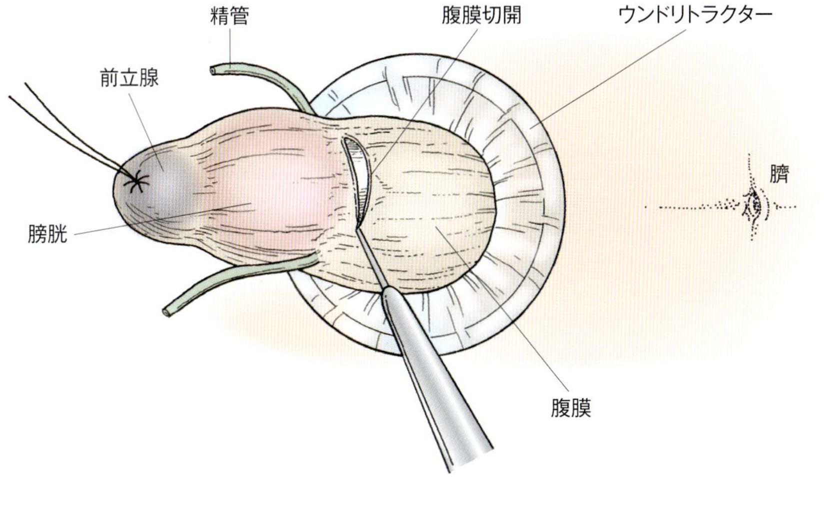

文献

1) Kihara K, Fujii Y, et al: New three-dimensional head-mounted display system, TMDU-S-3D system, for minimally invasive surgery application: Procedures for gasless single-port radical nephrectomy. Int J Urol 2012; 19: 886-9.
2) Kihara K, ed: Gasless single-port robosurgeon surgery in Urology. Springer, 2015.
3) 古賀文隆, 横山みなと, 他: 3D-ヘッドマウントディスプレイシステムの導入による完全鏡視下・ガスレス・シングルポート手術. 日ミニ泌鏡外会誌 2014; 6: 79-83.
4) 古賀文隆, 中西泰一, 他: 3D-HDMシステムを用いたミニマム創内視視下・膀胱全摘除. 日ミニ泌鏡外会誌 2015; 7: 137-9.
5) 古賀文隆, 中西泰一, 他: 3D-HDMシステムを用いたミニマム創内視視下膀胱全摘除: 手術手技(男性症例)と治療成績. 日ミニ泌鏡外会誌 2016; 8: 135-8.
6) 古賀文隆, 中西泰一, 他: 3D-HDMシステムを用いたコイン創・後腹膜鏡下・前立腺全摘除の手術手技～高い根治性と良好な早期尿禁制回復を同時に達成しうる新しい解剖学的尖部処理法を中心に～. 日ミニ泌鏡外会誌 2017; 9: 33-7.

女性の膀胱全摘除術

久留米大学医学部泌尿器科学講座主任教授　井川　掌
久留米大学医学部泌尿器科学講座准教授　末金茂高

膀胱全摘除術が術者として完遂できるようになると，泌尿器科専門医として一定の手術手技習得を達成できたことになるが，本術式は操作手順が多く，尿路変向術も必要となるので周術期合併症の発症リスクも高い術式である。従って常に慎重な手術計画と丁寧な手術操作が求められる。女性患者は男性に比べて骨盤腔が広く，前立腺が存在しないことより尿道前面の展開や処理が容易である。一方で，子宮・腟・卵巣といった女性特有臓器の処理も必要になるため，男性とは違った対応も必要になる。本項では，女性患者の膀胱全摘除術に臨む際のイメージトレーニングに役立つように，男性の膀胱全摘術との違いの部分を中心に術式に沿って概説する。

ポイント

①膀胱全摘除術は，多くの操作手順から構成されるので，術前のしっかりとしたイメージトレーニングが大切である。

②術前の画像所見や病理・病期診断を十分に把握し，アプローチや切除範囲(子宮・腟・卵巣を合併摘除するか温存するか)を決定しておく。

③尿路変向術の種類により尿道温存，腹膜温存の有無が決まるので，選択する尿路変向術にあわせた手術操作が必要になる。

適応

一般に筋層浸潤性膀胱癌で転移を認めない場合(T2-T4aN0M0)，また一部の筋層非浸潤膀胱癌〔T1 high grade，BCG治療抵抗性，経尿道的切除(transurethral resection；TUR)でコントロール困難な膀胱癌〕も膀胱全摘除術の適応となる。女性の場合は，根治性の観点より子宮(卵巣)・腟の一部を含めて膀胱・尿道を摘除するのが標準であるとされているが，low stage(cT1-2)で膀胱頸部に癌がなく，新膀胱造設術を施行予定する女性患者においては，外尿道口や腟を温存する必要がある[1)]。子宮・腟を切除することの意義については意見が分かれるところもあり，癌が子宮に進展している可能性がほとんどなければ，子宮を温存する選択もありうる[2)]。

2017年版のEAUガイドラインでは，シスプラチン含有術前化学療法施行により5年生存率が5～8%改善するとのことより，最近ではT2-4aN0M0の膀胱癌に対し積極的に術前化学療法が施行されている。

インフォームド・コンセント

尿路変向術が必須であるため，予定している尿路変向術についての説明と同意が必要である。新膀胱造設なのか，回腸導管造設術なのか，皮膚瘻造設術なのかは術後の管理法も含めて十分に説明すべきである。実際の膀胱全摘操作に関しては，どのラインで切除する予定であるのか，つまり，子宮，卵巣，腟も合併切除するのかどうかは，術前に伝えるべき項目と思われる。また，多くはないが症例により上部尿路操作(腎摘除術)の必要性がある場合も想定する。手術デバイスの進歩により出血は格段に減少しているが，場合によっては術中の大量出血により，輸血が必要になることも十分に説明すべきである。また，術後に起きうる合併症に関しても腸閉塞，骨盤内死腔炎，創離開などは伝えておくべきである。

術前検査，術前準備

一般に全身麻酔の開腹手術の術前検査に準じる。侵襲度の高い術式ではあるので，特に呼吸機能，心機能は十分に評価をしておく。尿路変向で腸管操作を行う場合があるので，栄養状態（低蛋白血症の有無）も確認しておく。近年はenhanced recovery after surgery（ERAS）プロトコルの導入も進んできており，術前から症例に応じた介入が行われている[3]。症例によっては自己血貯血を行う。回腸導管，尿管皮膚瘻予定患者ではストーマ位置マーキングを行っておく。回腸利用の場合は3日前より低繊維食，前日は流動食としている。

当然のことではあるが，これから本術式に取り組む若手医師の術前の心構えとして，予期せぬ出血に対しては，どのように対処したらいいのか，さまざまな手技・対処法を学んでおくべきである。また，開腹での手術は，術野の展開と確保が非常に重要であり，開創器の種類と使い方，ヘラやガーゼを用いて腸管を圧排するなど細かい工夫が必要である。器具に関してはシーリングデバイスやクリップなどの手術機器をどの場面でどのように使用するか，あらかじめイメージしておくことも大切である。

手術のアウトライン

子宮・卵巣を合併摘除する方法

1 体位・皮切から膀胱周囲腔の展開
2 尿管の同定と処理
3 腹膜切開と広間膜切離
4 直腸側腔の展開と血管系の処理
5 子宮頸部の周囲と腟後面の処理
6 尿道の処理から膀胱摘出

膀胱のみを摘除し子宮を温存する方法

手術手技

子宮・卵巣を合併摘除する方法

1 体位・皮切から膀胱周囲腔の展開

体位は砕石位として，患者の足側背面から殿部に低い枕を敷き込み，やや骨盤高位にすると術野が近接しやすくなる。下腹部から会陰部，腟内を十分に消毒後，腟内に4連ガーゼを挿入すると，膀胱が腹側へ挙上され，腟壁との境界も認識しやすくなる。術者は右利きであれば患者の右側に立つ。臍下腹部正中切開し，まずは腹膜を切開せずに骨盤腔（膀胱前腔から側腔）を十分に展開する。

2 尿管の同定と処理

女性の膀胱全摘では，子宮・卵巣を含む女性内性器・付属器や支持組織の位置関係など男性と異なる解剖の理解が重要である（図1, 2）。腹膜を用手的に患者の脊椎側へ圧排しながら，やや頭側へ引っ張るイメージで展開すると，左右の外腸骨動静脈が認識され，さらに頭側へ剥離すると総腸骨動静脈交差部付近で尿管が同定できる。途中で子宮円索を切離すると，交差部まで十分展開できる。尿管をテーピングし，可及的末梢側へ剥離しておく。引き続き骨盤内リンパ節郭清を行う。郭清終了後，尿管剥離を膀胱側へ進め，上膀胱動脈を結紮切離して尿管を膀胱近傍で切離する。シングルＪカテーテルを留置する。尿管遠位端は術中迅速病理診断へ提出し，膀胱摘除後の尿路変向に備える。

図1 女性骨盤内臓器と血管系および尿管の位置関係

展開した骨盤内を頭側から見た図。右側骨盤腔は腹膜・広間膜を除去した状態である。卵巣切除の際は卵巣提索も切離する。

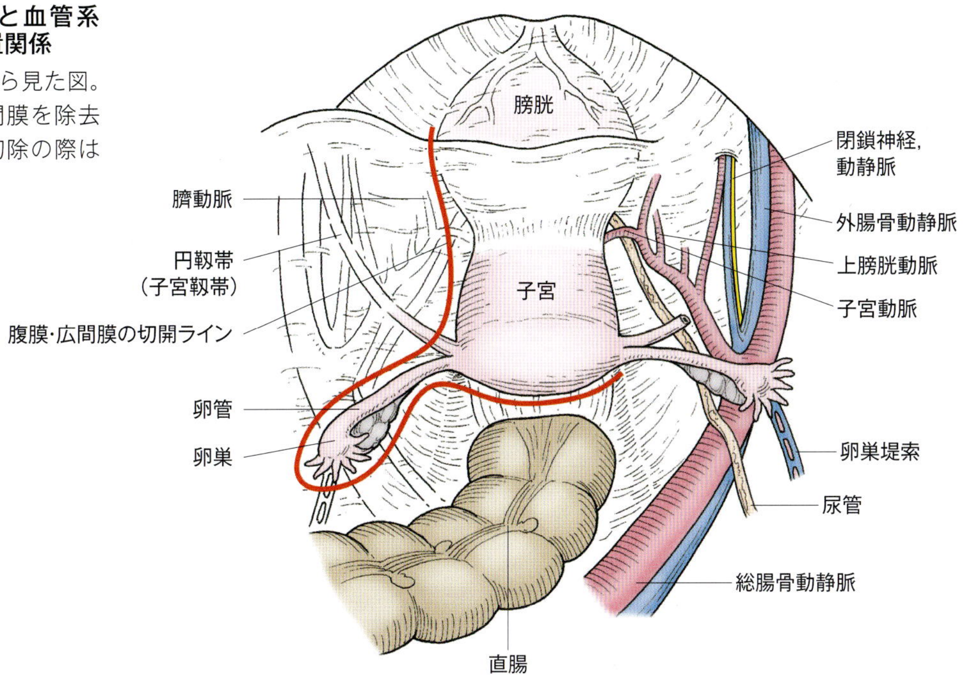

（文献4より引用，改変）

図2 女性骨盤内臓器の位置関係（側面）

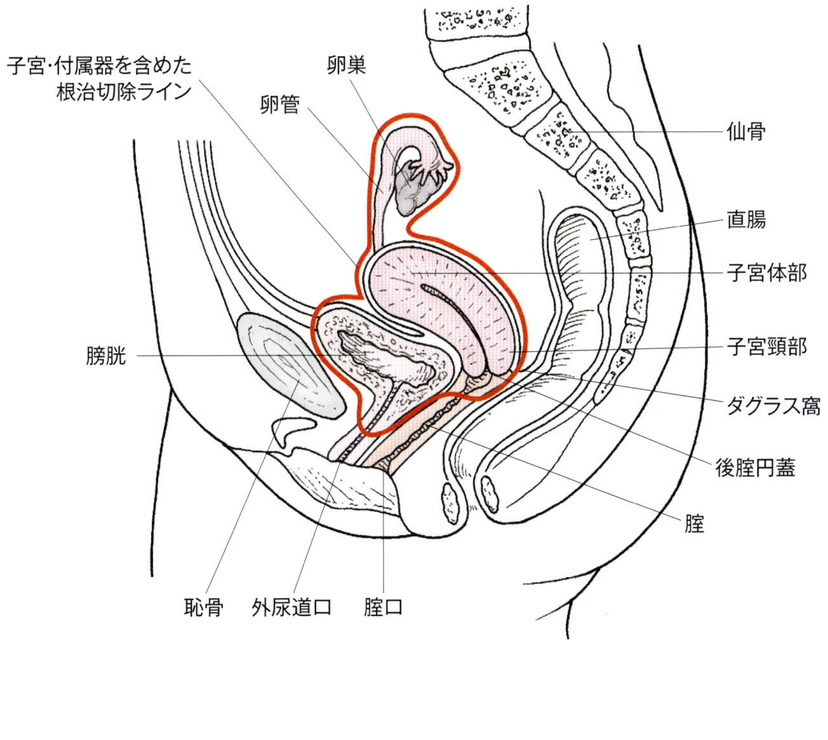

3 腹膜切開と広間膜切離

ここでは腹腔を広く展開してアプローチする手順を示す。腹膜を切開し腹腔内へ至ると，膀胱頂部正中へつながる尿膜管索が確認されるので，これを切離して膀胱を拳上できるようにしておく。腹腔内を観察し，子宮と卵巣の位置，周辺の癒着の有無を観察する。ダルムガーゼなどを用いて腸管を頭側に圧排収納し，適当なレトラクターなどを使用して術野を確保する。

図1に示す切開線で腹膜・広間膜を切開し，次のステップである直腸側腔の展開に備える。卵巣も切除する場合は途中卵巣静脈(卵巣堤索)を切離する。

4 直腸側腔の展開と血管系の処理

膀胱と子宮を処理側と反対側へ牽引すると，固有筋膜に覆われた直腸との境界が認識されてくる。介在組織に緊張をかけながら，この移行部に沿って直腸側腔を鋭的鈍的に展開する。直腸側腔は膀胱子宮と直腸側に挟まれた索状の構造体であり，内腸骨血管，骨盤神経叢から子宮に向かって走行する動静脈(子宮動静脈)，下膀胱動脈，神経などが含まれる。いわゆる側方の血管系と認識しているものである[4)]。丁寧に脂肪組織を除去し，特に血管の走行に注意しながら剥離し，衝立状になった組織を尾側へ向かって順次シーリングデバイスなどを用いて切離する(図3)。

5 子宮頸部の周囲と腟後面の処理

子宮周囲の支持組織は，後面より仙骨子宮靱帯，側方から基靱帯，前方から膀胱子宮靱帯であり，膀胱・子宮を腹側左右へ挙上するとこれらの支持組織が認識できる(図4)。実際は前述した直腸側腔の展開の際にも認識されている構造も含んでおり，過程のなかで順次処理していくことになる。

図3 直腸側腔の展開と切離

子宮と膀胱を剥離部位と対側に牽引すると，直腸側腔を構成する索状組織が衝立状に認識されてくるので，これを，シーリングデバイスなどを用いて尾側に向かい，順次切離していく。剥離に際しては流入する血管を損傷しないよう注意が必要である。

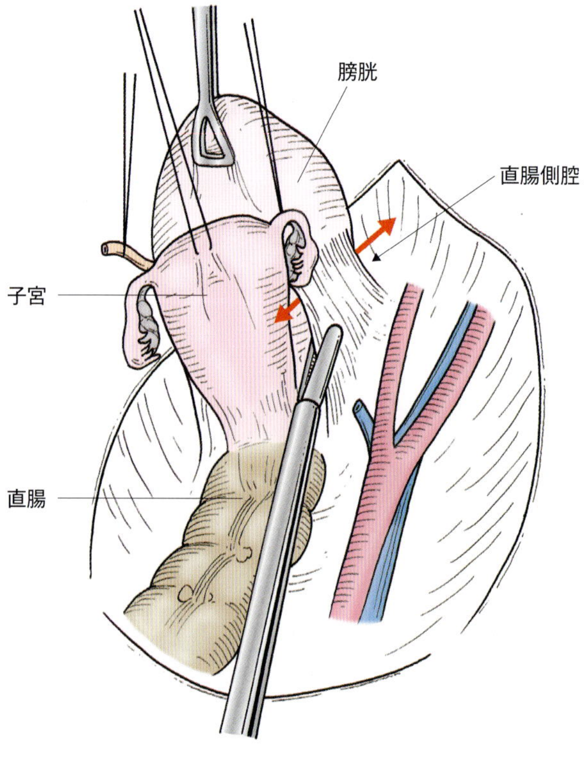

図4 子宮の支持靱帯と各臓器間腔の位置関係

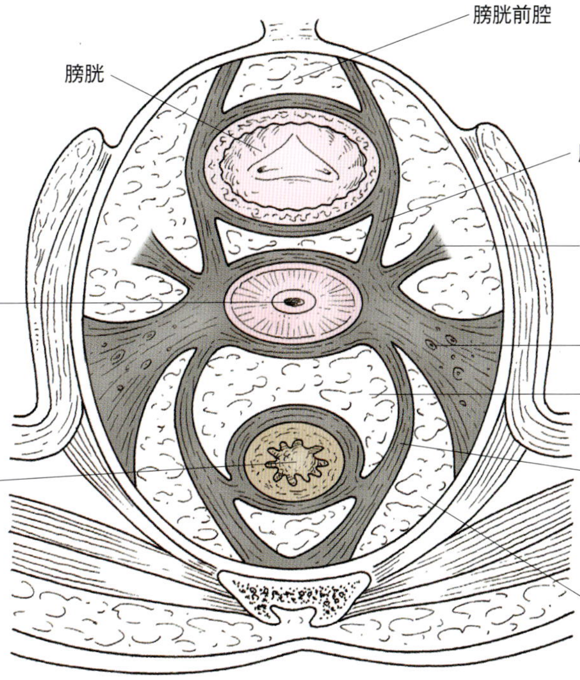

最初に仙骨子宮靱帯が認識されるので，これを切断すると膀胱・子宮の可動性がかなり高くなる。カウンタートラクションをかけ，それらの靱帯，および走行する血管系を十分に認識しながら切離していく。剥離が骨盤深部へ及び，さらに膀胱・子宮を前方尾側へ牽引すると，直腸子宮窩が認識されてくるので，この部で腹膜翻転部の腹膜を横切開する（図5a）。直腸筋層を認識しながら腟壁との間を剥離する。途中両側に立ち上がってくる索状物（神経血管束）も順次切離する（図5b）。触診もしくは腟より挿入したガーゼを動かして子宮頸部の位置を確認し，腟円蓋部を横切開する（図5c）。子宮頸部を挙上し，腟前壁を切開，前壁の切断端をアリス鉗子などで把持し，適度に緊張をかけながら膀胱との間を後方と側面から順次剥離する（図6）。

腟断端は膀胱子宮摘出後連続縫合で閉鎖する。

Advanced Technique

子宮・腟の萎縮のため腟壁切開ラインの同定が難しい場合は，直腸面との間を可及的後面から剥離した後にいったん前方からのアプローチに変更する。まず，両側の内骨盤筋膜を膀胱頸部の形状に沿って切開し，剥離すると腟外縁で直腸前脂肪組織が視認されてくる（前立腺全摘の際に見えてくるイメージ）。この高さで左右両側から中央に向かって鈍的に剥離を進めると，直腸と腟壁の間で左右交通することができる。この剥離面につなげるように再び後方からの剥離を追加し，展開していくと，腟壁切開線が安全に設定できるようになる。

6 尿道の処理から膀胱摘出

尿道前面には，脂肪組織内に陰核背静脈からの血管叢があり，これを剥離し処理する。膀胱頸部の位置については，挿入した尿道カテーテルを動かすなどして位置関係を把握する。

膀胱頸部と尿生殖隔膜との中間あたりで尿道の深さを理解して，尿道前面をバンチング鉗子で把持する。これらを2-0バイクリル®糸などで収束結紮させ，電気メスにて切開し，

図5 **直腸子宮間の切離と腟壁切開**

子宮を前方尾側へ牽引すると直腸子宮窩が認識され，この部で腹膜翻転部の腹膜を横切開する（ⓐ）。直腸筋層を認識しながら腟壁との間を剥離する。途中両側に立ち上がってくる索状物（神経血管束）も順次切離する（ⓑ）。子宮頸部の位置を確認し，腟円蓋部を横切開する。子宮頸部を挙上し，腟前壁を切開していく（ⓒ）。

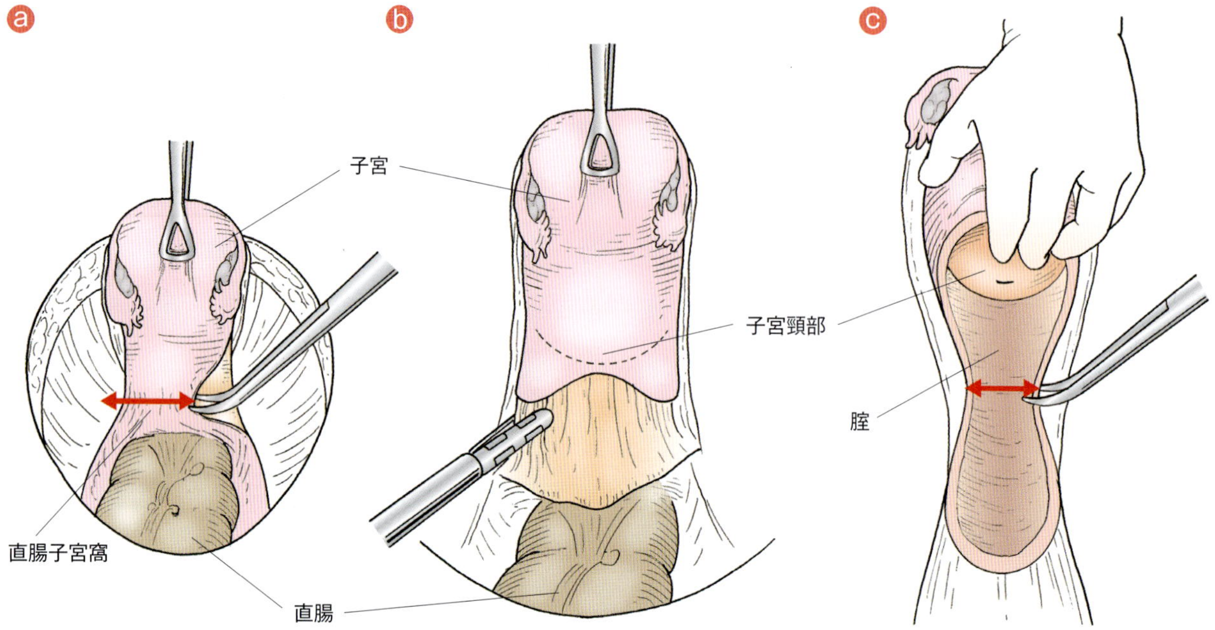

図6 **腟と膀胱間の剥離**

腟前壁を切開・離断すると，膀胱・子宮を一塊としてさらに前方尾側へ牽引できる。切開した腟壁をアリス鉗子などで把持し，適宜緊張をかけ，膀胱壁と腟壁の境界を視認しながら尿道側へ向かい剥離していく。残存腟断端は縫合閉鎖する。

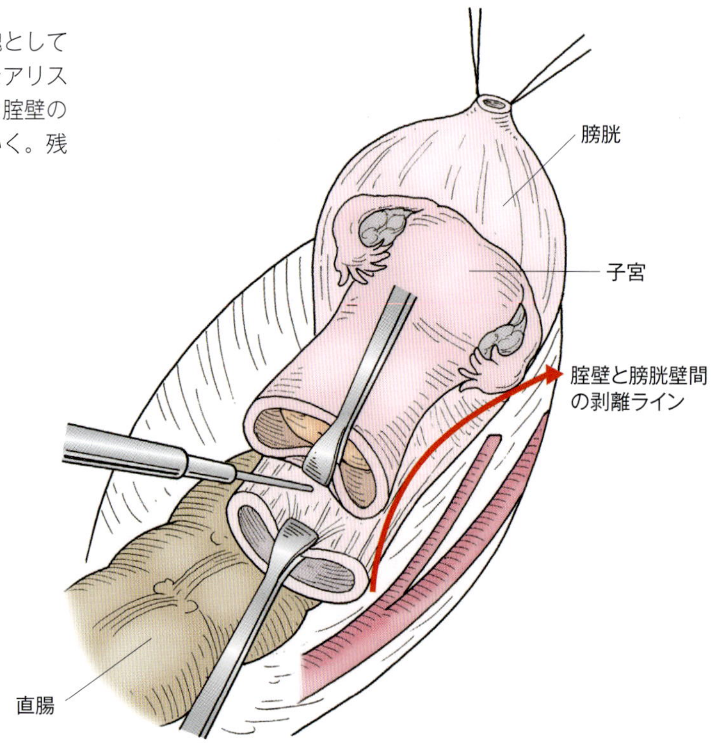

図7 尿道の処理

尿道前面に走行する陰核背静脈をバンチング鉗子で把持し，収束結紮後切離する（a）。尿道周囲の組織を処理した後，尿道後面に鉗子を通し，切断して膀胱を子宮とともに摘除する（b）。外尿道口を温存する場合は，骨盤腔側にて結紮切離する（c）。

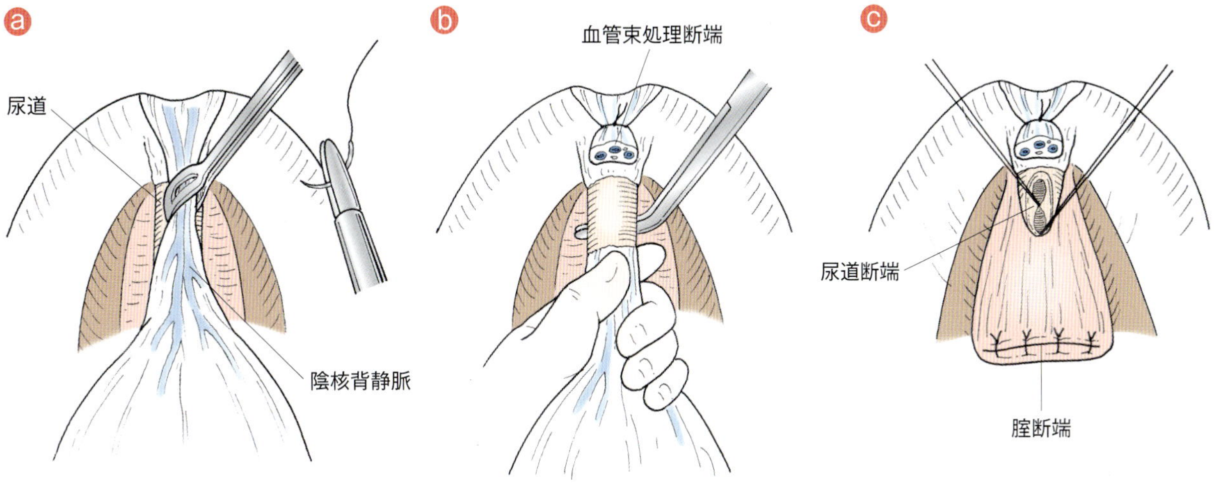

尿道筋層を確認する（図7a）。尿道周囲の組織は，シーリングデバイスで処理し，尿道のみとする。この部をメルクマークにして残る腟壁との付着組織を切離，尿道を切断して膀胱を子宮とともに摘除する（図7b）。尿道全摘除する場合には，会陰部の外尿道口を全周性に切開し，剥離面を骨盤内からの尿道剥離面とつなぎ膀胱とともに摘除する。外尿道口を温存する場合は，骨盤腔側にて結紮切離する（図7c）。以後は予定した尿路変更術式に応じて操作を進める。

膀胱のみを摘除し子宮を温存する方法

基本的には，子宮・卵巣合併摘除と同様であるが，子宮・卵巣を摘除しないので腹膜処理をほとんど必要とせず，腹膜外操作のみでも摘出操作は可能である。ポイントは剥離面の認識がやや難しい場合があることで，膀胱頂部の腹膜剥離と膀胱～腟間の剥離である。

膀胱頂部は腹膜と膀胱との生理的癒着部を膀胱部につけるようにして膀胱・腹膜間を剥離する。留置した尿道カテーテルから注射器を用いて空気を膀胱内に注入すると，膀胱が拡張し腹膜との境界が認識しやすくなる。膀胱頂部から側腔にかけて，腹膜から膀胱壁を鋭的鈍的に切開剥離する。膀胱正中部での境界が認識するのが困難であれば，膀胱側方の脂肪組織から剥離し正中側へ展開するとわかりやすいことが多い。

膀胱と腟との剥離時は，緊張をかけるスペースがほとんどないので，順行性には剥離面の同定はやや困難かもしれない。そのような場合は，尿道処理を先行し，膀胱頸部側から逆行性にアプローチすると剥離面の同定が比較的容易である。

術後管理

侵襲性の高い手術であるために，術直後の循環動態の安定維持が重要である。血圧，脈拍，貧血の程度を評価し，病態によっては適宜輸血を検討する必要がある。また，尿量を維持するように補液量の調節が大切である。腸管を用いた尿路変向術を施行した際には，感染症予防にも留意しなければならない。術後状態を把握するために，体内に留置したドレーンからの排液の量，性状などのチェックは必須である。

文献

1) Neema Navai, Colin PN: Transurethral and open surgery for bladder cancer. Campbell-Walsh Urology, Sunders, Philadelphia, 11th ed, 2016, pp2250.
2) 影山幸雄: 膀胱尿道全摘除 女性．解剖を実践に生かす 図解泌尿器科手術．医学書院, 東京, 2010, pp174-98.
3) Frees SK, Aning J, et al: A prospective randomized pilot study evaluating an ERAS protocol versus a standard protocol for patients treated with radical cystectomy and urinary diversion for bladder cancer. World J Urol 2018; 36: 215-20.
4) 藤元博行: 泌尿器科手術と解剖 骨盤内手術（前立腺全摘除術，膀胱全摘除術）膀胱全摘除術〔女性〕. 新 泌尿器科手術のための解剖学, 吉田 修(監), 荒井陽一, 松田公志(編), メジカルビュー社, 東京, pp156-163, 2006.

膀胱部分切除術

がん研有明病院泌尿器科部長 米瀬淳二

膀胱部分切除は，膀胱の尿路上皮癌に対しては尿路上皮癌の空間的時間的多発性という特性からは，適応は限られるが，尿膜管癌を含む近接臓器からの癌の浸潤や，消化管膀胱瘻に対する治療としては，低侵襲であり膀胱機能を温存できることより，よく選択される術式である。膀胱容量があまりにも小さくなりすぎるときには，回腸を利用した膀胱拡大術が合わせて行われることもある。

適応，禁忌

尿膜管癌では，まず最初に検討される術式である。そのほか，膀胱の非尿路上皮性腫瘍である褐色細胞腫や平滑筋肉腫やカルチノイドなどで，部分切除で十分なマージンが取れる場合が挙げられる。膀胱の尿路上皮癌に対する適応としては，経尿道的切除（transurethral resection；TUR）で切除不能な単発の浸潤癌や，憩室内の膀胱癌で上皮内癌の合併のないものが挙げられる[1)]。最近では，化学療法と放射線治療と部分切除を組み合わせた，いわゆるtrimodalityによる膀胱温存の一部のパートとして行われることもある[2)]。

術前検査，術前準備

手術侵襲は，腸管を利用した再建を行わないのであれば比較的軽い部類に入るが，全身麻酔に備えて，心機能や呼吸機能のチェックと深部静脈血栓症のスクリーニングは施行しておく。

魚骨による腸管膀胱瘻などの非腫瘍性疾患や，S状結腸癌の膀胱浸潤など明らかな非膀胱腫瘍による部分切除を除けば，尿膜管癌が疑われても，経尿道的な腫瘍生検は必要である。尿路上皮癌に対する部分切除を計画する際には，併存する上皮内癌の否定のための膀胱内の多部位生検は必須である。

膀胱の切除範囲が広範になる場合には，腸管を利用した膀胱拡大術が必要になる場合もあるので，腸管利用の尿路変向に準じた準備が必要である。本項では主に尿膜管癌に対する膀胱部分切除[3)]について記述する。

手術のアウトライン

1 麻酔
2 皮膚切開
3 レチウス腔の開放
4 側臍靱帯外側での腹膜切開
5 膀胱周囲の剥離とリンパ節郭清
6 切除範囲の決定
7 膀胱部分切除
8 膀胱壁縫合
9 膀胱augmentation
10 閉創

手術手技

1 麻酔

膀胱部分切除で膀胱を切除縫合するだけであれば腰椎麻酔でも可能であるが，尿膜管癌や腸管膀胱瘻の場合には開腹手術になるので，通常全身麻酔で行っている。

2 皮膚切開

良性疾患であれば下腹部正中切開やファンネンスティール切開で行う場合もあるが，尿膜管癌の場合には，臍を含めた拡大切除が推奨されているので正中切開で行う。

3 レチウス腔の開放

皮膚切開後，皮下脂肪を電気メスで切開し，腹直筋前鞘をさらに切開する（図1）。有鈎鑷子で前鞘を持ち上げ腹直筋前鞘の切開を尾側に進めると錐体筋が現れる。椎体筋の頭側で左右腹直筋の筋束の間を見つけ左右に分ける。錐体筋は左右に分かれないのでおよそ正中と思われる部分を電気メスで切開する（図2）。薄い膜状の横筋筋膜が現れこれを頭側にたどると腹直筋後鞘が現れるので，腹膜を傷つけないように切開する。膀胱前の脂肪層を尾側から頭側に先の横筋筋膜を腹直筋下面に残すように鈍的に背側へ押し下げていくと，下腹壁動静脈が横筋筋膜を被ったまま露出しない層でレチウス腔が展開できる。リンパ節郭清を行う場合には，腹膜鞘状突起の外側まで展開して鞘状突起を全周性に剥離しておくと術野の確保がしやすい。

4 側臍靭帯外側での腹膜切開

レチウス腔を広く展開して，臍から内腸骨動脈に向かう側臍靭帯の走行を確認する。脂肪が多くてわかりにくい場合には，腹直筋後鞘の消失する高さで腹膜を左右から大きくつ

図1 腹直筋前鞘を切開したところ

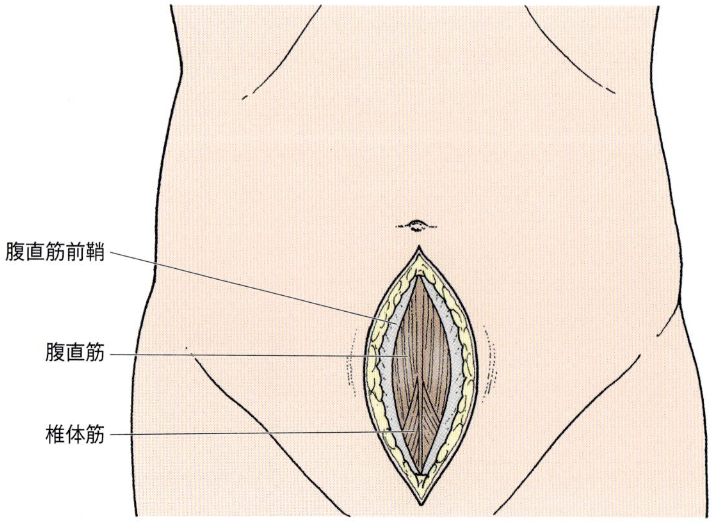

図2 腹直筋を分け錐体筋を切開したところ

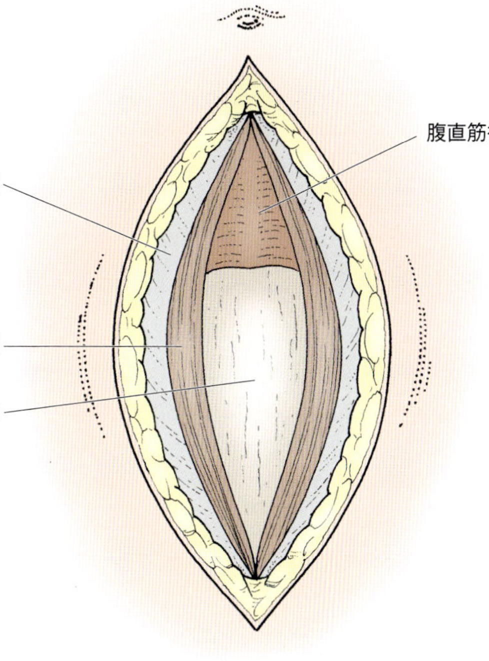

まんでみると，側臍靱帯の走行位置のイメージがつきやすい。左右側臍靱帯のどちらか外側で腹膜を開け，そこから指を入れて体側の側臍靱帯の外側の位置を確認して両側の腹膜を開け，内腸骨動脈に向け腹膜切開を延長する。要するにダビンチの前立腺全摘で最初に行うレチウス腔の開放とまったく同じことを腹膜外から行っているのであるが，側臍靱帯外側の切開部位の同定は，腹膜外からはダビンチのときのようにはっきりと見えないので難しい（図3）。

5 膀胱周囲の剥離とリンパ節郭清

膀胱周囲の剥離に先立ち，膀胱全摘に準じて骨盤内のリンパ節郭清を行う。尿膜管癌の場合は，先の操作で部分切除に必要な膀胱の可動性は得られているので，側臍靱帯と上膀胱動脈を内腸骨動脈起始部から結紮切断する（図4）。膀胱切開前に臍を取る場合は臍も含めて，必要がない場合には臍直下まで尿膜管と側臍靱帯を合わせて周囲から切離しておく。憩室内膀胱腫瘍の部分切除では，膀胱外からマージンが十分切除できるように膀胱周囲の剥離を行い，場合によっては尿管の剥離も行っておく。

6 切除範囲の決定

術前準備とも重なるが，尿路上皮癌に対する部分切除の場合には，膀胱のほかの部分に上皮内癌がないことをあらかじめTURで確認しておくことが必要なので，TURの際に切除範囲を電気凝固をしてマーキングをしておく手もある。腫瘍から2cmのマージンを目指し，断端に癌がないことを迅速診断で確認する。膀胱外から容易に切除範囲がわからない場合は，術中に膀胱鏡で観察しながら切除範囲を決め，内視鏡画像で確認しながら膀胱外から電気メスでマーキングするか，腫瘍から明らかに離れた部位で膀胱に小切開を置き，膀胱内を直視しながら切除することも可能である。

図3 側臍靱帯と動脈系

赤線は尿膜管癌の部分切除範囲。

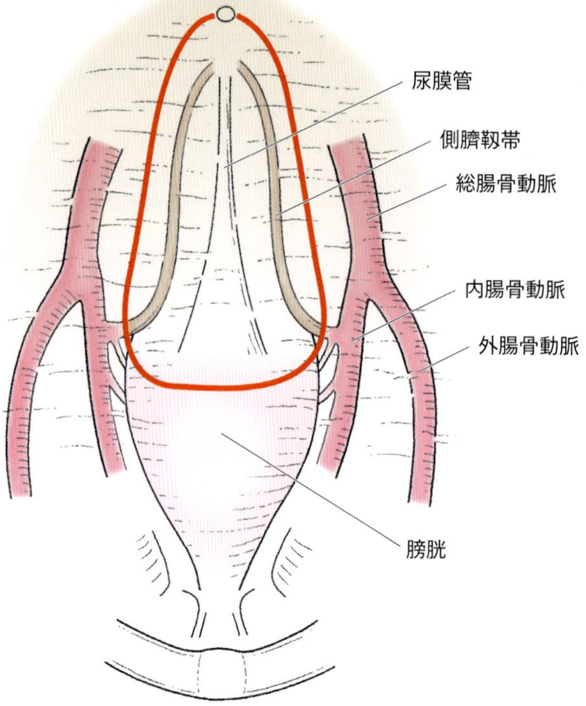

図4 側面から見た尿膜管癌の部分切除範囲

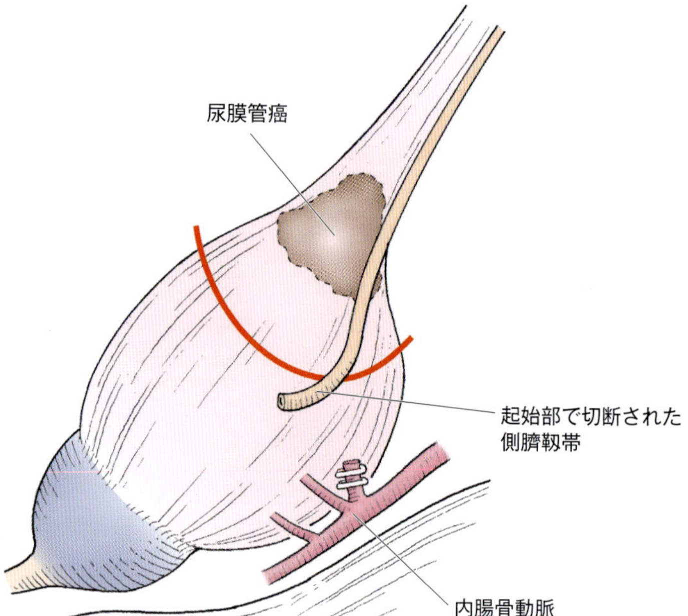

7 膀胱部分切除

まず尿道カテーテルより膀胱を蒸留水で洗浄し，膀胱内の腫瘍細胞の浮遊を可及的に減らす。いったん膀胱内の液体をすべてカテーテルより排出してから，膀胱の輪郭がよくわかるようになるまで膀胱内に空気を100～150mLゆっくりと入れる。膀胱が膨らんで膀胱壁にある程度緊張がかかったら，先に決定した切除ラインの上を電気メスで漿膜筋層粘膜と層をイメージして切開していくと，少し膨隆する粘膜が視認できるので，粘膜を切開し膀胱を開ける。尿や洗浄液が漏れないようにアリス鉗子で切除部位の膀胱全層を把持し，膀胱内容液を膀胱の切開創から吸引する。部分切除部位を全周切開したら，術野からさらに膀胱内を蒸留水で洗浄する。この際大量の蒸留水で雑に洗浄すると，膀胱内の洗浄液が周囲にこぼれて気分が悪いので，こぼさないようにシリンジで少量ずつ丁寧に洗浄する。

憩室内の膀胱腫瘍の場合は正常部位に膀胱切開を置いて，ガーゼを憩室内に詰めて憩室孔を膀胱内より縫縮して腫瘍の播種を防いでから，全周性に粘膜面から切除を開始する。術者の好みではあるが，ガーゼを詰めたほうが膀胱外からの憩室の輪郭がわかりやすい（図5, 6）。

8 膀胱壁縫合

ポリグラチンなどの吸収糸による2層縫合を行う。粘膜は3-0連続，筋層，漿膜は3-0ないし2-0結節縫合としているが，縫いにくければ両者結節縫合でもよい。粘膜面を少し内翻させるイメージで縫合する（図7）。縫合完了後18〜20Frのフォーリーカテーテルを留置し，リークテストを行う。膀胱内に蒸留水100mL入れてリークをみる方法と，創内を蒸留水で満たし膀胱にゆっくり空気を入れて泡が出ないかみる方法とがある。尿管口を合併切除した場合には，尿管が届く部位に粘膜下トンネル法で逆流防止を行い再吻合する。

9 膀胱augmentation

膀胱壁が大きく欠損した場合には，回腸を脱管状化してU字にプレートをつくり膀胱に貼り付ける（図8）。腸管の採取は回腸導管に準じて行う。尿管口も合併切除した場合や

図5 膀胱高位切開を置き憩室内にガーゼを詰め切除の目安とする

上は断面図。

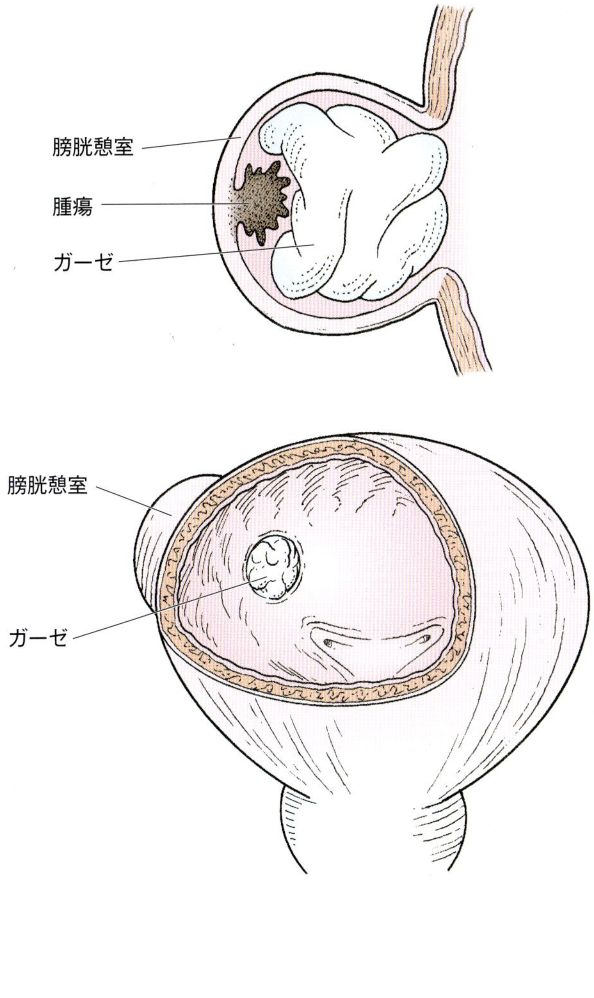

図6 憩室内にガーゼを詰め憩室口を縫縮

赤線は切除ライン。

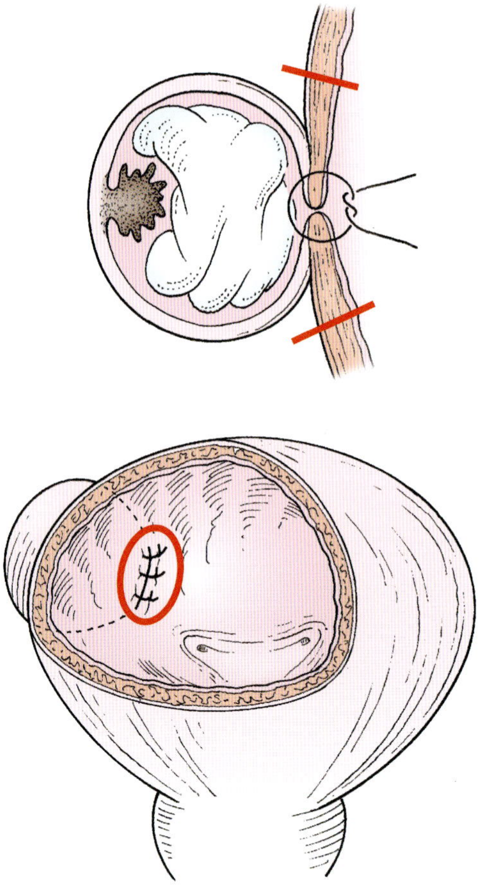

図7 膀胱壁の２層縫合

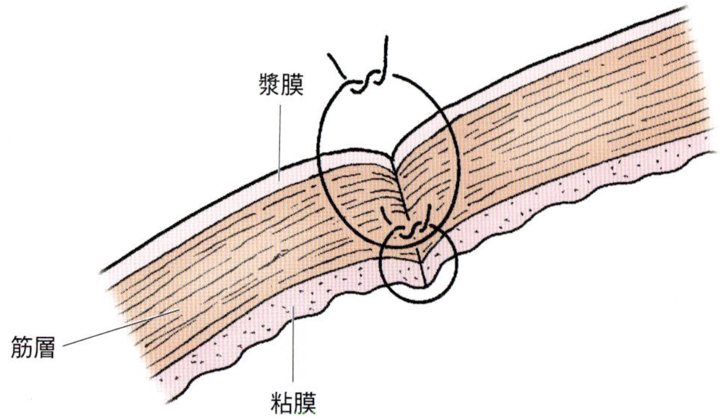

他臓器の癌の切除で尿管も長く切除した場合には，スチューダー法[4]に準じて輸入脚に尿管を吻合しダブルJカテーテルを留置，プレートはパウチとせずそのままを膀胱欠損部に貼り付ける。われわれは，腸管のプレート作成は3-0ポリグラチン連側縫合で行い，腸管壁と膀胱の吻合は，やはり3-0ポリグラチンで腸管全層と膀胱粘膜筋層縫合の後，膀胱漿膜と腸管漿膜を補強している。尿管と輸入脚の吻合は，ネスビット法で逆流防止は行っていない（図9）。

10 閉創

尿膜管癌の場合は，ややタイトではあるが腹膜の修復も可能であることが多い。骨盤底に持続吸引式のドレーンを入れて，筋膜-真皮縫合で閉創する。

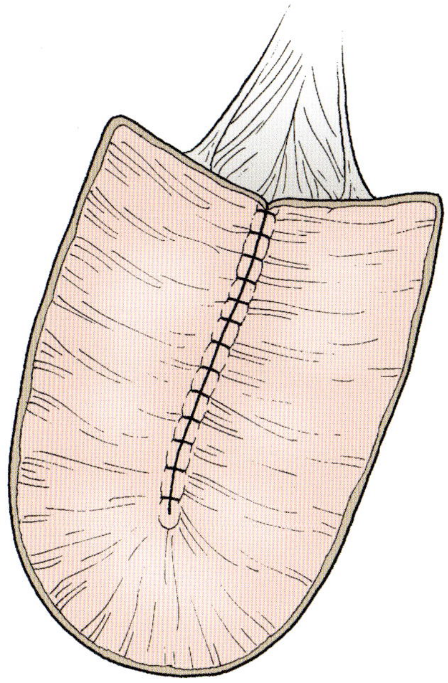

図8 膀胱拡大のための回腸U字プレート

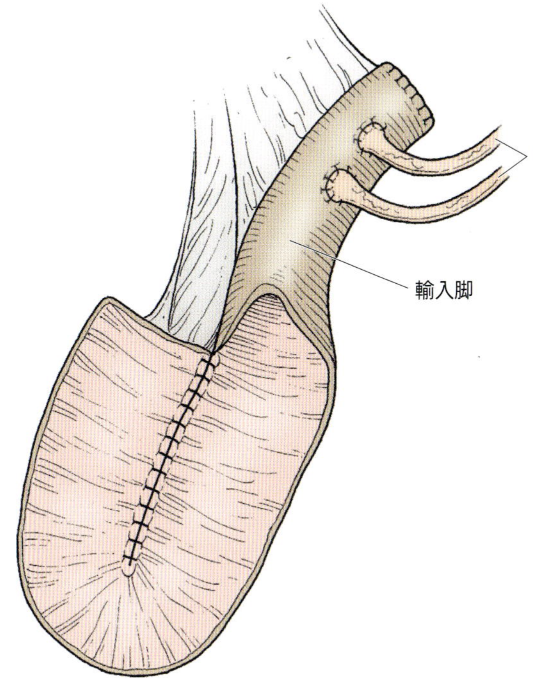

図9 尿管口合併切除した場合の輸入脚付きの回腸U字プレート

術後管理

ドレーン管理

骨盤底ドレーンは，2～4日程度で50mL/日よりも減少したらを抜去している。開腹症例で拡大リンパ節郭清を行い腹膜修復ができない場合は，ドレーン生化学検査でクレアチニンを測定し，血清値と同等で尿のリークでないことが確認されたら，100mL/日出ていても抜去している。

カテーテル管理

1週間フォーリーカテーテルを留置する。留置の目的は膀胱吻合部の緊張により縫合不全を起こさないことであるので，カテーテルからの尿のドレナージが悪い場合には膀胱洗浄を行う。カテーテル抜去時には膀胱造影を行い，漏れのないことを確認している。

経口摂取

回腸利用の膀胱拡大術などを行った場合には，回腸導管に準じた術後管理を行う。クリニカルパスでは術後2日目からジュースなどの開始食でスタートする。

疼痛管理，離床など

通常の下腹部手術と同様である。3～4日間持続硬膜外麻酔や，鎮痛薬の持続静脈内投与およびNSAIDsを適宜使用している。離床は翌日で，離床までのフットポンプ装着やヘパリン皮下投与などの血栓予防処置も行う。

文献

1) Holzbeierlein JM, Lopez-Corona E, et al: Partial cystectomy: a contemporary review of the Memorial Sloan-Kettering Cancer Center experience and recommendations for patient selection. J Urol 2004; 172(3): 878-81.
2) Koga F, Kihara K, et al: Selective bladder-sparing protocol consisting of induction low-dose chemoradiotherapy plus partial cystectomy with pelvic lymph node dissection against muscle-invasive bladder cancer: oncological outcomes of the initial 46 patients. BJU Int 2012; 109(6): 860-6.
3) Herr HW: Urachal carcinoma: the case for extended partial cystectomy. J Urol 1994; 151(2): 365-6.
4) Studer UE, Ackermann D, et al: Three years' experience with an ileal low pressure bladder substitute. Br J Urol 1989; 63: 43-52.

骨盤内臓器全摘除術

帝京大学医学部泌尿器科学講座主任教授　中川　徹

骨盤内臓器全摘除術(total pelvic exenteration；TPE)は，男性では膀胱・前立腺・直腸，女性では膀胱・子宮・直腸を摘出し，人工肛門の造設ならびに尿路変向(再建)を行う術式である。最初の報告は1948年Brunschwigによるもので，進行した骨盤内腫瘍に対して症状緩和的に行われた[1)]。現在では，隣接臓器浸潤のある初発直腸癌や，直腸癌の術後の局所再発症例に対して，根治を意図して実施されることが多いが[2,3)]，泌尿器科領域でもまれに行われる。

本稿では，男性患者に対して開放手術としての骨盤内臓器全摘除術を実施する手順を示す。

適応，禁忌

泌尿器科領域における骨盤内臓器全摘除術の適応や治療成績についての報告は少ない。本術式は高侵襲であるのみならず，ダブルストーマなどQOLにも大きく影響する。そのため，適応にあたっては根治性・手術の難易度を勘案し，消化器外科との綿密な連携のもと，個別の病態に基づいて慎重に考慮する必要がある。

適応として，原則的には以下を満たす必要がある。

①巨大な病変を切除する視野を得るために，あるいは十分なsurgical marginを得るために，膀胱と直腸の全切除が必要

②遠隔転移や播種がなく，切除により根治性がある，あるいは予後や症状の改善が期待できる

③全身状態が良く高侵襲手術に耐えられる

④患者が治療内容を十分に理解し，手術実施に同意している

一方，禁忌としては，全身状態が不良な患者のほか，骨盤に高線量の照射歴がある患者も慎重な検討を要する。

泌尿器科領域で本術式が最も考慮されるのは，脂肪肉腫に代表される骨盤内の軟部悪性腫瘍であろう。肉腫は顕著な局所増大傾向にもかかわらず遠隔転移がないことも多く，そのような場合は本術式が考慮される[4)]。

隣接臓器浸潤のある前立腺癌では内分泌療法が治療の主体であり，同様に膀胱癌では直腸浸潤がある場合すでに遠隔転移を伴い根治的手術の適応ではないことが多い。しかし，きわめてまれではあるが，前立腺癌や膀胱癌の術後の局所再発病巣に対して，症状緩和的要素も考慮して実施されることがある[5)]。

術前検査，術前準備

術前検査

対象症例の原疾患にもよるが，骨盤CTやMRIによる病変の局所進展についての十分な把握，CTなどによる全身の転移検索は必須である。大腸内視鏡検査や注腸造影の要否は

病態による。

高侵襲手術となるため循環器や呼吸機能について耐術能評価を十分行い，必要に応じて当該科にコンサルトする。

患者への説明

術式，人工肛門と尿路変向のダブルストーマになることとその管理方法，周術期ならびに長期合併症，術後の機能障害などについて，十分な説明を行う。

人工肛門と尿路変向ストーマ部位の決定

①経腹直筋，②臍より足側，③腹壁の丸みの頂点，④腹壁のしわや既往術創の瘢痕を避ける，⑤患者から視認でき処置しやすい位置，を原則とする。

ダブルストーマの装具にベルトを用いる場合を考え，2つのストーマの高さを少しずらして設定する(尿路ストーマを人工肛門よりやや低い位置とする)(図1)。

腸管の前処置

術中汚染を防ぐために，マグコロール®またはニフレック®などで腸内容を清掃する。これらは腫瘍によりすでに直腸の通過障害を生じている場合は禁忌であり，低残渣食による前処置のみとする。

手術のアウトライン

1. 麻酔，砕石位の設定
2. 皮膚切開，開腹
3. 手術継続の可否についての最終評価，レチウス腔の展開
4. 下行結腸～S状結腸の授動
5. 直腸後面の剥離
6. リンパ節郭清(必要時)
7. 尿管の切断
8. 血管茎と骨盤神経叢の切断
9. DVCの切断
10. 会陰操作
11. 洗浄・止血，会陰創の閉鎖
12. 尿路変向
13. S状結腸の体外への誘導
14. 洗浄，止血確認，ドレーン留置，閉腹
15. ストーマの形成

手術手技

1 麻酔，体位

気管内挿管による全身麻酔に，術後の鎮痛・早期離床を図るために硬膜外麻酔の併用が望ましい。

砕石位とする。コンパートメント症候群や，膝窩の圧迫による腓骨神経麻痺を予防するため，レビテーター®などを用いて，踵から下腿の広い面で下肢を支える。血栓症予防のため間欠的空気圧迫装置を装着する。

腫瘍が大きい場合や骨盤壁への浸潤が考えられる場合は，双手診にて腫瘍の可動性を確認する。肛門を0号絹糸で閉鎖しておく。女性の場合は腟洗浄を十分行う。術野を消毒した後，清潔下に尿道カテーテルを留置する。

執刀前に予防的抗生物質投与を行う。当院ではガイドラインに基づき下部消化管の常在菌であるグラム陰性桿菌と嫌気性菌をカバーするようセフメタゾールを用いている。術中3時間ごとに追加投与を行う。

2 皮膚切開，開腹

臍上から臍右をまわり恥骨に至る中下腹部正中切開で開腹する（図1）。臍上をどの程度切り上げるかは骨盤内の腫瘍の大きさによる。腫瘍が小さい場合は臍下のみの切開でも可能であるが，良好な視野を得るために必要であれば，ためらわず術創を頭側へ延長する。Alexis® Wound retractorや開創器を用いて広い視野を得る。

3 手術継続の可否についての最終評価，レチウス腔の展開

遠隔転移や播種病巣がないか，腹腔内を肉眼的に検索する。

本術式を巨大な骨盤内腫瘍（肉腫など）に対して実施する場合は，この時点で今一度腫瘍の可動性をチェックする。腫瘍が著しく大きいため，あるいは周囲への浸潤のため，特に内腸骨動静脈から腫瘍を含む骨盤内臓器への血流を処理できるスペースがない場合は，その後の手技は容易ではない。手術を継続するかあるいは手術不能と判断して閉腹するか，決断を要する。

この時点でレチウス腔（膀胱前腔）を剥離・展開したほうが，腫瘍の可動性を判断しやすい。恥骨，深陰茎背静脈（dorsal vein complex；DVC），内骨盤筋膜を露出させ，膀胱側腔へ展開を広げる。精管（女性の場合は卵円索）を切断し，膀胱両脇の腹膜を十分切開する。

4 下行結腸～S状結腸の授動

小腸を術野の邪魔にならないよう柄付きタオルやゴム板などを用いて頭側へ脱転する。助手によりS状結腸を頭内側に挙上し，Monkの白線を切開してGerota筋膜前面の癒合筋膜の層で大動脈に向かって剥離を進める（図2）。性腺静脈と尿管を同定し背側に落としておく。後の人工肛門造設に備えて，内側は大動脈近傍まで，頭側は十二指腸水平脚付近まで十分剥離する。

右側でも同様に回盲部を授動し，尿管の確保と，後の回腸導管造設に備える（図2）。このとき回盲部から小腸間膜が切開されるため，S状結腸を牽引挙上すれば，大動脈分岐部前面で左右の剥離面が連続し，下腸間膜動脈（inferior mesenteric artery；IMA）根部以

図1 皮膚切開
臍の右を回る中下腹部正中切開で開腹する。

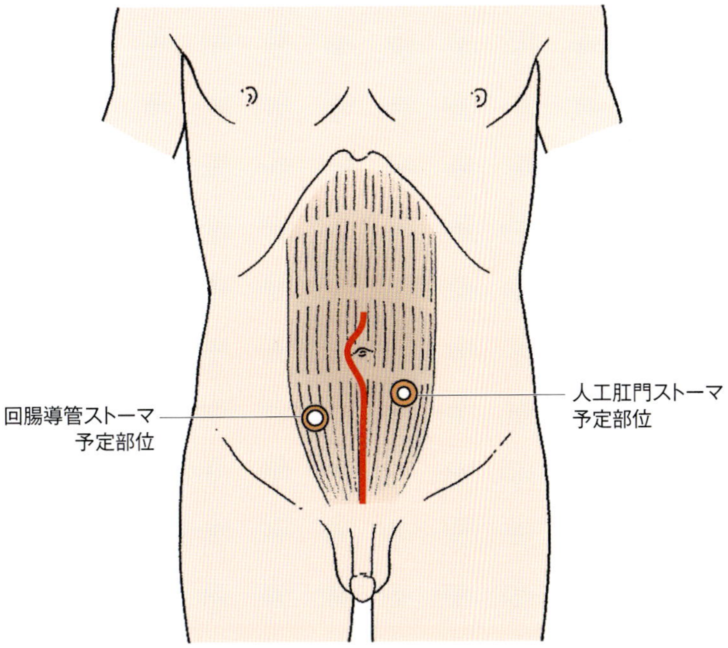

下のS状結腸間膜が大動脈前面から遊離する。上下腹神経叢や下腹神経の温存にはこだわらない。小骨盤内へ向けてS状結腸間膜を仙骨前面から遊離していく。

S状結腸の切断は，余裕をもって断端を体外に誘導できる部位に設定する（図3）。同部までの腸間膜を切離する。直腸癌に対して本術式を実施する場合はIMAを根部で結紮切断し，大動脈周囲のリンパ節郭清を行うが，泌尿器科で肉腫などに対して実施する場合はその必要はなく，IMAは温存可能である。もしIMAを根部で切断する場合は，ストーマに用いる結腸の血流を保つため，辺縁動脈を傷つけないよう注意する。

腸間膜内の動静脈を結紮あるいはシーリングデバイスも併用して切断する。術野の汚染を避けるため，結腸の切断にはリニアカッター®やGIA®などの自動縫合器を用いる。

図2 S状結腸と回盲部の授動

S状結腸外側のMonk's white lineで腹膜を切開し，癒合筋膜の層で大動脈近傍まで十分剥離する。回盲部も同様に剥離し，小腸間膜を切り上げておく。

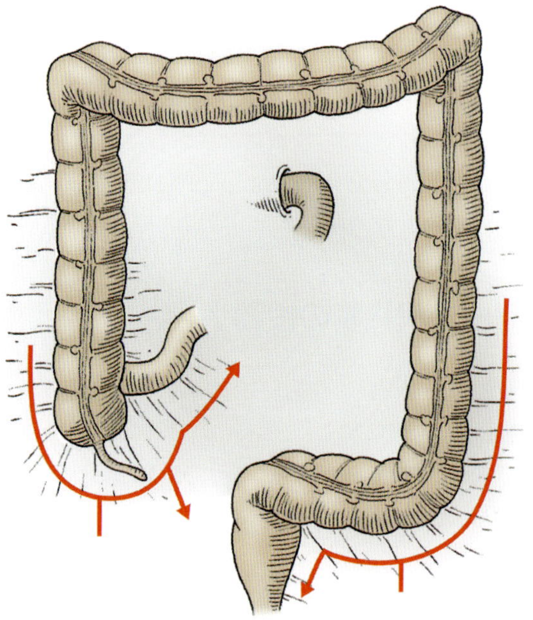

図3 S状結腸の切断

下腸間膜動脈根部は温存し，血流の維持を図る。腸間膜を切開して上直腸動脈や下腸間膜静脈を切断し（赤矢印），自動縫合機でS状結腸を切断する。

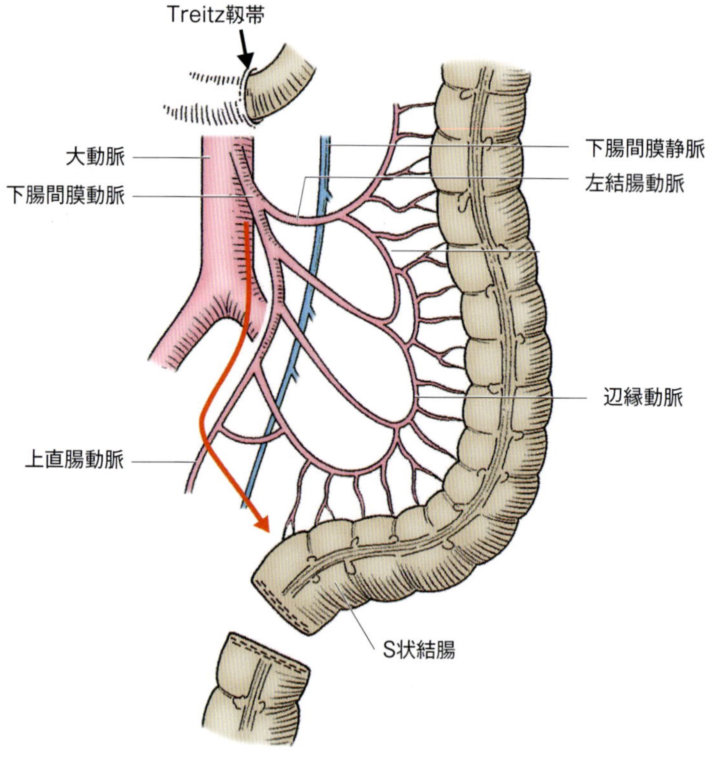

図4 直腸後腔の展開

下腹神経は温存せず，臓側骨盤筋膜の層で可及的に末梢に至り，肛門挙筋上腔まで展開する。仙骨前面の静脈叢からの出血に注意する。

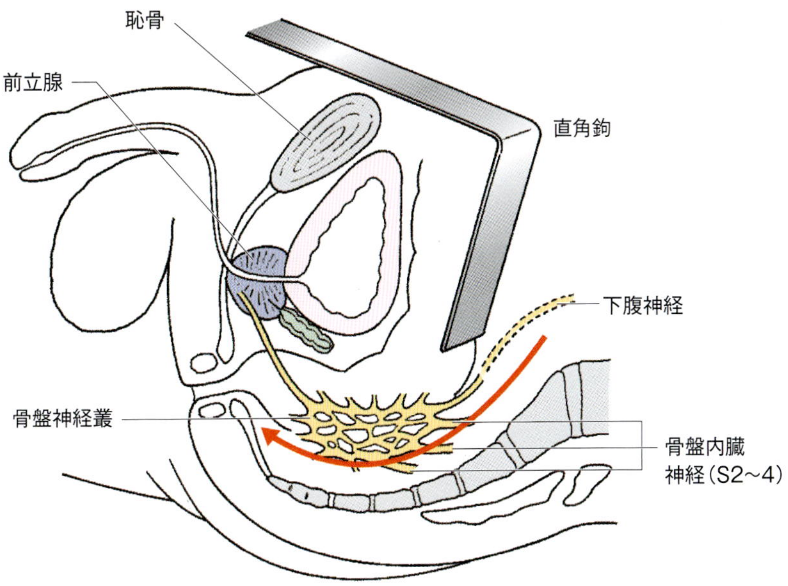

5 直腸後面の剥離

切断したS状結腸の肛門側断端を尾側腹側に牽引し，直腸後面を剥離する（図4）。直腸鉤などの大型で幅広い直角の鉤を用いれば牽引が容易である。直腸間膜（mesorectum）後面にある直腸後腔の層を維持し，疎性結合組織を電気メスで切開して可及的に末梢まで展開する。下腹神経は切除側に付けるが，仙骨側に寄りすぎると仙骨前面の静脈叢からの出血に悩まされる。可能ならば肛門挙筋が露出するレベルまで剥離を進める。

6 リンパ節郭清

リンパ節郭清の要否や範囲は病態による。閉鎖節領域のリンパ節郭清を行うと，自ずと内腸骨動脈が剖出され，この後の血管の処理に有用である。

しかし，骨盤内の巨大な肉腫では郭清を行う視野が十分取れないことが多い。肉腫ではリンパ節転移の頻度は低いこともあり，郭清は必須ではない。

7 尿管の切断

左右の尿管を確保し，臍動脈索の内側へ向けて可及的に周囲から剥離する。小骨盤内で尿管を切断し，膀胱側は結紮，腎側はシングルJステントを留置しておく。原疾患が尿路上皮癌の場合は，切断した尿管断端を迅速病理診断に提出し，上皮内癌の進展がないことを確認する。

8 血管茎と骨盤神経叢の切断

内腸骨動静脈から骨盤内臓器へ分布する血管を順次処理していく。尿管を剥離して末梢まで追跡可能であれば，膀胱に分布する血管はその上に，直腸の血管と骨盤神経叢はその下にある（図5）。血管系の処理に際しては，特に巨大な腫瘍でスペースが乏しいときはシーリングデバイス（Ligasure® など）が有用である。

まず臍動脈遺残（上膀胱動脈）を切断し（中枢側は二重結紮としている），引き続き膀胱と内腸骨動静脈本幹の間を連絡する動静脈を切断していく（図6）。

直腸後腔が十分展開されていれば，骨盤神経叢と直腸側方靱帯が残るのみである。中直腸動脈に注意してこれらを切断していき，肛門挙筋上腔まで展開する。

図5 膀胱・直腸の血管と骨盤神経叢の模式図

膀胱に分布する血管は尿管より腹側に，直腸の血管と骨盤神経叢はその下にある。巨大な腫瘍でスペースが乏しいときでも，この位置関係を理解して，シーリングデバイスも使用しながら血管と神経を切断していく。

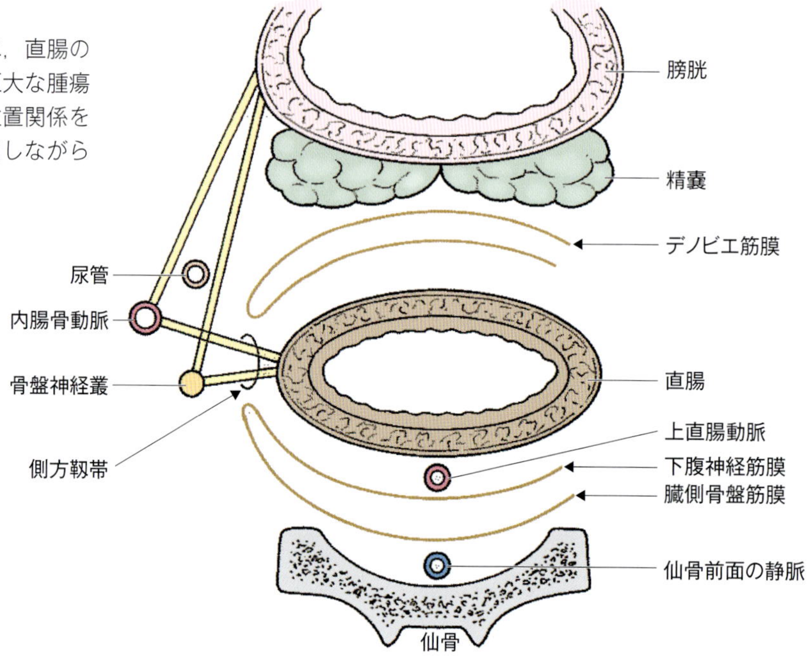

図6 内腸骨動静脈からの血流の切断，骨盤神経叢の切断

臍動脈索に始まる膀胱への血管茎を順次切断する。臍動脈索断端は二重結紮としている。すでに直腸後面が剥離されており，骨盤神経叢と，神経の末梢枝・中直腸動脈を含む直腸側方靱帯を確保できる。

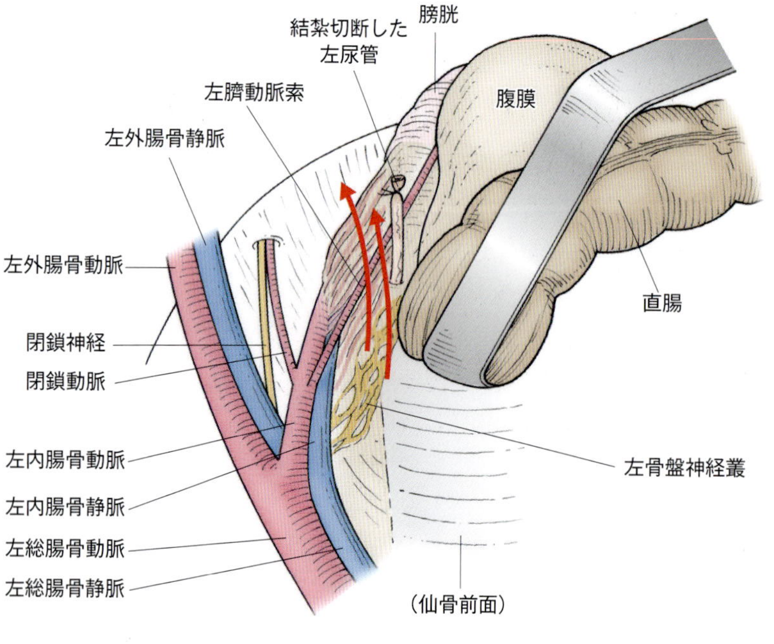

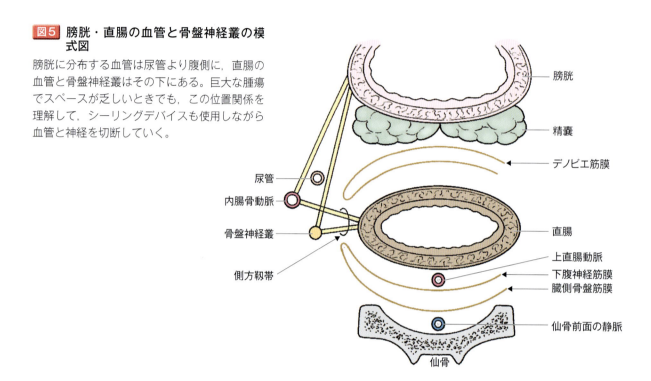

図7 DVCの切断
内骨盤筋膜を切開し，肛門挙筋を前立腺から剥離して前立腺被膜を露出する。恥骨前立腺靱帯を切断し（二重線），DVCを集簇結紮して切断する（矢印）。DVCから出血した場合は2-0程度の太い吸収糸を用いて断端をZ縫合すればコントロールできる。

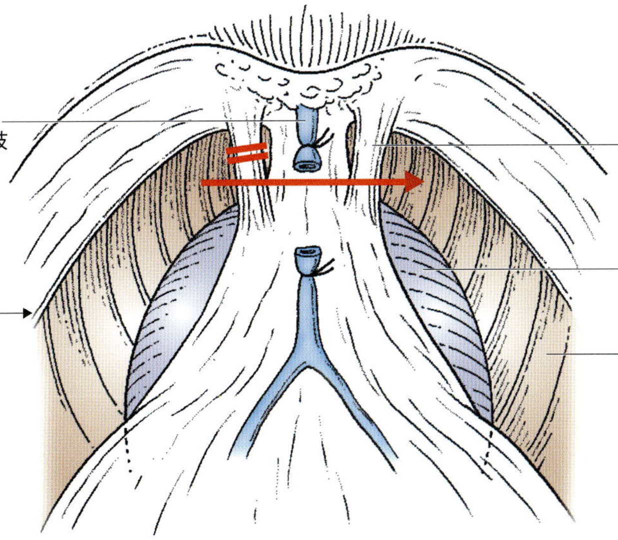

腫瘍の存在様式によっては内腸骨動脈本幹の結紮切断も考慮されるが，その際は上殿動脈分岐部よりも末梢で結紮し，殿部や会陰部皮膚への血流を温存する。

9 DVCの切断

前立腺脇の内骨盤筋膜を切開し，肛門挙筋を前立腺から剥離して前立腺被膜を露出する。恥骨前立腺靱帯を切断し，前立腺腹側のDVC（サントリーニ静脈叢）を集簇結紮のうえ切断する（図7）。詳細は前立腺全摘の項を参照されたい。尿道を骨盤内から末梢へ向かって可及的に周囲から剥離する。

10 会陰操作

会陰側の操作に移る。肛門を囲んで，陰嚢下縁から尾骨に至る楕円形の皮切を置く（図8）。皮下脂肪を切開して開創器をかける。

坐骨結節の内側で，Alcock管を通ってきた内陰部動脈を同定し，その直腸枝である下直腸動脈を同定・切断する（図9）。

尾骨の先端を露出し，尾骨から左右に広がる大殿筋の前面に沿って奥へと剥離を進める。両側の坐骨結節を目安にして坐骨直腸窩の脂肪を切開すると肛門挙筋が現れる（図10）。

電気メスで肛門尾骨靱帯を切断し，その奥の筋膜を切開すると，骨盤内操作で剥離展開した直腸後腔（腹腔内）と交通する。ここを起点として，左右の肛門挙筋を前方に向かって切離し，直腸を骨盤壁から遊離していく（図11）。筋肉からの出血があるためシーリングデバイスが有用である。

図8 会陰の皮膚切開

閉鎖した肛門から，側方では周囲に約2cm離して，楕円形の切開を置く。

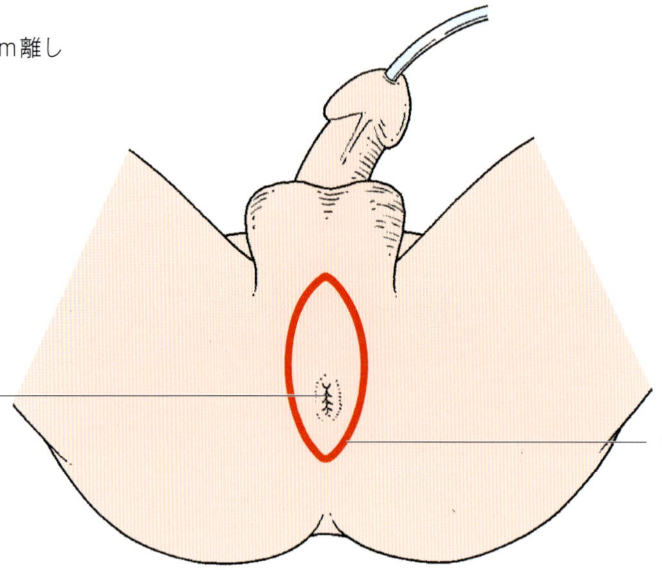

図9 下直腸動脈の切断

内陰部動脈の枝である下直腸動脈を結紮切断する。坐骨直腸窩の脂肪織を切開して肛門挙筋を露出させる。

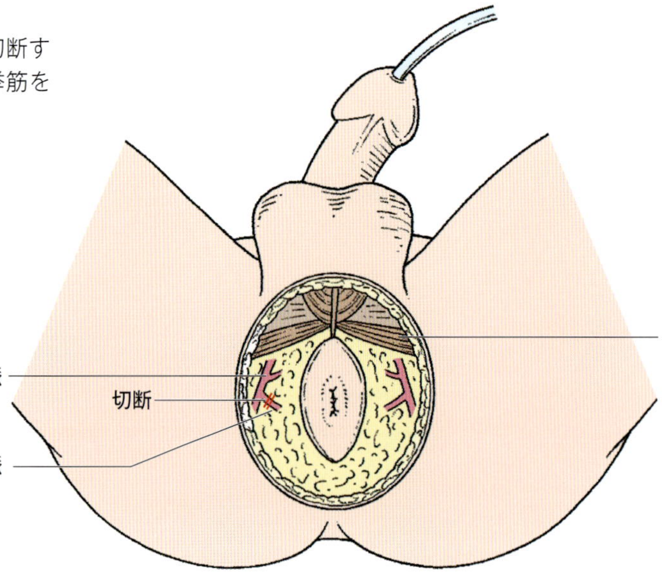

肛門挙筋，浅および深会陰横筋を切開していくと，球海綿体筋に覆われた尿道が残る。球海綿体筋を切離し，陰茎海綿体を温存して尿道・尿道海綿体のみを確保する。尿道カテーテルを抜去し，この部位で電気メスを用いて尿道を切断する。遠位端は吸収糸で縫合し閉鎖する。尿道周囲の剥離を骨盤内へ向かって進め，腹腔内と交通させると，骨盤内臓器が遊離する。一塊として腹部正中創から摘出する。

11 洗浄・止血，会陰創の閉鎖

十分な洗浄・止血確認を行う。会陰創の閉鎖を行う（図12）。皮下組織を2-0吸収糸で寄せ，皮膚をナイロン糸で縫合する。

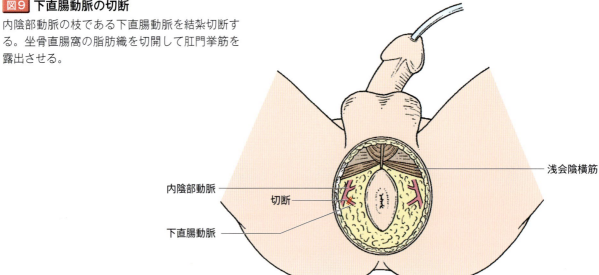

図10 坐骨直腸窩と肛門挙筋の模式図

坐骨直腸窩の脂肪織を切開して肛門挙筋を露出する。肛門挙筋を切断すれば骨盤腔内と交通することになる（矢印）。

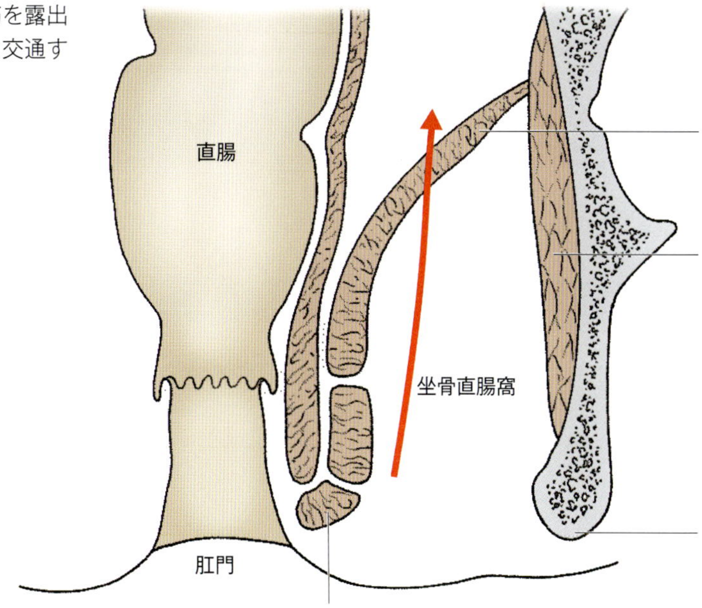

図11 骨盤内との交通

電気メスで肛門尾骨靱帯を切断し，骨盤腔内と交通させる。ここを起点として，左右の肛門挙筋を前方に向かって切断し，直腸を骨盤壁から遊離していく（矢印）。

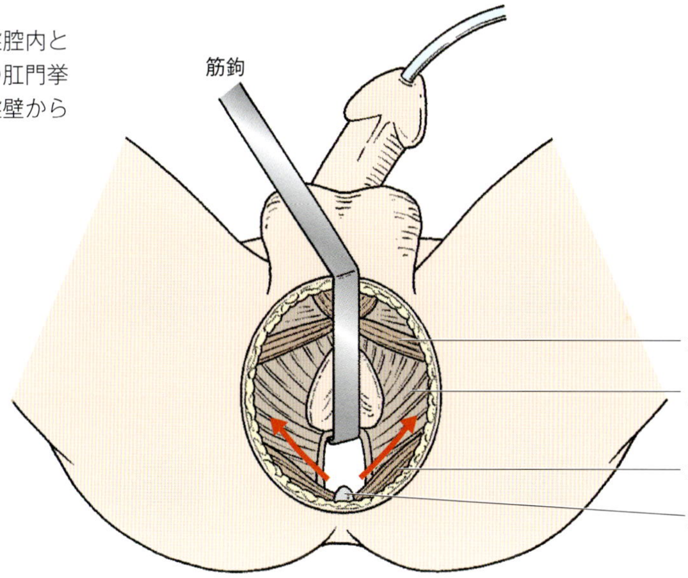

12 尿路変向

回腸導管を選択することが多い。回腸導管造設術の詳細は別稿に譲る。手技的には膀胱全摘時と同じであるが，S状結腸が切断されているため小骨盤内の視野は良好であり，尿管導管吻合は容易である。切断されたS状結腸が左側腹部へ導かれるため，尿管導管吻合部の後腹膜化は実施できない。

13 S状結腸の体外への誘導

術前にマーキングした人工肛門ストーマ予定部位を500円玉程度の大きさに円形にくり抜く。

図12 閉創

ドレーンは右下腹部から骨盤底に挿入する。

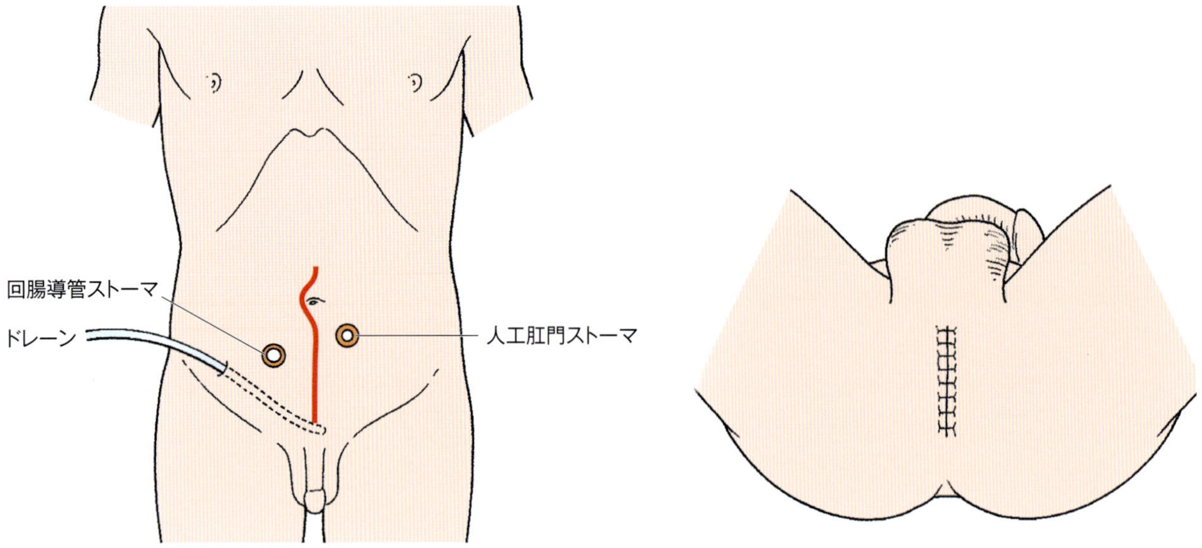

S状結腸は側腹部の腹膜を剥離し，腹膜外経路から体外へ導く。結腸の屈曲のため頑固な便秘となる可能性を考え，腹膜を剥離せず腹腔内経路から直接体外へ導く方法を支持する立場もある。腹直筋筋膜前鞘との固定は不要である。術野の汚染を防ぐため，ストーマ形成は閉腹後に行う。

14 洗浄，止血確認，ドレーン留置，閉腹

閉腹前に再度，十分量の温生理食塩水で術野を洗浄し，止血を確認する。必要であればタコシール®などの貼付形式の止血剤も考慮する。

閉鎖式ドレーンを挿入し，先端を骨盤底に置く。結腸ストーマからの汚染を避けるため，ドレーンは右下腹部から挿入する。

癒着防止シート（セプラフィルム®やインターシード®など）は腸管の癒着予防に有用である。

0号バイクリル®などの太い吸収糸を用いて筋膜・腹膜を一層で閉鎖し，閉腹する（図12）。

15 ストーマの形成

回腸導管ストーマの形成は別稿を参照されたい。

人工肛門ストーマ作成の考え方も基本的には同じである。真皮～漿膜～腸管全層～真皮の運針を4方向に行った後に，それぞれ結紮する（図13a）。平坦ストーマにならず，約1cm程度外翻するように，漿膜運針部位を調整する。4本の結紮糸の間に，真皮と腸管全層を縫合する運針を，それぞれ約2針ずつ追加し，合計約12針程度でストーマを固定する（図13b）。

術後管理

①長時間の開腹手術で腸管が浮腫状になっている。広範囲の切離面からの浸出液も多く，循環動態には特に注意を要する。

図13 人工肛門ストーマの形成

ⓐストーマが約1cm外翻するように，漿膜に運針する位置を調整する。4方向に運針した後に，それぞれ結紮するとストーマが外翻して固定される。
ⓑ真皮と腸管全層を縫合する運針を，4方向の結紮糸の間にそれぞれ約2針ずつ追加し，合計約12針程度でストーマを固定する。

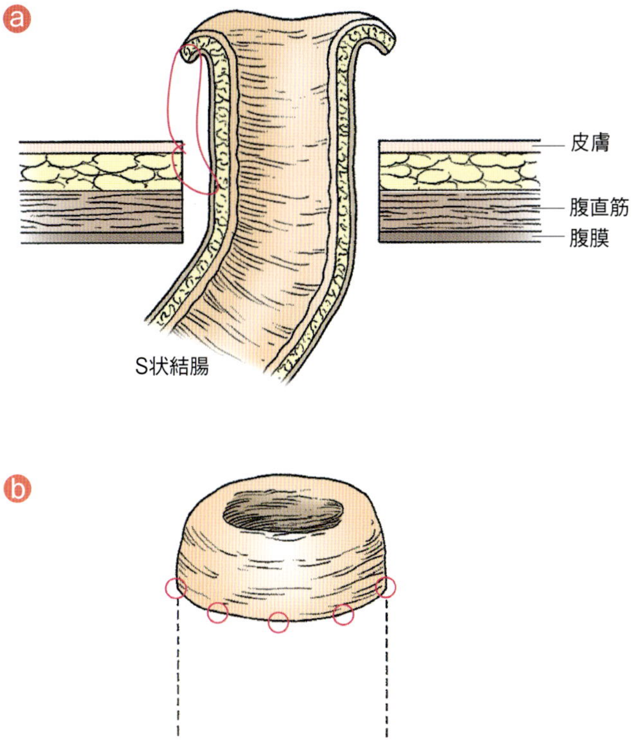

②尿量減少時は，循環動態のほかに，尿管カテーテルの閉塞の可能性も考慮する。5mL程度の生理食塩水を尿管カテーテルに注入し，スムーズに洗浄できることを確認する。
③術翌日以降は十分な鎮痛のもと早期離床を図る。
④経鼻胃管は必須ではなく，ERAS®（enhanced recovery after surgery）の概念の導入後，術直後に抜去することも多い。なるべく早期に経腸栄養を再開する。水分摂取開始後は大建中湯®の投与も考慮する。
⑤骨盤ドレーンは排液量100mL程度を目安に抜去する。しかし広範な切離面からの浸出液と腹水の漏出のため排液量は多めで経過しやすい。その場合は，感染のリスクもあるため，混濁がなければ術後5日前後をめどに抜去する。
⑥会陰創は緊張がかかりやすいため，抜糸は2週間後をめどに行う。
⑦尿管カテーテルは術後10～14日程度を目安に順次抜去する。カテーテル抜去後の当日～翌日に腎盂腎炎を生じることがあるため，われわれはカテーテル抜去時に予防的に抗菌薬を投与している。

文献

1) Brunschwig A: Complete excision of pelvic viscera for advanced carcinoma; a one-stage abdominoperineal operation with end colostomy and bilateral ureteral implantation into the colon above the colostomy. Cancer, 1948; 1: 177-83.
2) Ishiguro S, Akasu T, et al: Pelvic exenteration for clinical T4 rectal cancer: oncologic outcome in 93 patients at a single institution over a 30-year period. Surgery, 2009; 145: 189-95.
3) Akasu T, Yamaguchi T, et al: Abdominal sacral resection for posterior pelvic recurrence of rectal carcinoma: analyses of prognostic factors and recurrence patterns. Ann Surg Oncol, 2007; 14: 74-83.
4) Ferenschild FT, Vermaas M, et al: Total pelvic exenteration for primary and recurrent malignancies. World J Surg, 2009; 33: 1502-8.
5) Kamat AM, Huang SF, et al: Total pelvic exenteration: effective palliation of perineal pain in patients with locally recurrent prostate cancer. J Urol, 2003; 170: 1868-71.

後腹膜リンパ節郭清術

筑波大学医学医療系腎泌尿器外科講師　星　昭夫
筑波大学医学医療系腎泌尿器外科病院教授　河合弘二

精巣腫瘍は化学療法や放射線治療が著効する症例も多く，集学的治療を行えば多発転移症例であっても根治が期待できる数少ない疾患の1つである。一方，複数レジメンによる化学療法を多コース施行しても腫瘍が残存する症例も散見される。このような難治症例に対しては，根治を目指した腫瘍切除が行われている。本項では進行性精巣腫瘍に対する化学療法後に残存する後腹膜リンパ節転移に対する後腹膜リンパ節郭清術（retroperitoneal lymph node dissection；RPLND）について解説する。

適応，禁忌

当科における精巣腫瘍治療における基本方針を示す（図1）。非セミノーマに対するRPLNDは，化学療法後に残存腫瘍が認められ，かつ腫瘍マーカーが陰性化した症例が基本的適応となる。RPLNDによる残存腫瘍切除の目的は，根治的切除およびviable cancer cellの有無を確認することである。特に非セミノーマでは奇形腫やviable cancer cell残存の可能性を考慮し，原則すべての残存腫瘍を切除するべきである。このため，周囲臓器への癒着や浸潤を認めた場合であっても手術を考慮すべきであり，症例によっては合併切除を含む拡大手術を行う。一方，セミノーマでは，これらの可能性が低いこと，周囲組織との癒着が強固となる傾向が強く手術手技が困難であることもあり，腫瘍径やPET-CTの結果を踏まえ，手術か経過観察か検討する。

本術式は若年患者が多いこともあり，絶対的禁忌はない。しかし，巨大腫瘍や大血管を取り囲む腫瘍など，広範な合併切除を必要とする症例は適応選択が難しく，経験の豊富な施設への紹介も考慮すべきである。

図1　筑波大学の精巣腫瘍治療における基本方針

Stage Ⅰ セミノーマ	経過観察 （予防照射）	
Stage Ⅰ 非セミノーマ	経過観察 化学療法	RPLNDは行っていない
Stage Ⅱ以上 セミノーマ	放射線治療	
	BEP療法後 経過観察* または 残存腫瘍切除	*：3cm 以下または PET 陰性
Stage Ⅱ以上 非セミノーマ	BEP療法 or BEP⇒TIP療法後 マーカー陰性化 経過観察* または 残存腫瘍切除	*：1cm 以下で患者と相談
	TIP 療法不応 3 次化学療法	

術前検査，術前準備

患者は若年者がほとんどで既往症がないことも多いが，術前化学療法による影響で耐術能が低下している可能性がある。このため十分な術前検査と術前準備が必要である。また，手術時期に関しては，化学療法の影響からの回復と腫瘍の進展を考慮し，化学療法の最終コース終了後から1カ月程度が望ましいと考える。以下に特に注意すべき項目を挙げる。

血液検査：骨髄抑制や腎機能障害など化学療法の副作用が遷延していないか確認する。特に術前から貧血や血小板減少を認める症例では，必要に応じて術前に輸血を行う。また，腫瘍マーカーが陰性化していることを確認する。

肺機能検査：ブレオマイシンを含む化学療法で治療された場合，精密肺機能検査を行う。

CT検査：化学療法による腫瘍縮小のため，治療前の画像と所見が大きく異なることが多い。手術に際しては術前1カ月半以内の画像を撮影することが望ましい。手術のプランニングは治療前および術直前の画像を参考に，周囲臓器への浸潤の有無や程度，合併切除の必要性などを十分に議論する。周囲臓器や大血管への浸潤が疑われる症例では，術前に消化器外科や循環器外科，麻酔科など関係各科と綿密な術前カンファレンスが必須である。

インフォームド・コンセント：病理結果でviable cancer cellの残存がない，もしくは奇形腫のみ残存の場合には経過観察となるが，ある程度以上のviable cancer cellが残存していた場合には，追加の化学療法が必要になることを説明する。化学療法後RPLNDは化学療法未施行と比べ周術期合併症が高率であること，リンパ漏，イレウス，射精障害などが頻度の高い合併症としてあることを説明する。化学療法後RPLNDでは残存腫瘍を完全に切除することが重要であるため，周囲臓器の合併切除の可能性についても化学療法前，後の画像を参考に説明する。

新しい手術機材

現在はさまざまな手術機材があり，これらを適切に使用することで，より安全で簡便な手技が可能である。以下に機材の特性や使用時のコツを述べる。

バイポーラ：ピンセット型や鋏型などがある。細い束や血管表面など比較的薄い層での止血に有効である。

シーリング機器：5mm程度の血管であれば安全に処理でき，腰静脈の処理の際などに有用である。処理する組織が薄すぎると十分シーリングできないことに留意する。リンパ組織のシーリングは不十分となることがあるため，リンパ組織側方など比較的リンパ瘻が起こりにくいと考えられる部位に対し使用する。

ソフト凝固：モノポーラの一種で，組織を脱水・変性させることで止血する。脆い剥離面からの比較的少量の出血に対し特に有効で，大血管表面からの小さな出血にも有効である。

タコシール®：凝固因子が塗布された止血機材である。電気メスなどの凝固止血が難しい剥離面での止血に有効である。また，下大静脈や腰静脈などからの少量の出血で，止血縫合が難しい場合などにも有効である。

手術のアウトライン

1 郭清範囲
2 体位，皮膚切開
3 後腹膜の展開
4 テンプレート郭清と腰内臓神経温存
5 性腺動静脈の摘除
6 ドレーン留置と閉創

手術手技

本術式の要点は後腹膜の展開と，大血管周囲の剥離手技(Split and Roll操作)にある。

1 郭清範囲

化学療法後RPLNDではfull templateによる郭清が推奨されている。これは上縁を腎静脈，外側を両側の尿管，下縁を総腸骨動脈とした範囲である(図2)。

2 体位，皮膚切開

体位は仰臥位とする。皮膚切開は剣状突起から恥骨上縁に至る全腹部正中切開で行う。開腹の後に腹腔内を観察。肝円索を結紮切断し，肝鎌状間膜を肝表面近くで横隔膜癒合部付近まで切開する。

図2 full template郭清の範囲と後腹膜における交感神経系

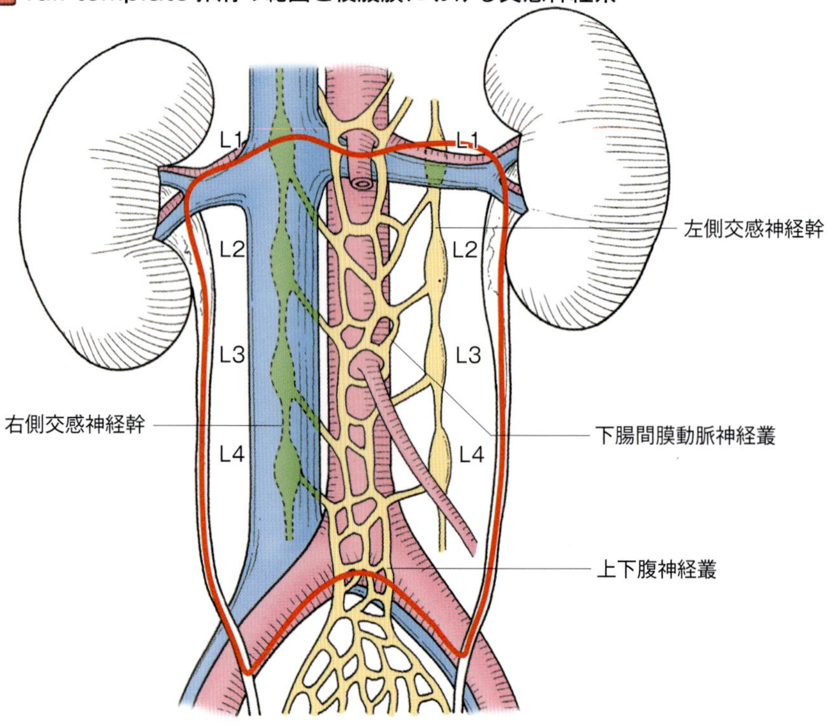

3 後腹膜の展開

腹膜の切開ラインを示す（図3a）。後腹膜展開は安全な手術に不可欠であり，特に頭側の術野展開を確実に行い，腸を十分に脱転することが重要である。Treitz靱帯から小腸腸管膜根部に沿って後腹膜を切開し，回盲部を回り込んだ切開を上行結腸外側の白線から肝彎曲部まで延長する。展開が不十分な場合，さらに肝下面の腹膜を下大静脈が確認できる部位まで横方向(Winslow孔の方向)に切開することで，腎静脈を視認しやすくなる。

右尿管を損傷しないように注意しつつ，上行結腸，小腸を頭側に剥離し，後腹膜を展開していく。この際，濡れたタオルガーゼなどで回盲部を中心に腸管を挙上させ，テンションをかけることで正しい剥離層を保つことができる。さらにKocherの授動を行い十二指腸および膵を挙上する。この段階で腎静脈の高さまで腸管が脱転されている必要がある。十分脱転された腸管を収納バックに収納し頭側へ挙上する。加えて，左腎静脈前面のリンパ組織を処理する（図3b）。ここまでの操作で，十二指腸から横行結腸，膵，上腸間膜

図3 後腹膜の展開

ⓐ腹膜の切開ライン
ⓑ左腎静脈前面と十二指腸，膵臓間の剥離
ⓒ腸管授動後の術野

ⓐ
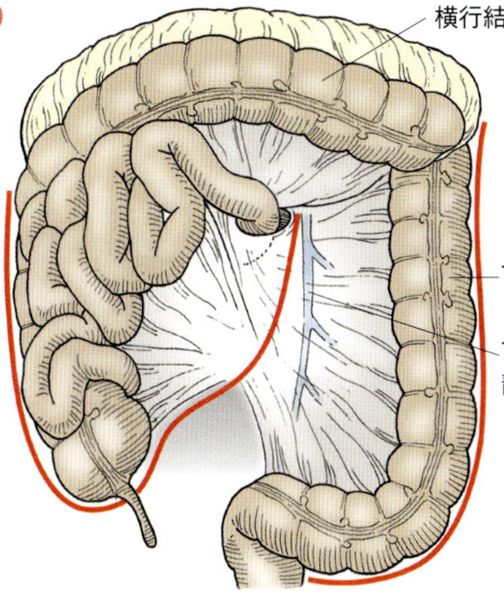

ⓑ
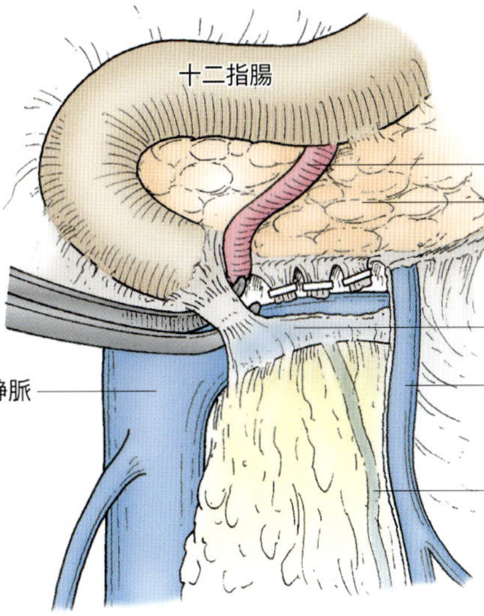

ⓒ
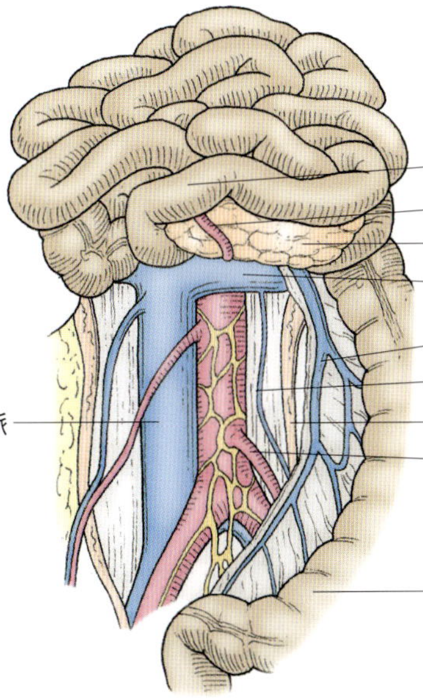

動脈を授動できる。腸管授動後の術野を示す(図3c)。

Advanced Technique

手技のポイント

Kocherの授動は十二指腸および膵を血管から直接剥離していく手技である。正しい剥離層では細い穿通枝があるのみであり，剥離はメッツェンバウムなどを用いた鋭的剥離が可能である。また，十二指腸および膵を扱う際には，ガーゼなどを介して愛護的に扱う必要がある。授動は左右腎静脈が十分視認できるレベルまで行う。

大動脈左側を郭清する際には下行結腸外側の白線を切開し，下行結腸を脱転する。この操作を行うことで，下腸間膜動脈より尾側レベルの郭清や，後に述べる左腰内臓神経の同定が容易になる。視野確保に必要であれば下腸間膜静脈や下腸間膜動脈を切断してもよい。

4 テンプレート郭清と腰内臓神経温存(図4)

下大静脈右側のSplit and Roll操作，傍下大静脈リンパ節郭清(図4b, c)

まず，下大静脈前面のリンパ組織を下大静脈に沿って切開していく(Split操作)。この

図4 神経温存後腹膜リンパ節郭清(Split and Roll操作)

ⓐ大血管と交感神経系の解剖学的位置関係(横断図)
ⓑ下大静脈前面の切開
ⓒ交感神経幹の同定，腰静脈の切断
ⓓ右腰内臓神経の同定
ⓔ大動脈前面の切開
ⓕ交感神経幹の同定，腰動脈の切断
ⓖリンパ節摘除後

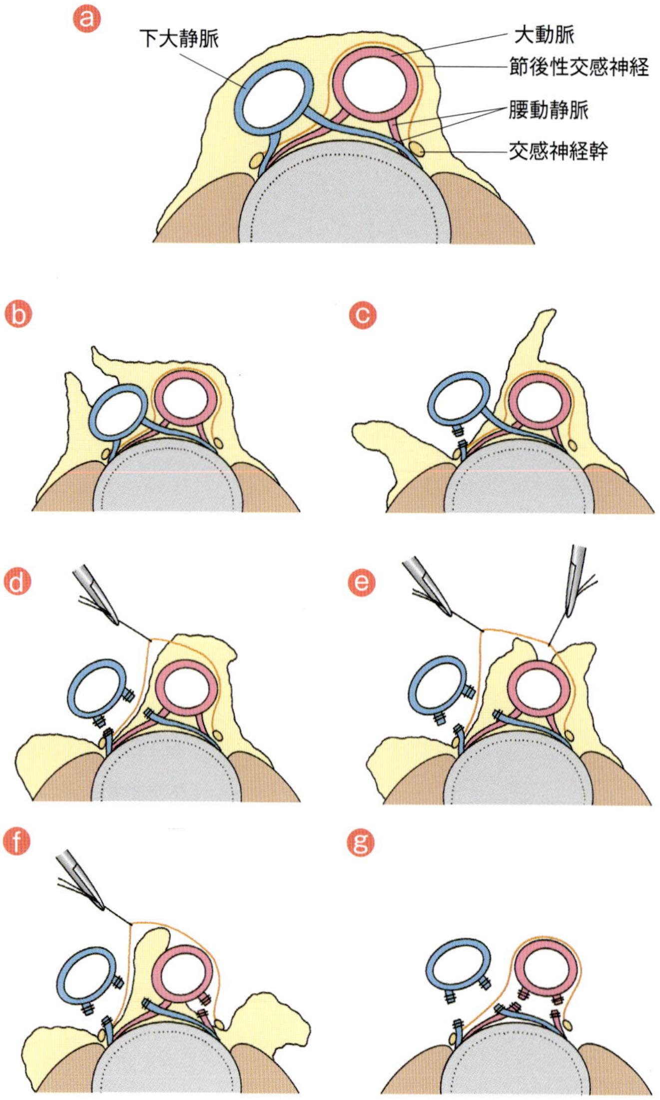

層は比較的薄い線維性脂肪組織よりなるが，リンパネットワークを構成する主な組織であるため，上下端は必ず結紮にて処理する。また，側方の太いリンパの束も可能な限り結紮する。この操作では下大静脈壁を露出させる層で剥離することが肝要である。切開範囲は腎静脈から右総腸骨動脈まで行う。

次に下大静脈右側への剥離を行う。右腰静脈を適宜結紮，切断しつつ，Roll操作を行う。腰静脈の処理はシーリング機器でも可能であるが，複数回シーリングするなど確実な処理が必要である。この操作は吸引管などによる鈍的剥離も有用である。下大静脈に注ぐ細かな血管が存在するが，出血させないように電気メスなどで適宜処理していく。下大静脈背側を剥離する際には右交感神経幹を損傷しないように注意する。右腎動脈を上縁，総腸骨動脈を下縁，右尿管を右側縁とし，リンパ組織を結紮，切断する。リンパ組織を挙上し，背側は腸腰筋筋膜の層で剥離し，傍下大静脈リンパ節を一塊として離断，摘出する。

Advanced Technique

Split and Roll操作（図5）

本術式のコツとなる手技である。Split操作では鋭的な切開かつ確実な止血が必要であり，電気メスによる切開が有効である。その際は血管壁に通電し不要な出血をきたさないよう注意する。Roll操作ではメッツェンバウムによる鋭的剥離や，吸引管やツッペルによる鈍的剥離を組み合わせる。癒着が高度である場合は，メスやメッツェンバウムによる鋭的剥離に加え，電気メスの尖端を用いた鋭的剥離と止血操作が有効である。

右腰内臓神経の同定と大動静脈間リンパ節郭清（図4d, e）

続いて下大静脈左側を露出させるように剥離を進める（Roll操作）。この操作では適宜止血し，術野を保つことで腰内臓神経の同定が行いやすくなる。また，通電による神経損傷を防ぐため，モノポーラによる操作は極力行わない。剥離を進めると，下大静脈背側から大動脈右壁方向に走行する右L2/3腰内臓神経が同定できる。L2/3は大動脈表面で合流し，下腸間膜動脈分岐部より尾側レベルで大動脈前面を被う上下腹神経叢に至る（図2）。神経

図5 Split and Roll操作

ⓐ Split操作：リンパ組織を挙上しつつ十分なカウンタートラクションをかけ，血管壁から離したうえで，電気メスにて長軸方向へ切開する。

ⓑ Roll操作：血管壁を露出させる層でリンパ組織を鈍的に剥離する。背側にある腰動静脈に注意する。高度癒着症例では血管壁との境界が不明瞭となっていることがあり，その際は非癒着部から血管壁を露出し，その層を保つように鋭的に剥離する。

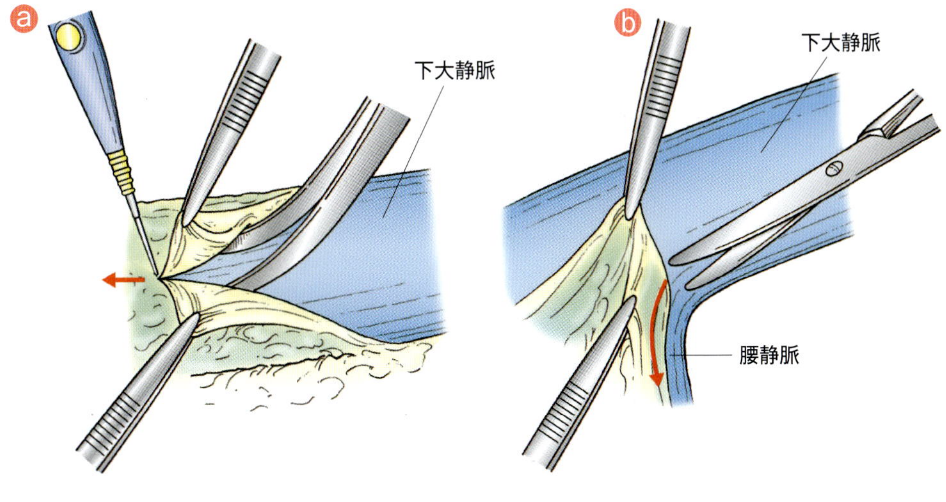

をテーピングした後，神経の存在を常に意識しつつ丁寧に末梢へ剥離し，上下腹神経叢に到達する。神経周囲からの止血では，ピンセット型バイポーラが有効である。

右交感神経幹に注意しつつ下大静脈左側から背側を剥離する。この際，左腰静脈を適宜処理する。左右の腰静脈を処理することで下大静脈をテーピングすることができ，大動静脈間リンパ節の郭清が安全に行いやすくなる。また，片側modified template郭清の際は下腸間膜動脈以下の大動静脈間リンパ組織を郭清しないため，神経温存の観点から上下腹神経叢周囲の操作は最小限に留める。

テーピングした右腰内臓神経の層を意識しつつ，大動脈前面のリンパ組織もSplit操作を行う。上縁は左腎動脈の高さ，下縁は総腸骨動脈の高さでリンパ管を結紮，切断する。この操作によりリンパ組織は背側が前縦靱帯で付着しているだけとなる。温存した腰内臓神経に注意しつつ，リンパ組織を挙上し，大動静脈間リンパ節を一塊として離断，摘出する。

◉左腰内臓神経の同定・温存，傍大動脈リンパ節郭清（図4f, g）

左腰内臓神経の同定は右に比べ難しいことが多い。右腰内臓神経が大動脈前面を走行し上下腹神経叢を形成することが視認できる場合，この層での剥離を左側に進めることで，大動脈表面を走行する左腰内臓神経が同定できる。同定が難しい場合は大動脈と左尿管の間を剥離し，左交感神経幹を同定する。左交感神経幹は左大腰筋内側縁を縦走しており，大腰筋が解剖学的メルクマールとなる。右側と同様に神経をテーピングした後，愛護的に神経を末梢側へ剥離する。大動脈左側にRoll操作を進め，リンパ組織の剥離を頭側，尾側へ進める。脊髄への血流を保つため，腰動脈は可能な限り温存する。左腎動脈を上縁，総腸骨動脈を下縁，左尿管を左側縁とし，リンパ組織を結紮，切断する。リンパ組織を挙上し，背側は腸腰筋筋膜の層で剥離し，傍大動脈リンパ節を一塊として離断，摘出する。

腰内臓神経温存の際に注意すべきことは，神経温存にこだわりすぎ，郭清すべきリンパ組織を取り残さないことである。特に患側の腰内臓神経は化学療法による癒着で同定，剥離が困難なことがあり，その際は躊躇なく神経を含めたリンパ組織を郭清する必要がある。

5 性腺動静脈の摘除

精巣原発の胚細胞腫の場合には，患側の性腺動静脈の摘除を行う。高位精巣摘除術の際に結紮した糸を確認できるまで確実に摘除する必要がある。

6 ドレーン留置と閉創

腹腔内を生理食塩水にて十分洗浄し，止血を確認する。後腹膜腔に閉鎖式ドレーンを留置し，Treitz靱帯から回盲部までの腹膜を修復する。

術後管理

術翌日まではHCUまたはICUにて管理する。長時間の手術となることが多く，in/outバランスに注意し，必要に応じて膠質液の輸液を行う。当科では術後1～2日目から飲水・内服を再開，術後2～3日目からGlutamine-Fiber-Oligosaccharide（GFO®）による早期経腸栄養を開始し，嘔吐などイレウス症状がなければ術後5日目から流動食を開始し，1日上がりで食上げを行う。

ドレーンは1日排液量100～200 mL以下を基準とし，食事が五分粥となった段階で乳糜がないことを確認し抜去する。

RPLNDにおける大動脈，下大静脈の剥離：適応と困難症例への対処

RPLNDは大血管を剥離・露出させる手技であり，化学療法後も大きな腫瘍が大血管に接して残存する症例などが典型的困難症例といえる。これらの症例は循環器外科や消化器外科と合同で手術を施行する必要がある。ここでは当院で施行した困難症例とその手技の要点を述べる。

症例1：下大静脈合併切除の症例（図6）

腫瘍は腎静脈から1cm程度しか離れていなかったため，腎静脈頭側まで下大静脈を剥離した。両側腎動脈をテーピングした後，下大静脈を腫瘍と腎静脈との間でテーピングした。大動脈右壁をSplit and Roll操作にて剥離し，大動脈静脈間リンパ組織を下大静脈と一塊にして尾側方向へ剥離していった。腫瘍は分岐部より尾側まで存在したため，右総腸骨動脈をテーピングにて挙上した後，左右の総腸骨静脈をテーピングし確保した。総腸骨静脈は多くの分枝が存在するため，テーピングの際には細心の注意が必要である。下大静脈の切離前に頭側でテーピングした下大静脈を鉗子で遮断し，血圧の低下がないことを確認した。血圧低下を認めた場合は側副血行路の発達が不十分と判断し，人工血管による置換を考慮する。左右の総腸骨静脈を切断した後，腫瘍頭側で下大静脈を切断し，腫瘍と一塊に摘出した。

症例2：大動脈合併切除および人工血管置換術を施行した症例（図7）

腫瘍は左腎と一塊となり，横隔膜直下から総腸骨動脈のレベルまで存在していた。まず，膵脾を十分に脱転した後，腎動静脈を処理しそのまま大動脈前面をSplit操作にて剥離した。腫瘍と大動脈は強固に癒着していたため，腫瘍尾側の正常な総腸骨動脈前面でSplit操作を行い，その剥離を頭側へ進めた。腫瘍背側を剥離し腫瘍が大動脈のみに付着している状態としたうえで，大動脈との強固な癒着部位の剥離に移った。腫瘍は下腸間膜動脈周囲を中心に大動脈と一塊となっていたため，メッツェンバウムや電気メスの尖端にて鋭的剥離を中心としたRoll操作を施行した。頭側から尾側へ剥離を進め，下腸間膜動脈を切断し，さらに剥離を尾側へ進めていったところ，大動脈からの出血を認めた。このため，剥離してあった腎動脈尾側および総腸骨動脈頭側のレベルで大動脈を遮断した。大動脈周囲

図6 症例1

53歳男性，右精巣腫瘍（Germ cell tumor, yolk sac carcinoma），化学療法（BEP, VIP, TIPなど）計9コース施行後に受診を自己中断した。約10年後に後腹膜リンパ節晩期再発をきたしRPLNDおよび下大静脈合併切除を施行した。

ⓐ動脈相，臍レベル。腫瘍と大動脈との境界が明らかでない。

ⓑ平衡相，臍下レベル。下大静脈（矢印）は背側に圧排されている。

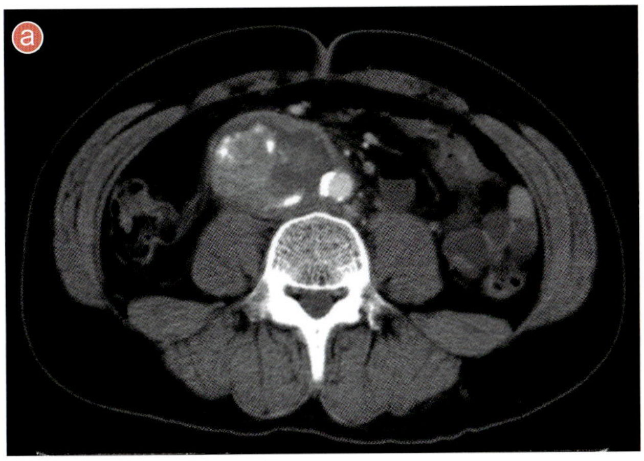

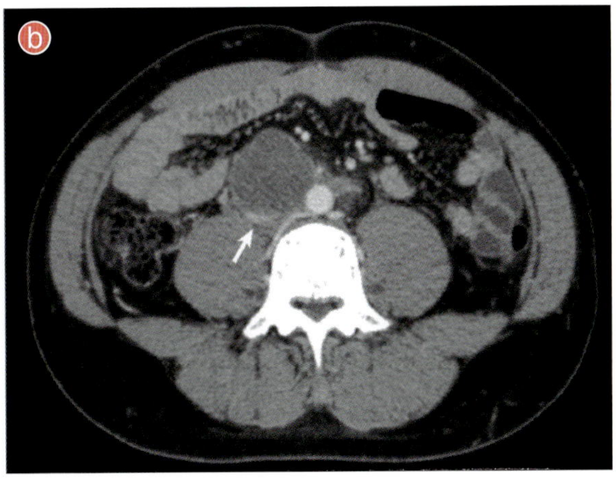

図7 **症例2**

38歳男性。左精巣腫瘍(seminoma, mature cystic teratoma), T2N3M1b。化学療法(BEP, VIP)計4コース施行。左横隔膜下から膵背側に充実性腫瘍, 左傍大動脈に巨大腫瘤残存あり, RPLNDおよび大動脈合併切除, 人工血管置換術を施行した。
大動脈左壁および下腸間膜動脈(矢印)と一塊となる内部不均一な腫瘍を認める。

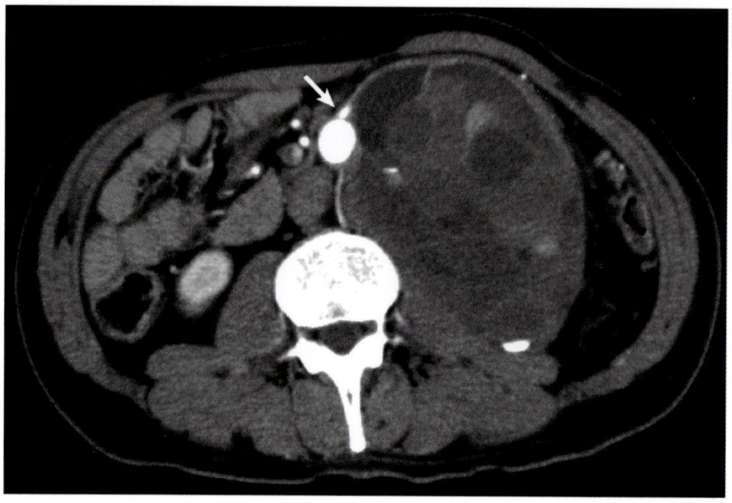

を剥離し腰動脈を処理した後, 大動脈を腫瘍と一塊に切除した。大動脈切除部は人工血管置換を施行した。

V

腎移植，バスキュラーアクセス

生体ドナー腎採取術

広島大学病院消化器外科・移植外科診療准教授 **井手健太郎**
広島大学病院消化器外科・移植外科教授 **大段秀樹**

日本における腎移植の多くは生体腎移植である。健康なドナーからの腎臓提供を前提とする生体腎移植においては，ドナーの安全性の確保は最優先事項であり，同時に採取された腎臓の機能保持が求められる。

生体腎移植のドナー手術は，従来腰部斜切開による開放手術が標準的な腎採取法であったが，近年では鏡視下手術が導入されドナーの手術侵襲は著しく軽減されるようになり，現在は鏡視下手術が主流となっている。しかし鏡視下手術例においても，開放手術への移行があり得るため，従来法は必ず習得すべき手技である。

われわれが行っているミニマム創によるドナー腎採取術は，後腹膜アプローチで，すべて直視下に操作を行い，臓器が摘出できる創のみで手術が完了するので，安全性と低侵襲性を兼ね備える鏡視下手術に匹敵した術式である。

適応，禁忌

生体腎ドナーの条件としては，年齢は20歳から70歳程度まで，腎機能に異常なく悪性腫瘍や感染症のないことが必要である。さらに精神医学的に正常で，自発的な腎提供の意思があり，腎提供後も健全な生活が送れることが保障されなければならない。血液型は不一致や不適合でも禁忌とはならないが，リンパ球クロスマッチは陰性で，組織適合性は良好であることが望ましい。

術前検査，術前準備

全身麻酔に備え，心機能や肺機能検査などを行う。腎機能検査は3D-CT，排泄性腎盂造影，腎レノグラムなどが挙げられる。3D-CTは腎臓の立体的位置，腎動脈と腎静脈の本数およびそれぞれの位置が確認でき，安全に手術を行うために非常に重要である。提供する腎臓は，機能に左右差がある場合は低機能腎を採取するのが原則であるが，左右差がなければ血管や尿管の評価を十分に行ったうえで，左右を決定する。特に支障がなければ腎静脈の長い左腎を採取する。

手術のアウトライン

1. 体位
2. 皮膚切開
3. 尿管剥離
4. 腎周囲の剥離
5. 腎静脈・腎動脈の剥離
6. 腎摘出
7. 閉創

手術手技

2 体位

体位は腋下と腰部に小さな枕を入れ，腰部を挙上し側腹部を伸展させた半側臥位とし（図1），術者は患者の背側に，助手は患者の腹側に立つ。狭深部でも良好な術野を得るため，術者はヘッドライト（XENOSYS LEDライトシステムL2S15）を装着している。

2 皮膚切開

第11肋骨先端を頂点とし，肋骨走行の延長線上に沿って約5cmの皮膚切開を置く（図2）。筋層を可能な限り鈍的に分けて後腹膜腔に入り十分に展開する（図3）。視野確保のための肋骨切除は行わない。後腹膜腔の剥離のほとんどは鈍的に可能である。切開創はポリウレタン製開創器（Alexis® Oウーンドリトラクター Sサイズ，Applied Medical，USA）で開創する（図4）。

図1 左腎体位

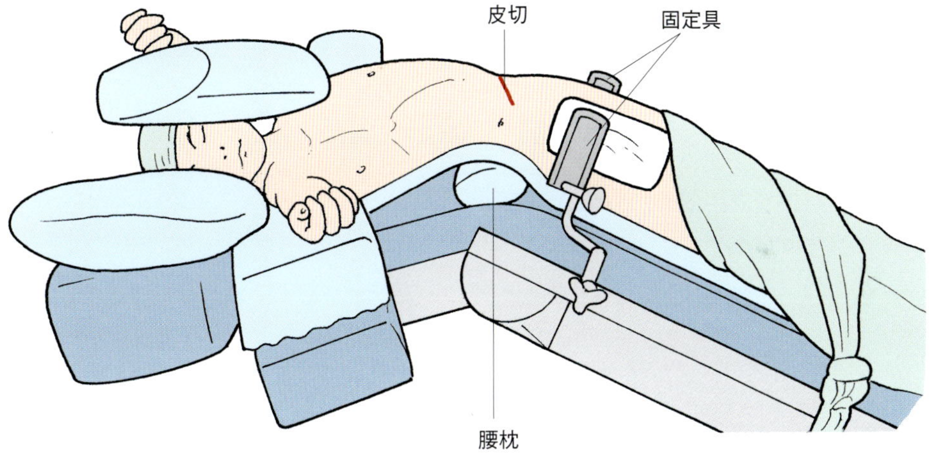

図2 皮膚切開

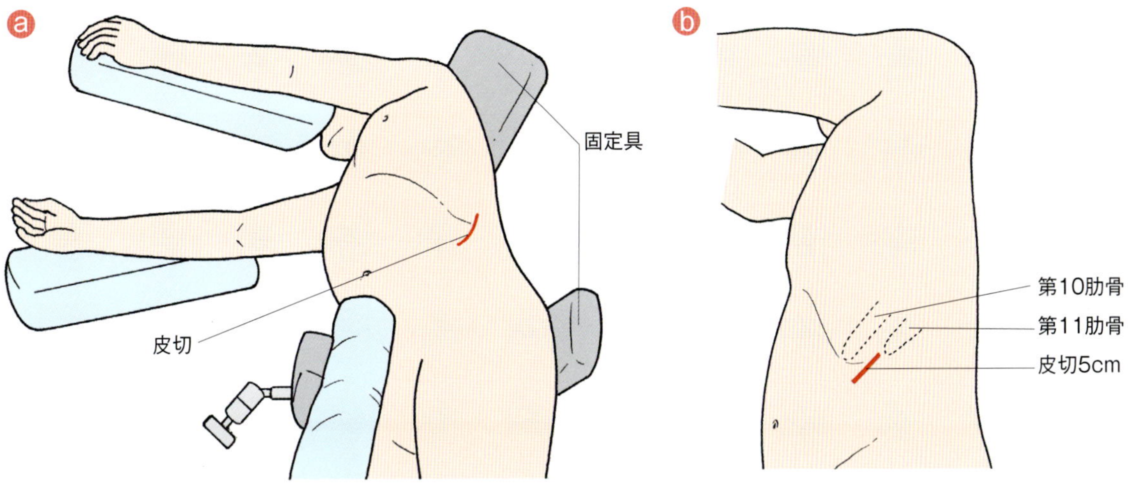

3 尿管剥離

尿管剥離のポイントは血行の温存である。腸腰筋の内側で尿管を同定し，尿管よりやや離れた場所で周囲組織をつけてテーピングする（図5）。栄養血管が大動脈，総腸骨動脈より流入するが，これらは確実にエネルギーデバイス（Surgical Tissue Management System THUNDERBEAT®, OLYMPUS, Japan）で十分に血管封止した後に凝固切開する。尿管の剥離は，尾側は腸骨動脈交差部よりやや尾側まで行い，エネルギーデバイスを用い切離する。グラフト側は5mmほど追加切除した後，支持糸をかけておく。頭側への剥離は可能であれば腎門近くまで行う。特に腎下極の高さでは，周囲の脂肪組織を付けたまま尿管の内側を上方に向かって剥離し，腎盂の剥離露出は決して行わない。

4 腎周囲の剥離

トンプソン開創器を使用し術野を確実に確保する（図6）。腎周囲の剥離は，まず外側

図3 鈍的剥離で後腹膜腔に到達

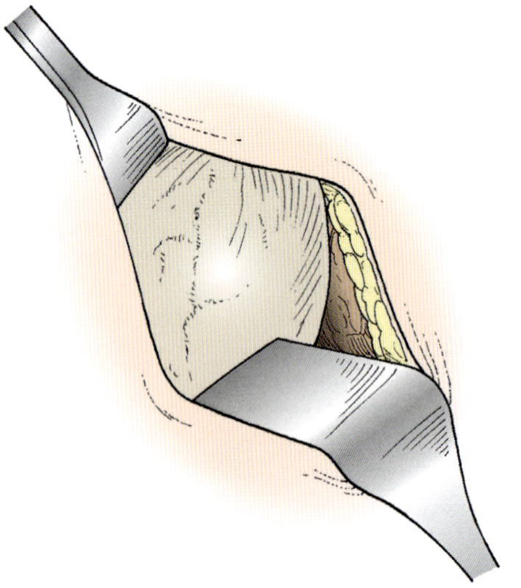

図4 ウーンドリトラクターSサイズで開創

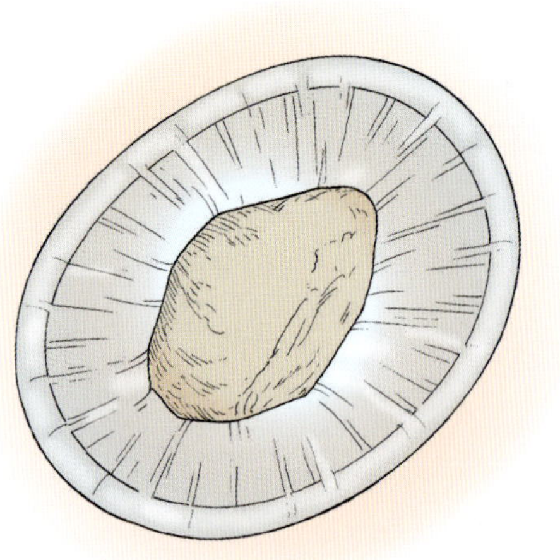

図5 尿管テーピング

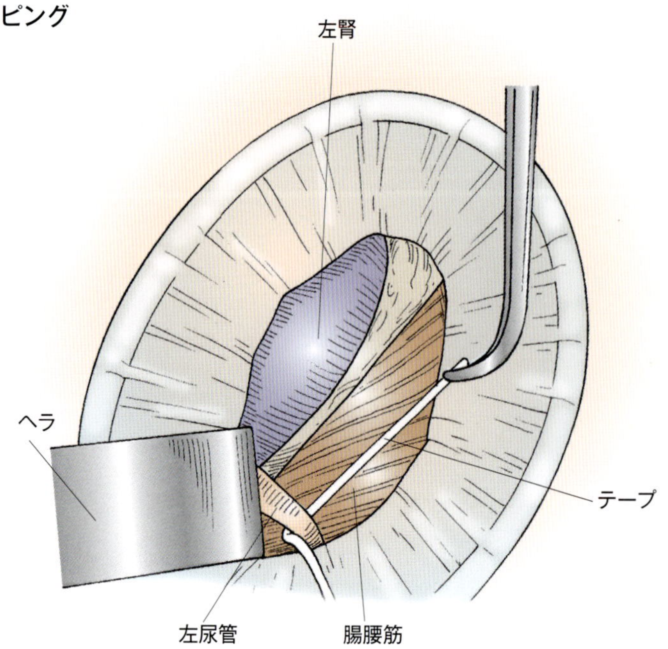

からGerota筋膜を切開し腎表面を露出させる。露出された腎固有被膜と脂肪被膜の間の線維組織を電気メスで切開し，腎下極の外側から腎前面，上極，後面へと剥離し，脂肪組織は摘除しながら腎を脱転していく（図7）。適宜ブレードの位置を移動し，術野を展開する。腎上極，下極の内側の剥離で腎動脈上極枝，下極枝が存在する場合は可能な限り温存する。また腎下極背側では尿管の走行に注意を要する。

腎門を残し十分に脱転するが，腎を強く牽引したり，圧迫したりしないように注意する。腎を圧排する際にはツッペルガーゼを把持したケリー鉗子を用い，腎を愛護的に扱う。この際，柄の部分が強く弯曲したケリー鉗子を用いると視野の妨げにならない（図8）。

5 腎静脈，腎動脈の剥離

腎門部は剥離鉗子や電気メスで丁寧に剥離を進め，腎静脈前面に到達させる。腎静脈に合流する性腺静脈，副腎静脈，腰静脈はエネルギーデバイスで十分に血管封止した後に切離する（図9）。腎静脈をテーピングし，中枢側（大動脈前面くらいまで）になるべく長く剥離を進めておく。右腎採取の際は，下大静脈と腎静脈分岐部の間の剥離を十分に行い，長さを確保する。特に腎静脈の下大静脈流入部から腰静脈で出ていることが多いので注意を要する。

腎静脈の後面に位置する腎動脈周囲を剥離し，テーピングする。不用意な牽引は動脈のスパスム（攣縮）をきたすので，愛護的に扱う（図10）。静脈と異なり通常腎動脈には分枝はないが，周囲組織からの出血は確実に止血し，大動脈分岐部付近まで剥離を進める。腎動静脈のみで腎がつながっており，他の組織が完全に遊離され腎の脱転が完成した時点

図6 図6　術野の確保

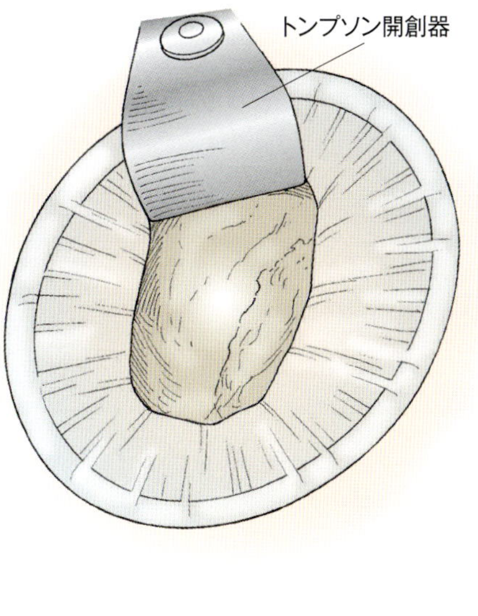

図7 腎の脱転

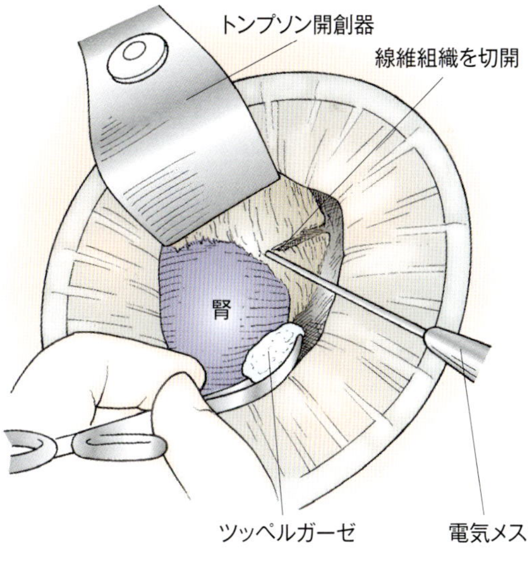

図8 ケリー鉗子

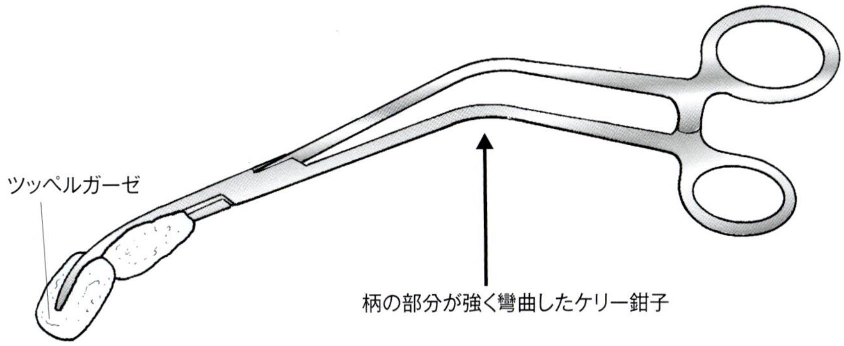

で腎摘出の準備が完了する。

腎を自然の位置に戻したときに腎臓に緊満感がない場合や尿流出が不良の場合は，腎血流を回復させ利尿を得るためにD-マンニトールを負荷する。

6 腎摘出

手術用ステープラ（Powered ECHELON FLEX® 7，Ethicon，USA）を小切開創より挿入し，腎動脈を切離（図11），続いて腎静脈を切離し，腎を摘出する。症例に応じてステープラを挿入する方向や角度を調整し，できるだけ長く血管が採取できるように工夫する。右腎採取で腎静脈長の確保が困難な場合は，腎静脈を血管鉗子で遮断した後に切離し，血管縫合糸で閉鎖する。腎摘出の際，滅菌した綿手袋を装着すると，滑ることなく容易に小

図9 腎静脈分枝の処理

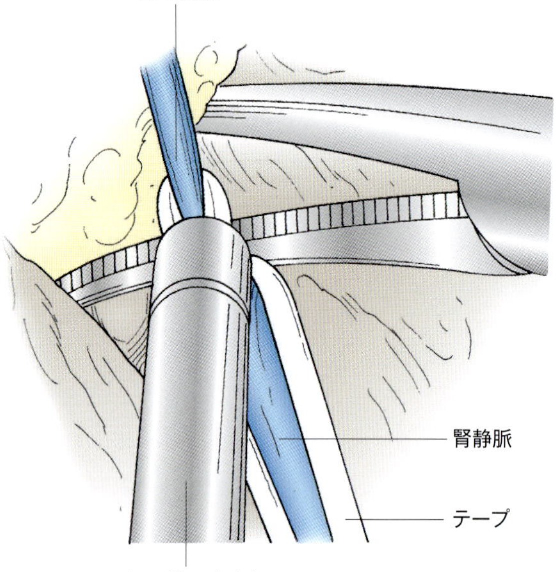

図10 腎動脈剥離

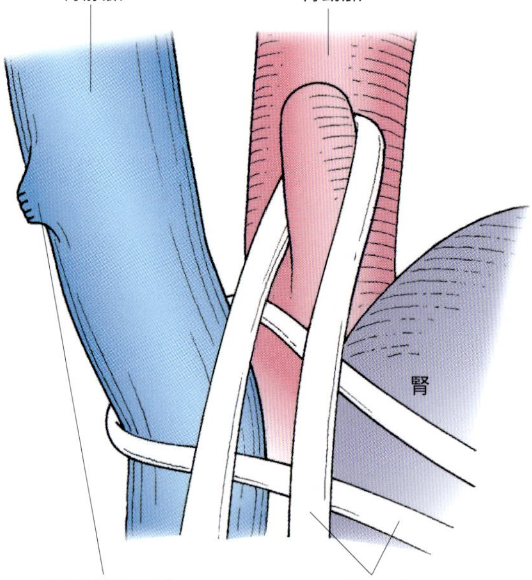

図11 腎動脈切離

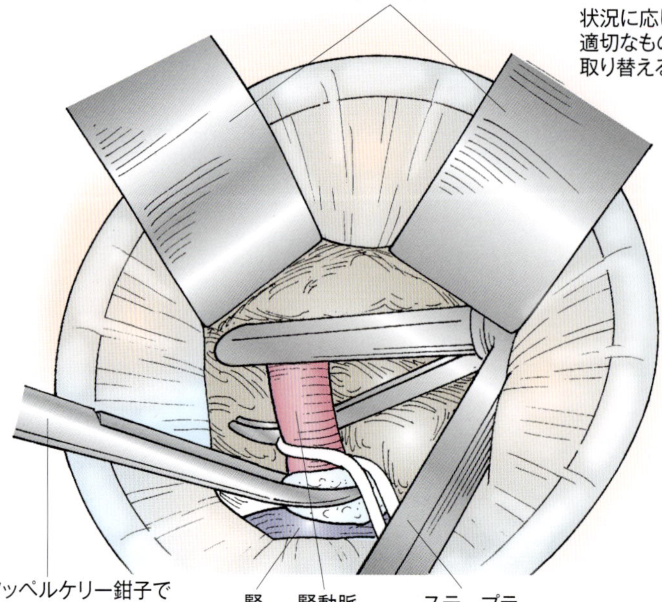

切開創から腎臓を摘出することができる（図12）。なお，腎動静脈の切離前にヘパリン2,000単位を投与し，摘出後にプロタミン20mgを投与している。

7 閉創

手術野からの出血のないことを十分に確認し，閉鎖式吸引ドレーン（J-VAC® drain）を留置し，創を閉鎖する。平均皮膚切開長は5cm，手術時間は2時間30分，出血量は50mLである（図13）。ドレーンは術翌日もしくは術後2日目に抜去する。

ドナー腎採取について重要なことは安全に手術を進め，そのうえで十分な移植腎機能を得ることである。この遂行のためには丁寧な剥離操作を行い，出血を最小限度に抑えつつ，確実な手術操作を行っていくことが肝要である。

図12 腎摘出

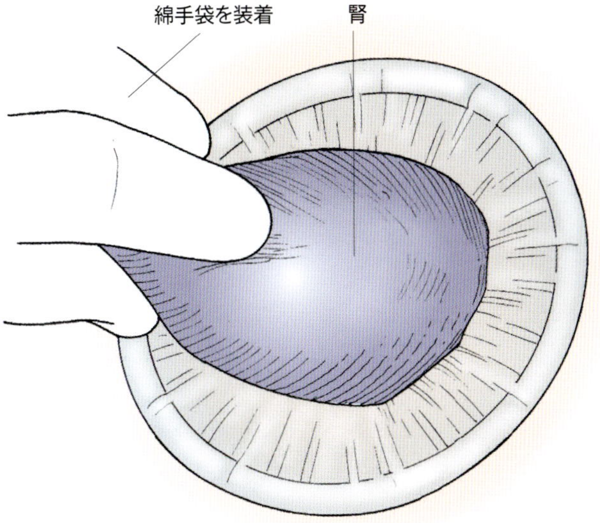

図13 閉創

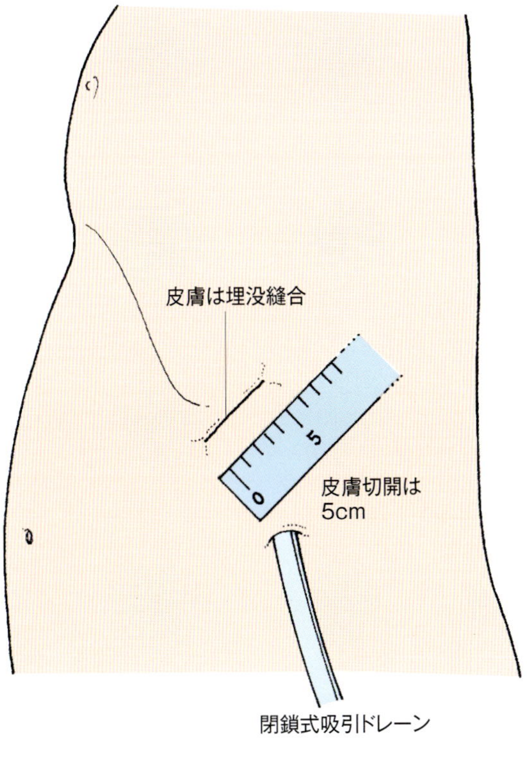

腎移植術

自治医科大学腎泌尿器外科学講座腎臓外科学部門教授　八木澤　隆

腎移植手術には，

①血管外科，泌尿器外科の手技が含まれる
②対象となる腎不全患者は出血傾向や糖尿病，心血管系合併症などを有する頻度が高く，全手技を通じて丁寧な操作が求められる
③確実な手術が移植腎生着の第一歩となる

などの特徴がある。

適応，禁忌

①末期慢性腎不全
②透析導入前の生体腎移植例(未透析移植)が増加している。
③排尿障害合併例では尿路再建の観点からの適応も検討する。

術前検査，術前準備

①提供腎の選択(生体腎ドナーの3D-CT，シンチグラム)
②内外腸骨動脈壁の石灰化の有無，閉塞の確認(CT)
③外腸骨静脈閉塞の有無の確認(CT)
④膀胱容量，形態，残尿の有無，自己腎への逆流の確認(膀胱造影)
④麻酔科受診
⑤抗凝固薬使用例では周術期のヘパリン置換治療

手術のアウトライン

1 麻酔，体位，術前処置
2 皮膚切開，筋層切開
3 移植床の作成
　1)腸骨窩の展開
　2)外腸骨静脈の剥離
　3)内腸骨動脈，あるいは外腸骨動脈の剥離
4 移植腎の灌流と腎動静脈の形成(体外手術)
　1)移植腎の灌流と血管の処置(トリミング)
　2)複数腎動脈の血管形成
5 血管吻合
　1)静脈吻合
　2)吻合動脈の選択，動脈吻合
6 尿管膀胱吻合
　1)膀胱外操作による吻合(Lich-Gregoir法)
　2)膀胱内操作による吻合(Paquin変法)
　3)尿管の処置と走行
7 ドレーン留置，閉創

手術手技

1 麻酔，体位，術前処置

全身麻酔下，体位は仰臥位とする。

麻酔後，右内頸静脈から中心静脈カテーテルを留置する（移植後，中心静脈圧の確認や多量の輸液のルートとして）。

尿道より膀胱留置カテーテルを挿入する。カテーテルには二股のチューブを接続し，一方のチューブは開放（蓄尿バック），もう一方は生理食塩液で満たされたイリゲーターを接続し，これを点滴スタンドに吊す。イリゲーター内の生理食塩液約100mLで膀胱を2～3回洗浄する。

著者らは膀胱留置カテーテルとして先端に孔のある腎盂カテーテル，あるいは膀胱瘻カテーテル（18Fr）を使用している。

両下肢には弾性ストッキングと間欠式空気圧迫装置（フロートロン®）を装着する（下肢深部静脈血栓症の予防のため）。

2 皮膚切開，筋層切開

左右どちらかの腸骨窩（後腹膜腔）を移植床とする。著者らは提供腎が左右いずれでも右腸骨窩を第一選択としている。左側は右側に比べて外腸骨静脈が深く，急峻に走行しており，静脈吻合がやや難しくなるため，一般的にも右側が優先されている。

右下腹部の腸骨稜内側から恥骨結合上縁にかけて10～15cmの皮膚弓状切開を置き，皮下組織，外腹斜筋腱膜，内腹斜筋，腹横筋を順に電気メスで切開する。切開長は皮下脂肪層の厚さや骨盤腔の深さによって調整する（図1, 2）。

下腹壁動静脈が筋層直下に確認されるが，これを剥離し，結紮，切断する。なお，複数腎動脈で下腹壁動脈との再建（吻合）を考慮する分枝がある場合には切断せず，テープで把持し，温存しておく（図2）。

図1 皮膚切開
右側を第一選択する。10～15cmの下腹部弓状切開を置く（腸骨稜2cm内側から恥骨上1cmにかけての切開）。

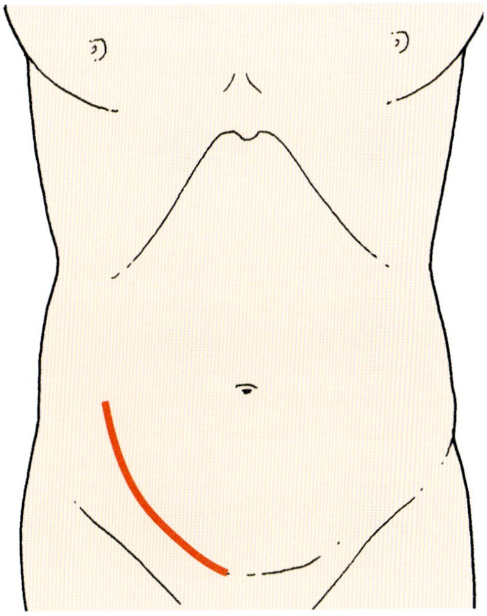

図2 **筋層切開**

外腹斜筋腱膜，内腹斜筋，腹横筋を順に切開する。筋層下に下腹壁動静脈，また精索（男性），子宮円索（女性）を確認する。

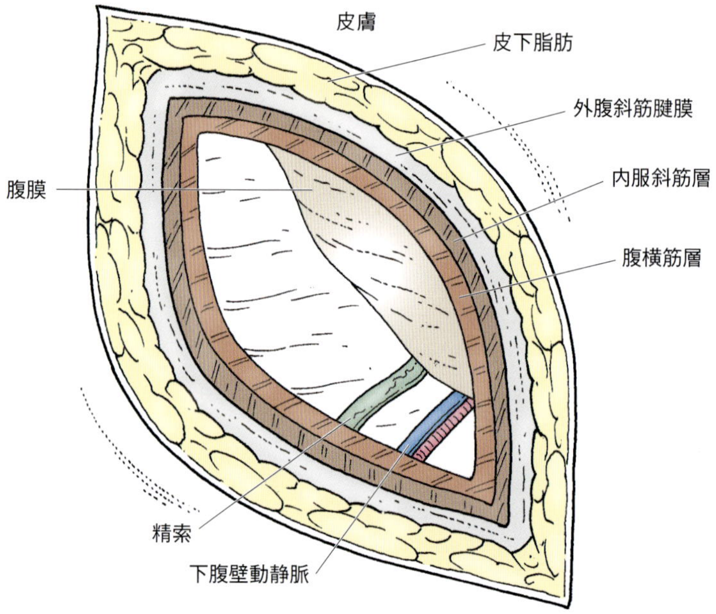

用手的に，あるいは創鉤を用いて腹膜を正中側へ圧排し，腸腰筋前面を露出させながら腸骨窩を展開する。この際，男性では精索，女性では子宮円索が認められるが，これらはテープで把持し，術野の展開に支障がないようにしておく。

開創器（著者らはBookwalter® 開創器を用いている）により，腸骨窩を広く展開する。

3 移植床の作成

1）腸骨窩の展開

開創器により，腸骨窩を展開した後，外腸骨動静脈，内腸骨動脈を肉眼，または触知により同定する。術前のCTで内腸骨動脈壁の石灰化を認めている場合には，触知によって内腸骨動脈壁や血流の状況を確認しておく（図3）。

2）外腸骨静脈の剥離

血管の剥離は外腸骨静脈から開始する。内鼠径輪に近い深腸骨回旋枝の起始部から頭側に向かって外腸骨静脈を剥離，遊離する。周囲組織はリンパ管に富んでおり，移植後のリンパ漏の予防のため，結紮・切離によって遊離する。頭側は内腸骨静脈分岐部よりやや上方まで剥離する。内腸骨静脈は剥離が容易であれば結紮，切離する。これにより外腸骨静脈の可動性は増し，静脈吻合が容易となる。腎静脈が短い場合には有用である（図4）。

3）内腸骨動脈，あるいは外腸骨動脈の剥離

内腸骨動脈は総腸骨動脈からの分岐部近傍から剥離を開始する。直上の周囲組織を結紮・切離，あるいは電気メスによって切離し，動脈壁を露出させた後，末梢側へ剥離を進める。剥離は上殿動脈，上膀胱動脈，下殿動脈，内陰部動脈などの分岐部まで進め，各動脈を結紮糸（1-0絹糸）により把持する。内腸骨動脈本幹が長い場合には本幹のみの剥離にとどめておく（図4）。

複数腎動脈で動脈再建に内腸骨動脈グラフトを使用する可能性があれば，各分枝長を十分に確保しておく。

内腸骨動脈の使用が不可の場合（壁の石灰化，閉塞，二次移植例で一次移植に反対側の内腸骨動脈が使用された例）には，外腸骨動脈を吻合動脈とする。外腸骨静脈の剥離と同様，

図3 腸骨窩の展開
用手的，あるいは創鉤を用いて腸骨窩を展開する。外腸骨動静脈，内腸骨動脈を同定する。

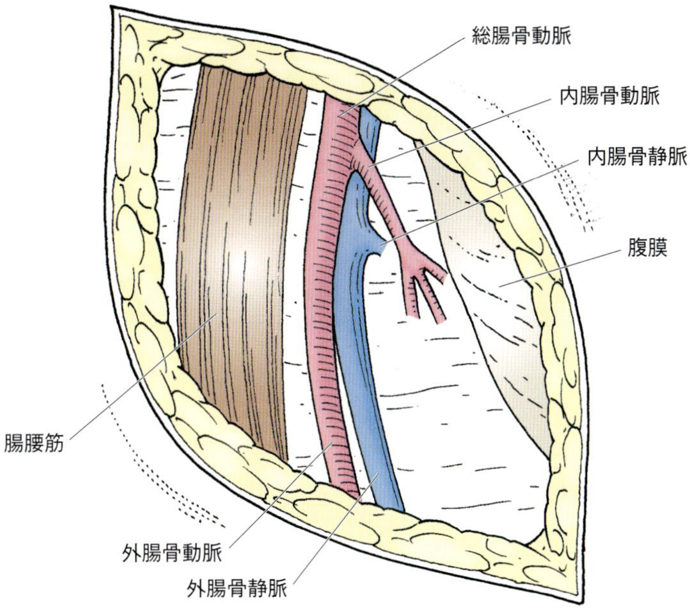

図4 外腸骨静脈，内腸骨動脈の剥離
それぞれをテーピングして剥離を進める。外腸骨静脈の可動が小さい場合には内腸骨静脈を結紮，切離する。内腸骨動脈の分枝を同定し，それぞれを結紮糸で把持する。内腸骨動脈が長い場合には分枝の剥離はしない。

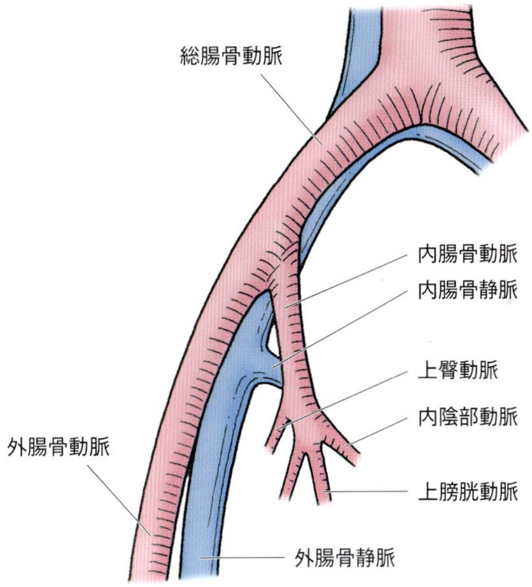

直上の周囲組織を結紮・切離，あるいは電気メスによって切離し，動脈壁を露出する。壁に石灰化や硬化の部位がある場合には十分な長さを剥離し，吻合部やクランプ部位を確保する。

4 移植腎の灌流と腎動静脈の形成（体外手術）

1）移植腎の灌流と血管の処置（トリミング）

テーブル上にスラッシュアイスを満たした盆を準備し，また灌流液（Euro-Collins液を約1mの高さに設定）に灌流液注入カテーテル，その先端にカラス口を接続して，提供腎の摘出を待つ。Euro-Collins液（465mL）にはメチルプレドニゾロン125mg，50%ブドウ糖3mL，レギチーン8mgを混注し，灌流液とする。

摘出腎を直ちにテーブル上の盆に納め，腎臓表面，腎動静脈，周囲組織，尿管の状態を観察する。動静脈端にペッツがあればこれを切除し，それぞれの内腔を確認する。

灌流液に接続したカラス口を動脈に入れ，自然落下で灌流を開始する。灌流は腎臓内の血液が排出され，静脈からの排出液に血液が混じらなくなるまで行う。

灌流が終了した後，腎動静脈を周囲組織から剥離，遊離し，血管壁がきちんと確認できるようにする。リンパ管や小血管は結紮，切離する。腎静脈に入る小分枝は結紮，切離し，可動性を良好とする（図5）。

腎動静脈を整えた後，再度動脈より灌流液を注入し，静脈壁からの漏れを確認する。灌流液の漏れを認めた場合には7-0バスキュフィル™糸（あるいはプロリーン®糸）を用いて閉鎖する。

2）複数腎動脈の血管形成

腎動脈が2本の場合

conjoined法による形成：それぞれの口径が同等から1/2程度で，2本を容易に寄せることができれば，この方法で動脈を一本化する（図6）。

end to side法による形成：口径差が1/2以上あり，動脈を寄せることができる場合には細い動脈を太い動脈の側壁に吻合し，一本化する。（図7）

内腸骨動脈グラフトの利用：動脈間の距離が長く，conjoined法やend to side法による一本化が難しい場合には内腸骨動脈と分枝を摘出し，これを用いて一本化する（図8a）。

下腹壁動脈，あるいは外腸骨動脈との吻合（in situ）：口径差が1/2程度以上あり，細い動脈の支配領域が腎下極の場合には，細い動脈と下腹壁動脈，あるいは外腸骨動脈との吻合も考慮する。

腎動脈が3本以上の場合

内腸骨動脈グラフトの利用：内腸骨動脈を分枝を含めて摘出し，各分枝と腎動脈を吻合して一本化する。その後，内腸骨動脈と再度吻合することになるため，内腸骨動脈の切離は起始部より2cm程度は離す（図8b）。

conjoined法とend to side法による形成：それぞれの動脈が長く，動脈間の距離が短い場合には，細い動脈をいずれかの太い動脈にend to side法で吻合し，太い2本をconjoined法で一本化することもある。（図9）

図5 灌流と腎血管の処置（トリミング）

腎動脈より灌流液を注入（1mの落差で自然落下）する（静脈からの排液に血液が消失するまで灌流）。動静脈の周囲組織を切離し，動静脈長を得て，可動性を良くする。最後に再度灌流し，静脈壁から漏れのないことを確認する。

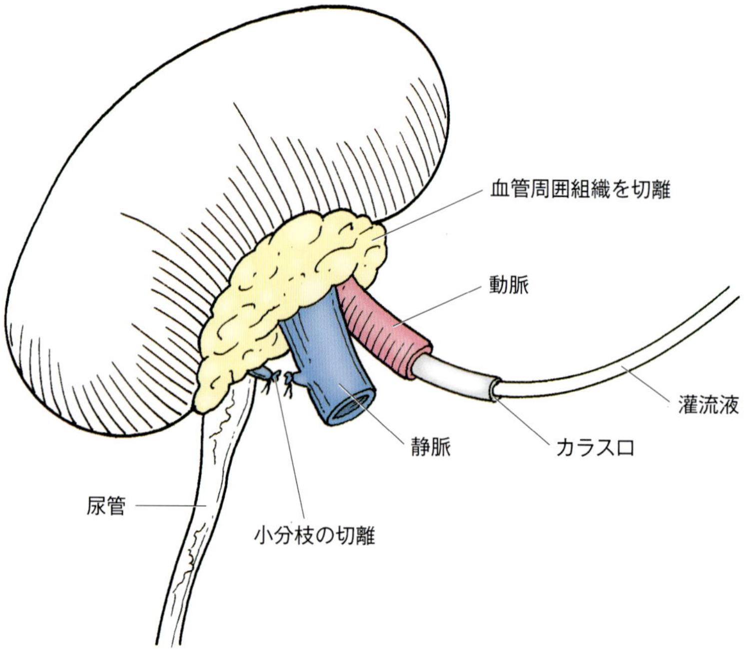

図6 conjoined法による動脈一本化

両腎動脈の断端より5～8mm切開し，3点支持により両動脈を一本化する。動脈中枢側より断端に向かって連続縫合する。

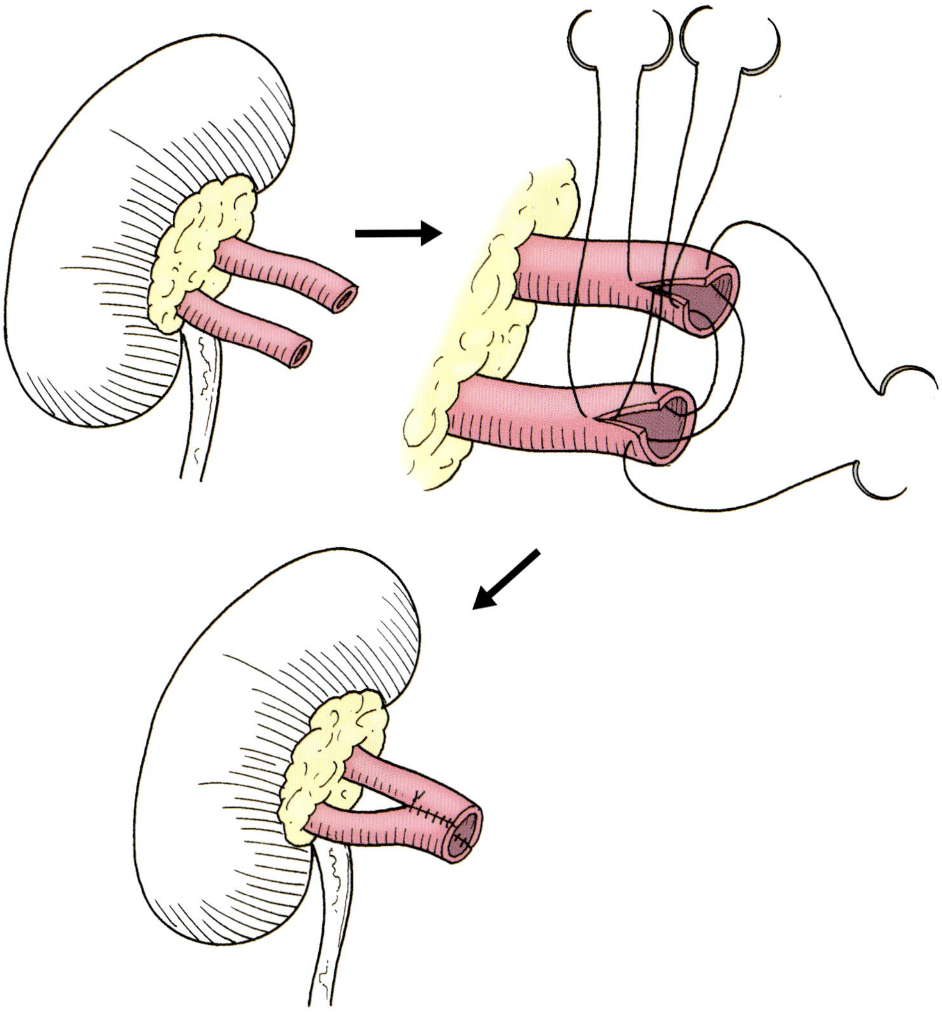

図7 end to side法による動脈一本化

細い動脈を太い動脈壁に吻合する。壁の開口にはaortic punch（3.5mm）を使用する。細径であり，結節縫合により吻合することが多い。

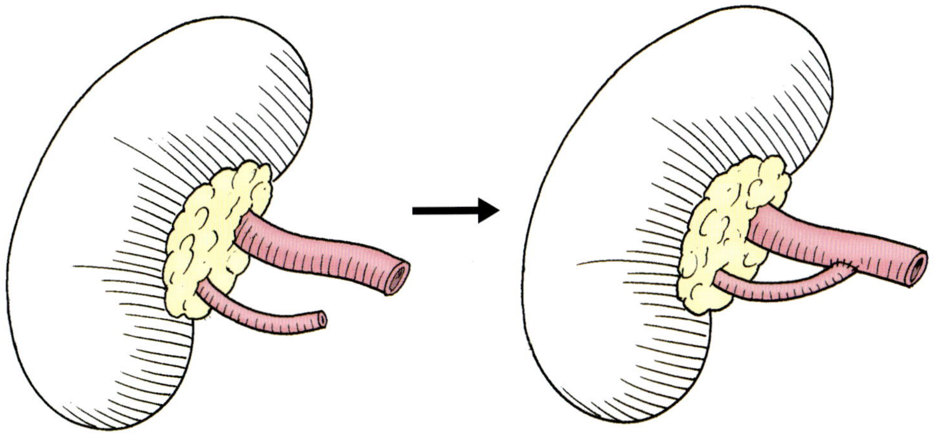

図8 内腸骨動脈グラフトを用いた動脈一本化

内腸骨動脈を，分枝を含めて摘出し，各分枝と腎動脈を吻合する。細径であり，結節縫合を採用することが多い。

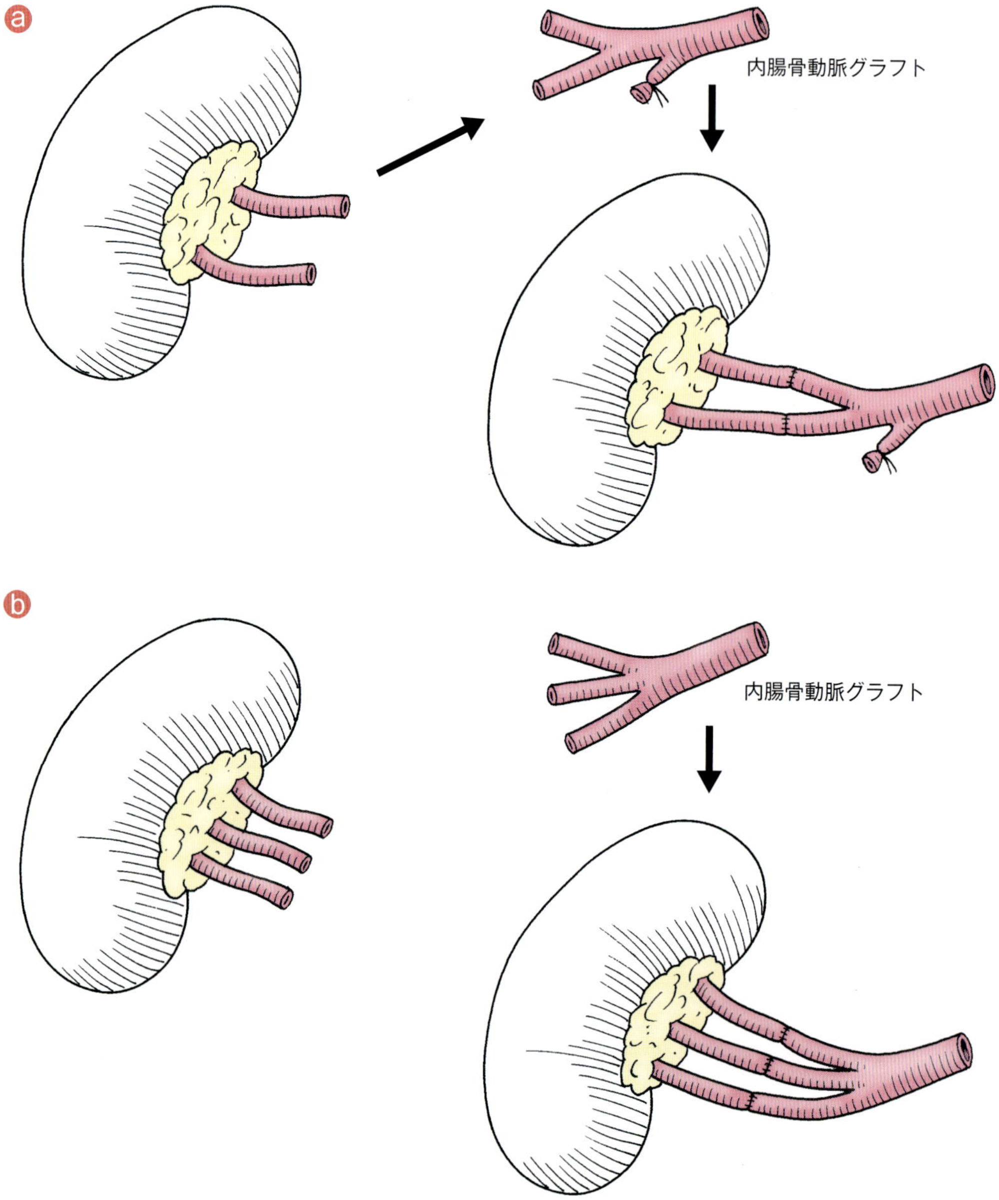

図9 end to side法とconjoined法による形成

初めに細径動脈と太い動脈をend to side法で吻合した後，2本の太い動脈をconjoined法で一本化する。

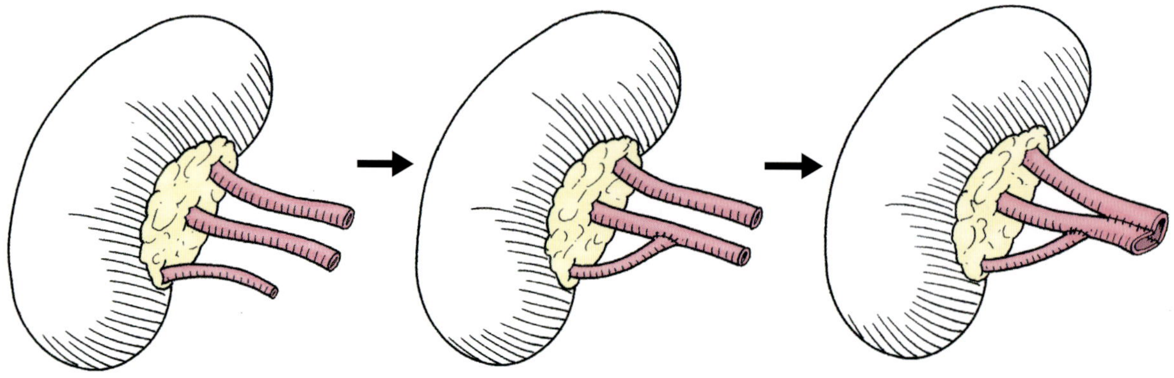

5 血管吻合

1）静脈吻合

提供腎を移植床に置き，腎の位置，吻合動脈（内腸骨，外腸骨）の位置から静脈吻合部をデザインする。

外腸骨静脈をテープで腹側に牽引し，吻合予定部が中心となるようにサティンスキー鉗子をかけて血流を全遮断する。遮断後，腎静脈の長径に合う縦切開を置き，内腔をヘパリン加生理食塩液で洗浄する。切開部に静脈弁があれば，切除する。

縫合糸にはモノヒィラメントのプロノバ®，あるいはプロリーン®の両端針（5-0）を用いる。頭側，足側の切開端にそれぞれ縫合糸を通し，これらを腎静脈の上下端にも通す。これらを結紮し，吻合口を固定する。続いて内側，外側の中ほどにも縫合糸を通し，これらを支持糸として使用する。縫合は静脈壁の外側を足方から開始し，連続縫合する（この際，支持糸を軽く牽引することにより，対側壁の縫合を容易に回避することができる。また手術台を左右に回転し，縫合しやすいように術野をつくる。）。頭側端まで縫合したら，固定糸と結紮する。続いて反対側を頭側端から足側端に向かって連続縫合する。足側端糸との結紮前に，吻合部内にヘパリン加生理食塩液を注入し，内腔の膨らみを確認する（図10）。

図10 腎静脈－外腸骨静脈吻合

ⓐ外腸骨静脈の頭方端，足方端と腎静脈上下断端に血管のねじれのないように縫合糸を刺入する。
ⓑ外側，内側の静脈壁にも支持糸を通す。縫合は外側の足方端から頭方端へ連続で進め，内側は頭方端から足方端へ連続縫合する。

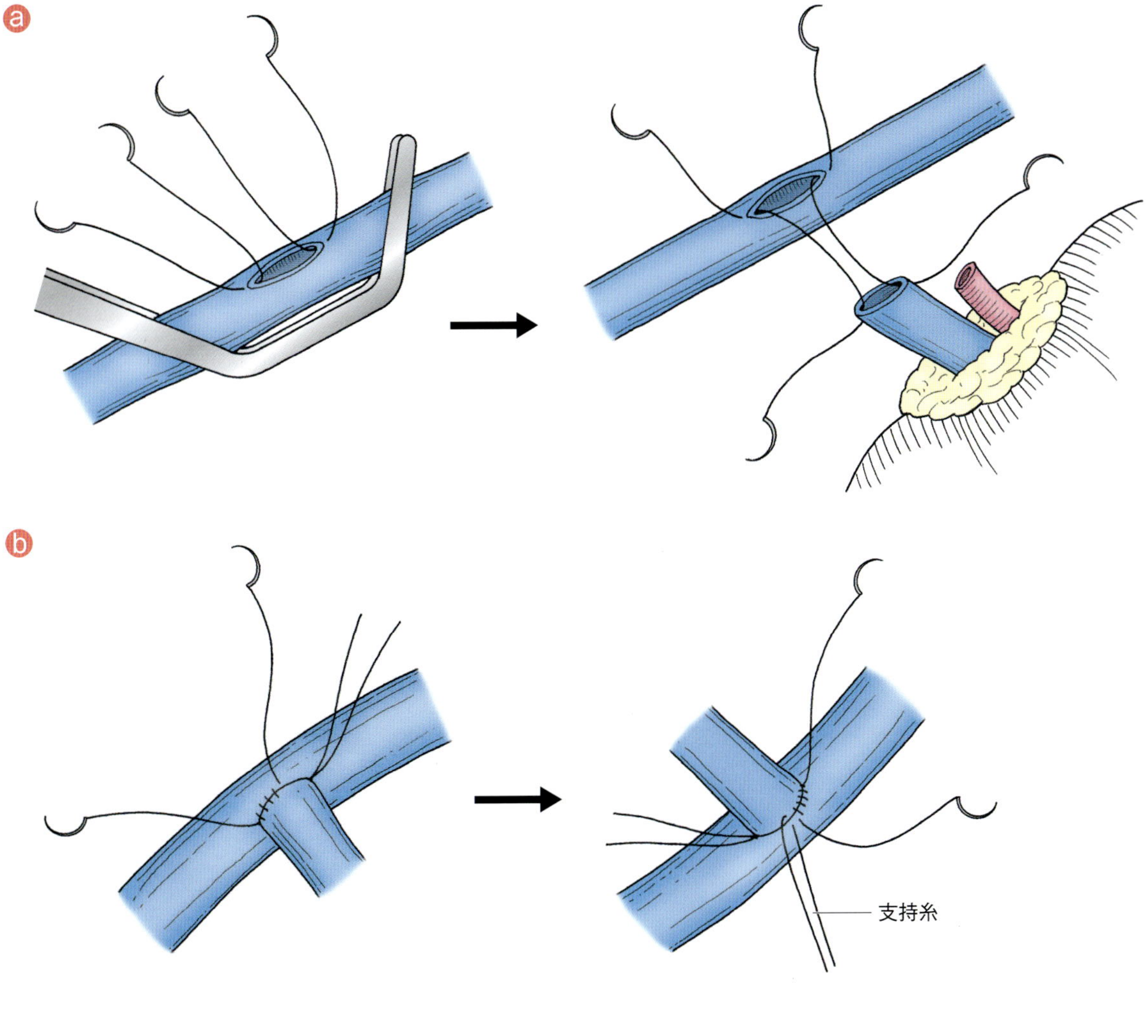

吻合終了後，腎静脈にブルドッグ血管鉗子をかけ，この状態でサティンスキー鉗子による遮断を解除する。

縫合部からの出血があれば，縫合糸を追加する。

2）吻合動脈の選択，動脈吻合

内腸骨動脈による動脈再建

一次移植では内腸骨動脈に問題がなければ，腎動脈は内腸骨動脈と端端吻合する。あらかじめ絹糸で把持していた内腸骨動脈末梢の各分枝を結紮した後，ブルドッグ血管鉗子を内腸骨動脈起始部にかけて，血流を遮断する。その後，内腸骨動脈を末梢で切断する。切断後，ブルドッグ血管鉗子を開放し，内腸骨動脈の血流が十分であることを確認する。

著者らは原則，端端吻合は結節縫合とし，プロノバ®，あるいはプロリーン®の両端針(6-0)を用いている。内腸骨動脈の腹側端と背側端に，それぞれ内膜側から外膜側へ縫合糸を通し，屈曲やねじれがないことを確認しながら，それぞれの縫合糸を腎動脈の内膜側から外膜側へ通す。その後，両端の縫合糸間に新たな縫合糸を，内腸骨動脈，腎動脈とも内膜側から外膜側へ数針通す（約1mm間隔）。これら縫合糸を結紮した後，腹側端，あるいは背側端の縫合糸を回転させ，反対側を縫合しやすい前面に位置させる。その後，同様に両端の縫合糸間に新たな縫合糸を数針通し，これらを結紮する。また両端の縫合糸の1つを結紮する。腎動脈にブルドッグ血管鉗子をかけた後，内腸骨動脈にかけたブルドッグ血管鉗子を開放する。血流を吻合部に通した後に，結紮しないでおいた一方の縫合糸部からの血液流出を確認しながら，この縫合糸を結紮する（図11）。

縫合糸ガイド（suture ring，あるいはcardiovascular suture organizer）を用いて縫合糸を固定することにより，縫合糸の絡みを回避することができる。

外腸骨動脈による動脈再建

内腸骨動脈の使用が不可の場合（壁の石灰化，内腔狭小，閉塞，二次移植例で一次移植に反対側の内腸骨動脈が使用された例）には，外腸骨動脈を吻合動脈とする。

血流遮断や吻合ができる程度の長さに外腸骨動脈を剥離する。外腸骨静脈吻合部と重ならない部位を吻合部とし，その頭側，足側にブルドッグ血管鉗子をかけて血流を遮断する。尖刀によって血管壁を縦切開後，aortic punch（4mm）を用いて腎動脈径に合うように楕円形の穴を開ける。

図11 腎動脈－内腸骨動脈吻合

著者らは原則，結節縫合としている。縫合糸は内膜側から外膜側へ刺入し，内膜を確実に把持する。

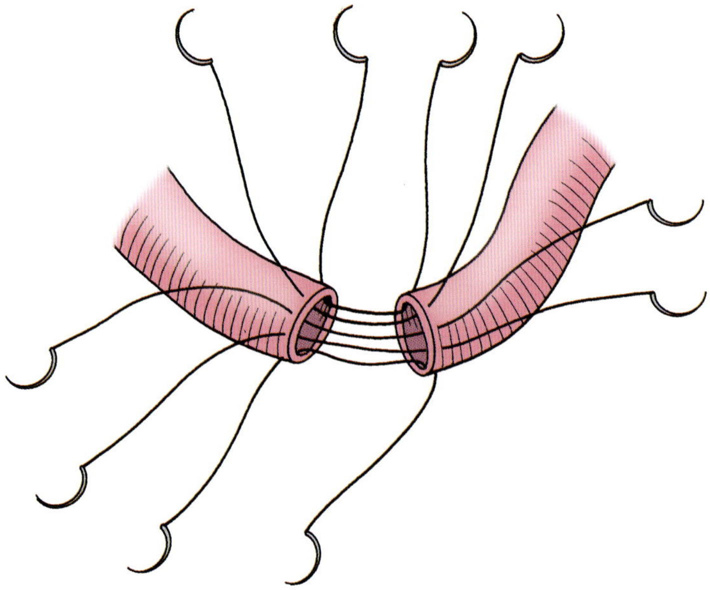

縫合は静脈と同様，両端固定と支持糸を用いた連続縫合を静脈吻合側，反対側の順に行うか，あるいはパラシュート法によって縫合する。硬化が強いなど動脈壁の状態によっては結節縫合を用いる（図12）。

血流再開前に腎動脈にブルドッグ血管鉗子をかけて，腎内への血流を遮断した状態で外腸骨動脈の遮断を解除し，縫合部からの出血の有無を確認する。

3）血流再開後の処置

静脈吻合部，動脈吻合部からの出血がないことを確認した後，腎動静脈にかけておいたブルドッグ血管鉗子を静脈，動脈の順に開放し，移植腎への血流を再開する。血流再開後，約1,000 mLの温生理食塩液で移植腎を温め，移植腎周囲を洗浄する。腎動静脈周囲組織からの出血を確認し，出血があれば止血操作する（電気メス，あるいは結紮止血）。超音波ドップラーにより，移植腎末梢部位の血流状態を確認する。

生体腎移植の場合には通常，血流再開後，15分以内に初尿が得られる。尿管の血流状態や出血を確認し，出血があれば栄養血管に損傷のないように止血操作する。

6 尿管膀胱吻合

膀胱外操作による方法と膀胱内操作で粘膜下トンネルを作製して吻合する方法がある。膀胱外操作での吻合が多用されており，著者らも膀胱外操作での吻合を採用している。

1）膀胱外操作による吻合（Lich-Gregoir法）（図13）

膀胱留置カテーテルを通じてイリゲーターより膀胱内に約200～300 mLの生理食塩液を注入し，膀胱の位置を確認する。萎縮膀胱例では50 mL程度しか注入できないことがあり，膀胱の触知が困難な場合には超音波によって部位を確認する。

膀胱の外膜，筋層を電気メスにより3 cm程度切開し，粘膜面を露出する。粘膜を破損しないように剥離面を広げる。

尿管断端の処置：吻合予定部まで尿管を移動し，緊張がかからない，多少余裕のある長さに尿管長を整え，末梢を切離する。栄養血管は断端部で結紮する。尿管後壁を1 cm程度切開し，尿管口をカフ状に整える。

粘膜を1 cm程度切開して吻合口を作製した後，膀胱留置カテーテルを開放し，膀胱内を空にする。その後，6-0マクソン™，あるいはPDS®縫合糸（吸収性モノフィラメント）

図12 腎動脈－外腸骨動脈吻合
パラシュート法（ⓐ），あるいは両端固定の結節縫合，連続縫合（ⓑ）により吻合する。

ⓐ
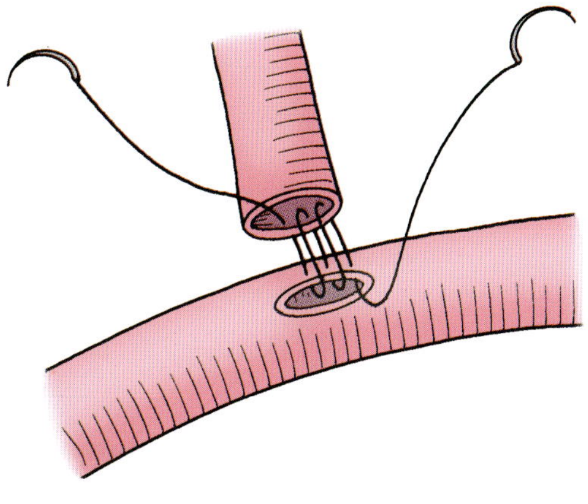

ⓑ
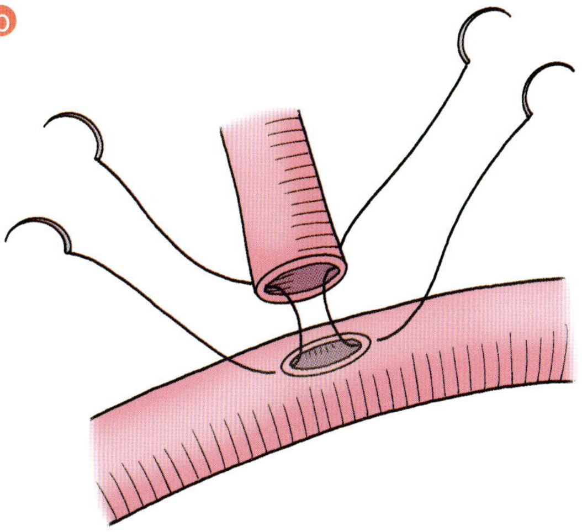

図13 尿管膀胱吻合（膀胱外操作）

粘膜面を露出し，粘膜を1cm切開して吻合口を作製する。断端を開いた尿管口と粘膜口を連続縫合により吻合する。縫合は両側とも中枢端から遠位端へ進める。筋層，外膜を結節縫合して粘膜下トンネルを作製する。

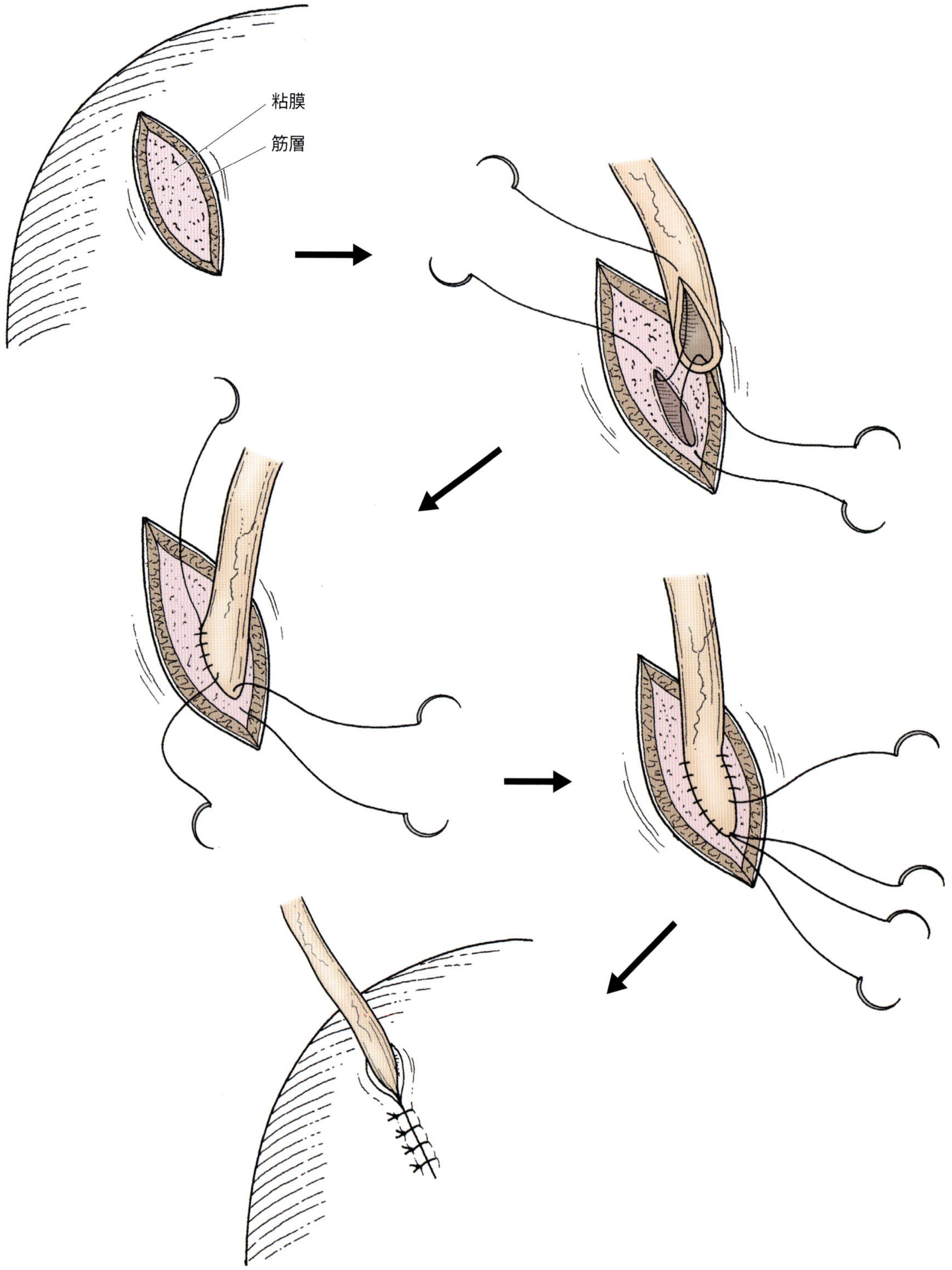

を用いて，尿管と粘膜を連続縫合で吻合する。尿管口の先端部を遠位にして，粘膜口遠位端と尿管口先端部に縫合糸を通す。続いて尿管口，粘膜口の中枢端に縫合糸を通す。それぞれを結紮した後，一方の中枢側縫合糸を末梢側へ連続縫合する。同様に反対側も中枢側から末梢へ連続縫合する。この際，静脈吻合と同様に支持糸を置くことにより，連続縫合を正確に行うことができる。それぞれの縫合糸を遠位端縫合糸と結紮した後，1針は筋層

にも通して結紮する（図13）。

吻合後，膀胱留置カテーテルを通して膀胱内に生理食塩液100〜200mLを注入し，吻合部からの漏れを確認する。漏れがあれば結節で追加縫合する。その後，筋層内に尿管を埋め込むようなイメージで筋層，外膜を末梢側から3〜4針，結節縫合し（3-0バイクリル®糸），粘膜下トンネルを作製する。

著者らは原則，尿管にdouble Jカテーテルは留置していないが，萎縮膀胱例や尿管壁が希薄な例では留置し，尿瘻を防止している。

2）膀胱内操作による吻合（Paquin変法）（図14）

膀胱外操作と同様に，膀胱内に生理食塩液を注入して膀胱を確認後，移植腎に近い膀胱壁を3cm程度縦切開し，膀胱を開放する。

アリス鉗子などで膀胱壁を牽引しながら，膀胱外から粘膜下に直角鉗子を通し，このまま2〜3cm鉗子を粘膜下に這わせながら進めて，粘膜下トンネルを作製する。鉗子先端を尖刀で切開し，この切開口からモスキート鉗子を逆に挿入し，直角鉗子の膀胱壁挿入部より膀胱外に出す。モスキート鉗子で尿管を把持した後，モスキート鉗子とともに尿管を膀胱内に引き抜く。

図14 尿管膀胱吻合（膀胱内操作）
膀胱外より粘膜下トンネルを作製し，尿管を膀胱内に引き入れる。膀胱内より尿管と膀胱粘膜を吻合する。

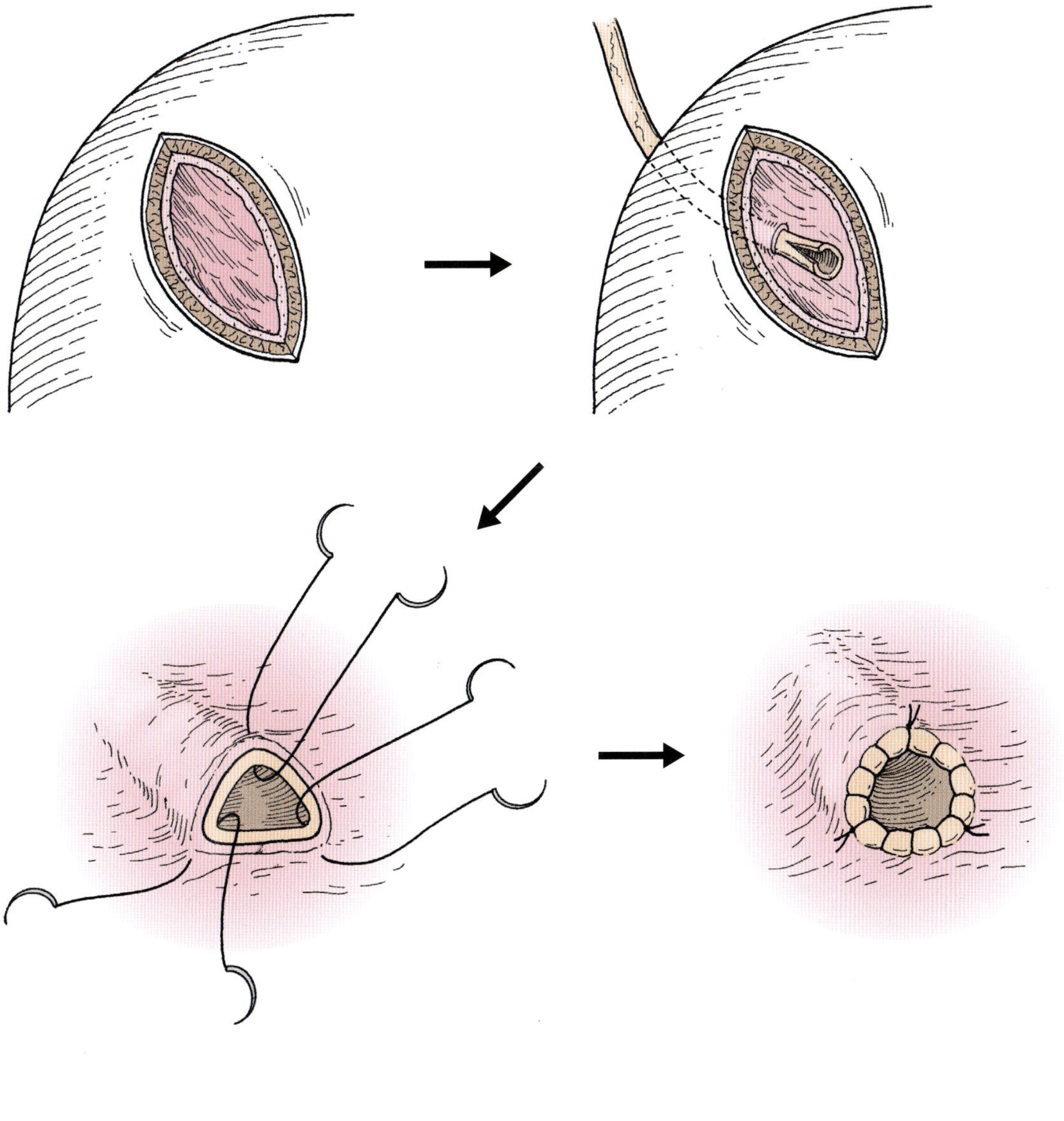

尿管下端腹側に1cmほどの縦切開を加えて尿管口を広げ，カフ様に尿管口を作製する。

初めに6-0マクソン™糸で3点固定するが，この際，膀胱側は筋層も把持するように針を刺入する。この3糸を結紮後，それぞれの結紮糸の間を2針ずつ，粘膜のみを捉えて縫合糸を通し，結紮する。

膀胱留置カテーテルに血栓のないことを確認後，3-0バイクリル®糸で膀胱壁を2層（粘膜・筋層を連続縫合，外膜を結節縫合）に閉鎖する。

3）尿管の処置と走行

尿管長：長すぎて屈曲が生じないよう，また短すぎて尿管が緊張しすぎないよう，長さを整える。

ねじれのない状態で吻合を開始する。精索，あるいは子宮円索の背側（下側）を通過させる。腹側に位置すると圧迫により尿管壊死や狭窄が生じやすくなる。

7 ドレーン留置，閉創

移植腎周囲，移植床を1,000mL程度の温生理食塩液で洗浄し，それぞれの吻合部の状態（止血，ねじれ，血流状態など）を確認する。

手術創外側よりJ-VACドレーン（15Fr，低圧持続型リザーバーのセット）を1本挿入し，先端を血管吻合部近傍に位置させる。

筋層を結節縫合，皮膚を埋没縫合（4-0PDS®糸）し，閉創する。皮下脂肪が厚い場合には皮下縫合（3-0バイクリル®糸）を追加する。筋層縫合は，移植腎や腎動静脈が腹壁に圧迫されていないことを確認しながら進める。圧迫により血流障害が生じることがあり，慎重に閉創する。

自家腎移植術

岩手医科大学泌尿器科学講座助教　**松浦朋彦**
岩手医科大学泌尿器科学講座助教　**加藤廉平**
岩手医科大学泌尿器科学講座教授　**小原　航**

自家腎移植とは

腎を一度体外に摘出し，血管の修復や腫瘍の摘出を行った後，腎を自らの下腹部(腸骨窩)に移植する手術を指す。自己腎であるため拒絶反応は起こらず，免疫抑制薬も不要である。体外で行うベンチサージェリーによって，病変に対し確実な処置ができるという利点がある一方で，腎摘出と腎移植を同時に行うことから，手術時間の延長に伴い，患者の身体負担は大きくなる。近年，カテーテルによる血管内治療やロボット支援技術を含む内視鏡治療が高度に発達しており，実際に自家腎移植が行われることは多くはない。

しかし，体内で治療が困難な症例に対する治療法のオプションとして知っておくべき手法であり，われわれが経験した症例を踏まえてその手技を概説する。

適応

①腎血管性疾患(血管内治療不能例)
- 巨大な腎動脈瘤
- 腎動静脈瘻
- 腎血管性高血圧症(腎動脈狭窄)
- ナットクラッカー症候群

②腫瘍(体内腎温存手術不能例)
- 腎細胞癌：単腎発生，両側発生など
- 巨大な腎血管筋脂肪腫

③尿管疾患(膀胱側でのアプローチ不能例)
- 近位尿管閉塞
- 広範囲の尿管狭窄

術前検査，術前準備

腫瘍の場合，CTまたはMRIによる多断面再構成像や3D画像によって，腫瘍の大きさや位置，数などを詳細に把握しておく。また，血管疾患については，病変を立体的に把握することが可能なCT-Angiography (CTA) またはMR-Angiography (MRA) に加え，適宜血管造影検査を追加することで，血管の本数や走行など，より詳細な血管情報を得ることができる。術前に血管形成のイメージをもつことが肝要である。

腎摘出において経腹膜的にアプローチする場合，必要に応じて腸管処理を行っておく。腎機能低下症例は，一時的に血液透析管理が必要となる場合もあり，術前準備として透析用カテーテルの挿入を行うこともある。なお，ベンチサージェリーを行うための準備は，腎移植の際と同様である。

われわれが経験した腹部大動脈解離・左腎動脈瘤・左腎動静脈瘻を合併した症例では，下大動脈の解離（↓）と左腎動脈下腹側に突出する直径53 × 52 × 50 mmの嚢状動脈瘤（↑）を認めた。3D-CTAによる背側からの画像では，腎下極の瘻孔と思われる部分（▲）より動脈相で造影される拡張した左腎静脈と下大静脈を認めた（図1）。

手術のアウトライン

1. 腎摘出（腹腔鏡，開放）
2. ベンチサージェリー
   1）腎の冷却，灌流
   2）腎の処理（腫瘍摘出，血管のトリミング）
3. 腸骨窩への腎移植

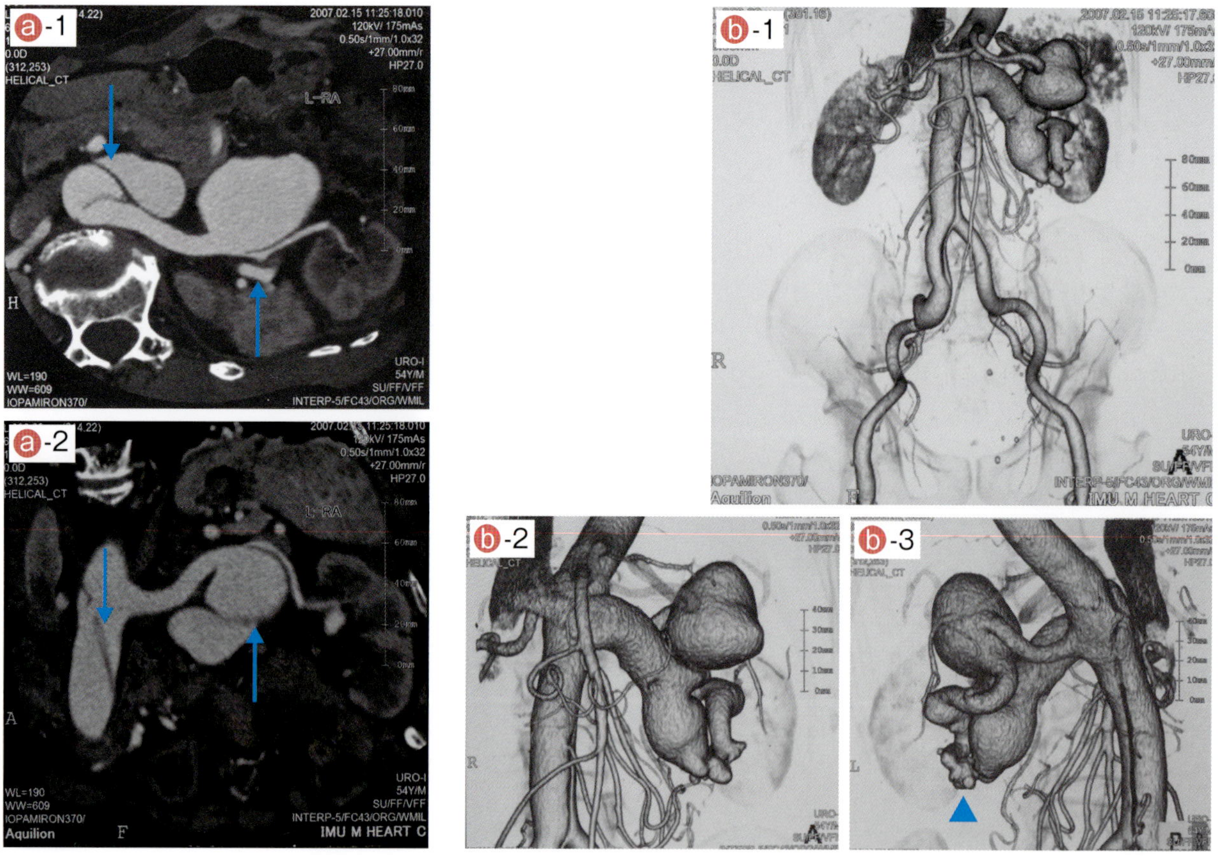

図1 多断面再構成画像（ⓐ）と3D-CT画像（ⓑ）
ⓐ-1：水平断，ⓐ-2：冠状断
ⓑ-1：全体像，ⓑ-2：腹側から，ⓑ-3：背側から

手術手技

1 腎摘出

基本的に生体腎ドナー採取術に準じて行う。

詳細は前項に譲るが，対象症例に応じて開放または腹腔鏡下での腎摘出を選択する。

当該症例は，左側臥位，腰部斜切開により後腹膜腔に到達し尿管を確保，腎周囲を剥離すると，腎茎部に5cm大の腎動脈瘤とその前方の腹側に著明に拡張した腎静脈を認めた（図2）。自己腎は損傷などをきたさないよう愛護的に扱い，腎摘出後は速やかに次の操作に移行するが，その間に摘出創の閉鎖や体位変換，移植床の作製など，引き続いて行われる移植手術の準備を行っておく。

2 ベンチサージェリー

1）腎の冷却，灌流

著者らは図3のようなバックテーブルを準備している。腎摘出後に速やかに摘出腎の冷却と灌流を行う。冷却にはスラッシュアイス，灌流にはユーロコリンズ液を主体とした保存液を使用しているが，腎阻血時間が長い場合は，生理食塩水などの粘稠度が低い外液を用いて摘出腎の初期灌流を行うこともある。また，腎動脈が複数本存在する場合，それぞれに灌流液を流入する。灌流で大事な点は，灌流液の滴下速度と腎静脈からの流出速度が相関し，腎静脈から流出する血液が徐々に透明になっていく点，それに合わせて腎実質が全体に白色調を呈する点であり，灌流しながら適宜チェックする。灌流が終了したら，腎および血管系の詳細な観察と各種計測を行う。

2）腎の処理（腫瘍摘出，血管のトリミング）

腎腫瘍の場合は腫瘍の摘出および腎実質縫合を，血管疾患の場合は血管形成を行う。

まず，摘出した自己腎の周囲に付着している余分な腎周囲脂肪を除去するが，脂肪除去の際は4-0絹糸で結紮しながら切離を行う。腎茎周囲は特に細かい脈管・リンパ管の走行があり，ここでサージカルルーペを用いてもよい。この結紮を怠ると，血液再灌流後の思

図2 腎動脈と瘤

術前の診断が血管確保に重要である。動脈瘤から腎臓へ3本の分岐が流入していた。

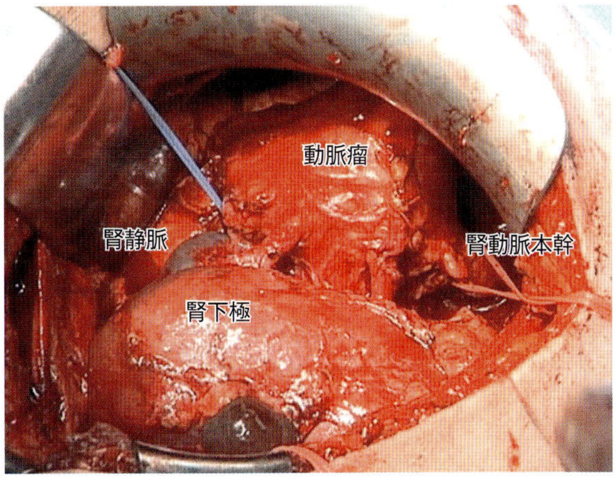

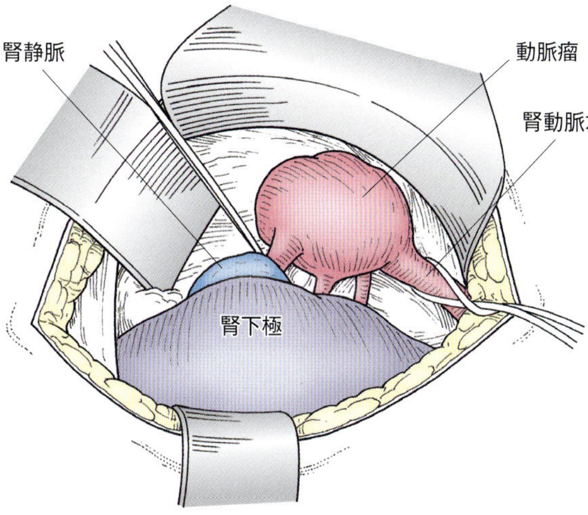

図3 バックテーブル

製氷機がない場合は，凍らせた生理食塩水をハンマーで砕いて使用する。ユーロコリンズ液は腎摘出まで4℃で冷却。使用時はヘパリン1cc，ヒューマリン®注10単位，50%ブドウ糖35mLを混合注射する。

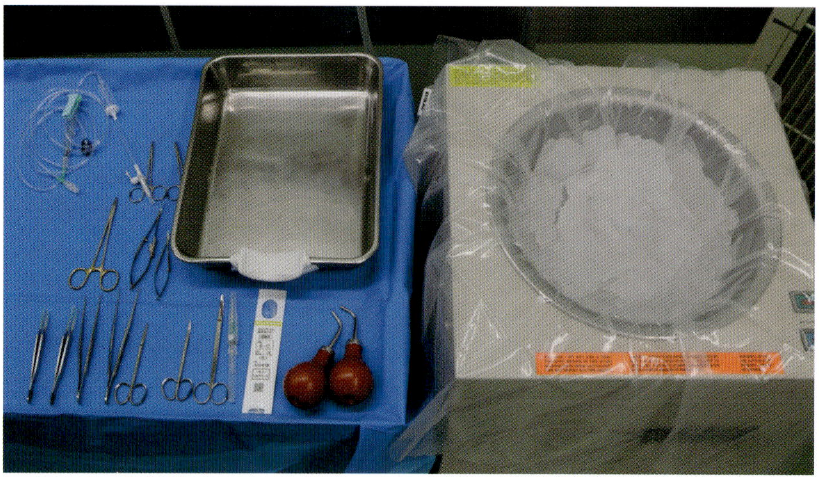

わぬ出血や術後リンパ嚢胞が生じる可能性があり，十分に注意して処理する。

腎腫瘍の場合は摘出に際し，体内での腎部分切除術と比較して阻血時間に余裕があるため，術中迅速病理診断を利用するなどして確実な切除を心がけるべきである。腫瘍は大きさに応じ適宜正常マージンを取りながら切除する。開放した腎盂や明らかな血管断端は，吸収糸（3-0〜5-0）を用いて縫合閉鎖する。腎実質も太めの吸収糸（2-0）を用いて単結節縫合を行うが，被膜が裂けないよう運針し，切除面がしっかり密着することが重要である。

腎動脈瘤で切除後の動脈再建が必要な場合，瘤壁を利用し動脈を形成するtailoring，大伏在静脈や内腸骨動脈などの自己血管を用いた再建といった選択肢もある。

図4の症例では瘤の拡張部末端で切離・摘除が可能であり，動脈分枝2本を，6-0血管縫合糸を用いて連続側側吻合で1本化した後，残る動脈分枝に3mmの動脈パンチで吻合口を形成し，6-0血管糸で連続単側吻合した。

3 腸骨窩への腎移植

特別な理由がない限り腎移植術と同様に右腸骨窩へ移植するが，腹腔鏡を使用して腎摘を行った場合，患者負担を軽減するため，摘出創を利用して同側に移植する方法も報告されている。症例ごとに熟考し判断するが，右側に比べると左側の腸骨静脈は解剖学的に深い位置にあるため，余裕をもった血管長が確保できない場合は無理をしないほうが無難である。

移植手技は通常の生体腎移植と同様に行う。

文献

1） 加藤香廉，小原 航，他: 腹部大動脈解離を合併した左腎動脈瘤・左腎動静脈瘻. 臨泌 2009; 63-1: 61-65.
2） Keane TE, Graham SD Jr, et al: Glenn's Urologic Surgery, 8th edition. Wolters Kluwer, 2016, p117-25.
3） 山下慶悟，多林伸起，他: Ex vivoでの瘤切除・血管形成後異所自家腎移植を行った腎動脈瘤の1例. 日臨外会誌 2013; 74(12), 3273-6.
4） 竹澤健太郎，中澤成晃，他: 精索静脈瘤破裂を来したナットクラッカー現象に対し自家腎移植を施行した1例. 泌尿紀要 2011; 57-4: 213-6.
5） 後藤健一，松村 潔，他: 自家腎移植が有効であった腎血管性高血圧の一例. 血圧 2010; vol17-5: 84-87.
6） 福澤信之，東山 寛，他: 自家腎移植手術に対する手術創縮小の工夫. 腎移植血管外科 2011; 23: 104-7.

図4 血管形成の流れ

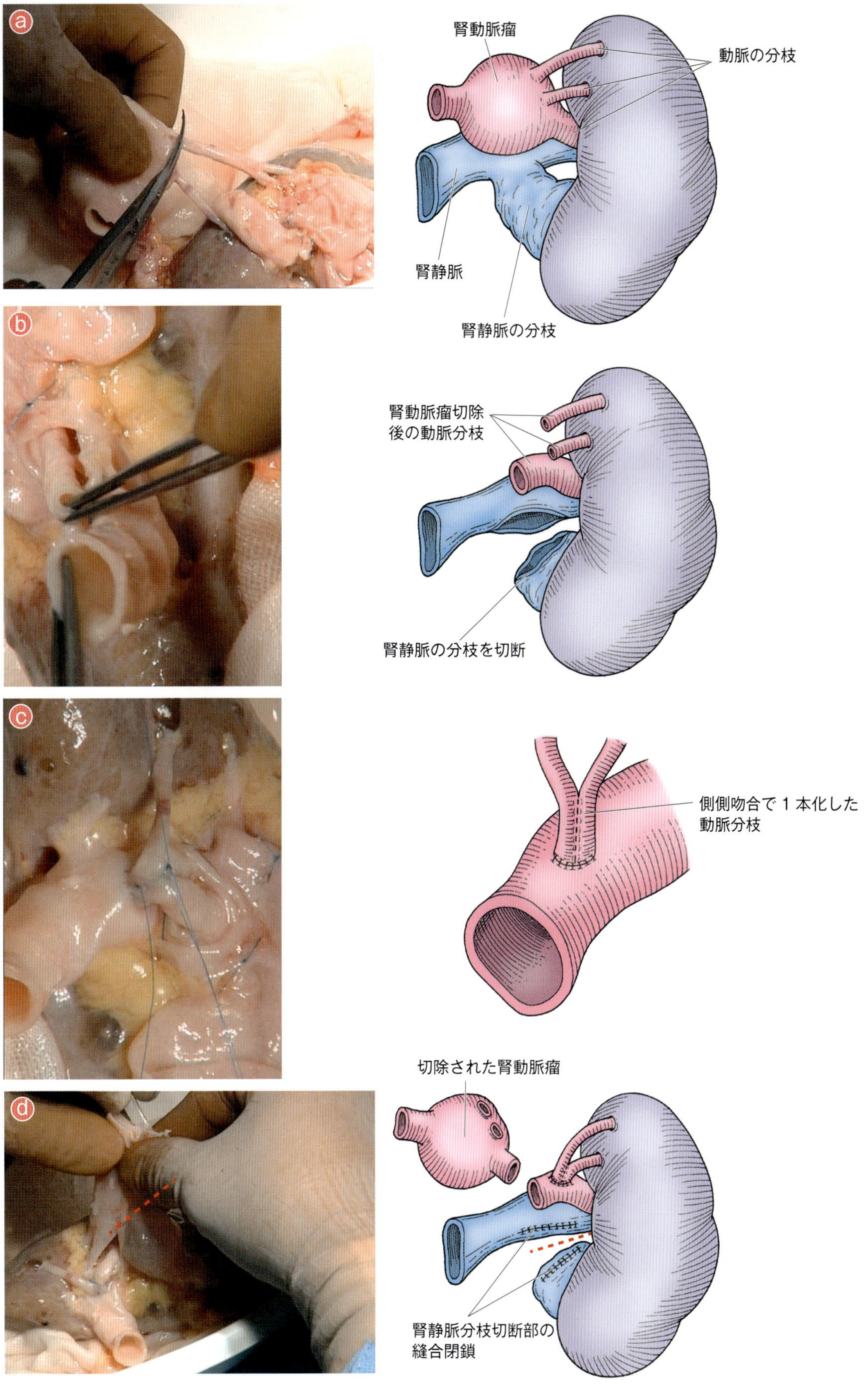

（文献 1 より転載）

バスキュラーアクセス手術

山形大学医学部腎泌尿器外科学講座助教　西田隼人
山形大学医学部腎泌尿器外科学講座教授　土谷順彦

血液透析を行うためには，大量の血液を脱血するためのバスキュラーアクセス（vascular access；VA）の設置が必要となる。バスキュラーアクセスには自己血管内シャント（arteriovenous fistula；AVF），人工血管内シャント（arteriovenous graft；AVG），動脈表在化，カテーテルの4種類がある。開存率および合併症の少なさから最も推奨されるのはAVFであり，わが国においては血液透析患者の約90％はAVFを用いている[1, 2]。表在静脈が乏しいなどによりAVFの作製が困難な際にはAVGの適応となり，AVFおよびAVGが作製できない症例や心機能が低下しておりシャント血流による心不全が危惧される際には，動脈表在化の適応となる。カテーテルは恒久型のVAのなかでも開存率が低く，合併症の発症率も高いことから最終手段と考えるべきである。

本項ではカテーテルを除いたAVF，AVG，動脈表在化について，その手術手技を中心に解説する。

適応，禁忌

慢性腎不全に対して維持血液透析を要する症例が恒久的VAの適応である。急性腎障害などで一時的に血液浄化療法を必要とする際には，恒久的VAではなく，まずカフなしカテーテルを用いる。

血液吸着や血漿交換といった血液浄化療法を長期にわたり必要とする症例に対しても，恒久的VAを設置することがある。

AVFとAVGにおいては，シャントに血流をとられて末梢動脈の循環不全を起こすスチール症候群と，シャント血流が流出静脈の狭窄により行き場をなくしてうっ滞することにより生じる静脈高血圧が，合併症として発症しうる。動脈末梢に狭窄病変を有し循環不全をきたしている症例や，中枢の鎖骨下静脈などにペースメーカーが埋め込まれている症例では，同側上肢への作製は原則禁忌となる。またAVFやAVGではシャント血流による心負荷により心不全を引き起こす要因となるため，心機能が高度に低下した症例ではAVFやAVGは禁忌となり，動脈表在化やカテーテルを検討する。

術前検査，準備

最も推奨されるVAはAVFであり，まずAVFの作製が可能か否かを判断する。AVF設置可能な上肢の血管を示す（図1）。動脈は末梢までその拍動を十分触知できるかどうか，静脈は駆血帯を用いて怒張させ，吻合が可能か，穿刺部位が確保できるか，シャント血流の流出路が開存しているかを評価する。触診のみでの判断が難しい症例を含め，超音波検査は血管を評価するうえで有用である。表在静脈が乏しくAVFの作製が困難である場合にはAVGの適応となるため，人工血管を吻合することができる動静脈の有無をAVFと同様に評価する。上腕動脈表在化では返血路となる穿刺可能な静脈が必須であるので，その有無を評価する。

手術手技

AVF

手術のアウトライン

1 麻酔
2 皮膚切開
3 静脈の剥離
4 動脈の剥離
5 静脈の結紮切離とヘパリン加生理食塩水の注入
6 動脈血流遮断と吻合口形成
7 動静脈吻合
8 阻血解除
9 閉創

1 麻酔

AVFの設置を予定している動脈と静脈を事前にマーキングして，その剥離範囲に十二分にいきわたるよう皮下に局所麻酔薬を注入する（図2）。この際に，誤って血管を穿刺しないよう十分に注意する。近年，腕神経叢ブロックにおける麻酔効果のみならず，動静脈拡張作用や末梢血流増加による早期開存率の改善効果が報告されている。超音波ガイドにより施行が容易となってこともあり，手技に習熟している場合には選択する価値がある[3)]。

2 皮膚切開

マーキングした動脈と静脈の直上からやや外側にかけて皮膚横切開を置く。

図1 AVF設置可能な上肢血管
静脈の走行には個人差があり，症例に応じて作製する部位を検討する必要がある。

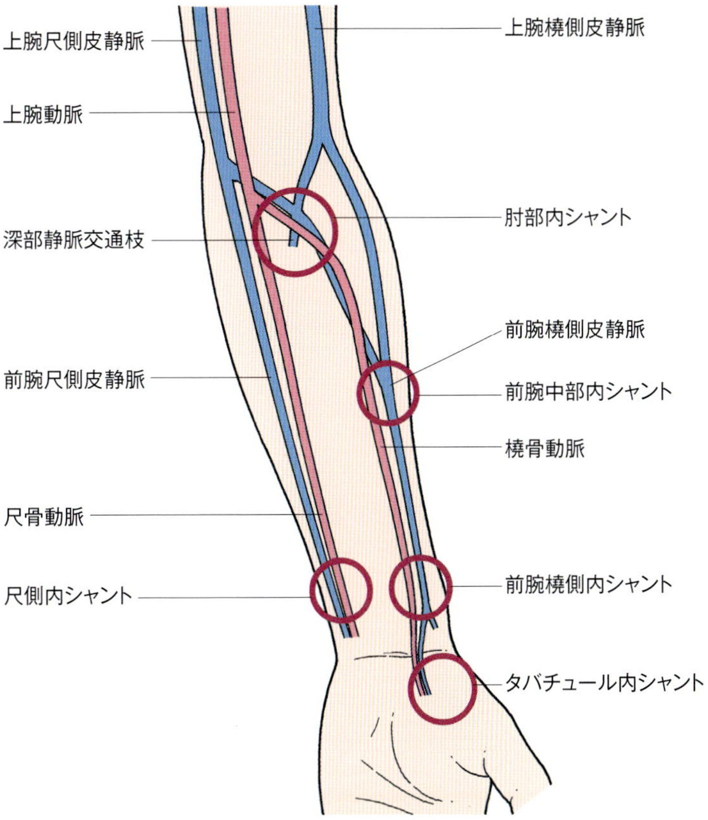

3 静脈の剝離

皮下組織を筋鉤で分け，静脈の表面を露出する。出血は適宜モスキート鉗子を用いるかバイポーラを用いて止血する。静脈の周囲を剝離し，血管テープで静脈を確保する（図3）。細い分枝を適宜結紮切離しながら，吻合に十分な静脈血管長を確保する。

DO NOT

分枝を結紮切離する際に，静脈本管からの分枝の根部ぎりぎりで結紮すると狭窄の原因となるため，静脈本幹に狭窄をきたさないよう分枝の根部から距離をおいて結紮するよう心がける。

4 動脈の剝離

動脈を触知するその直上の皮下脂肪を筋鉤で分け，筋膜を露出する。筋膜直下に局所麻酔を注入する（図4a）。この際に直下の動脈を誤穿刺しないよう注意する。筋膜に切開を入れて分けると，周囲組織に覆われた拍動する動脈を確認できる（図4b）。動脈の直

図2 皮膚のマーキングと局所麻酔
AVFを設置する予定の静脈と動脈を触診ないしは超音波検査で確認し，マーキングする。両血管のやや外側に置いた皮膚切開予定ラインもマーキングする。血管を剝離する部位に十分に局所麻酔を効かせる。

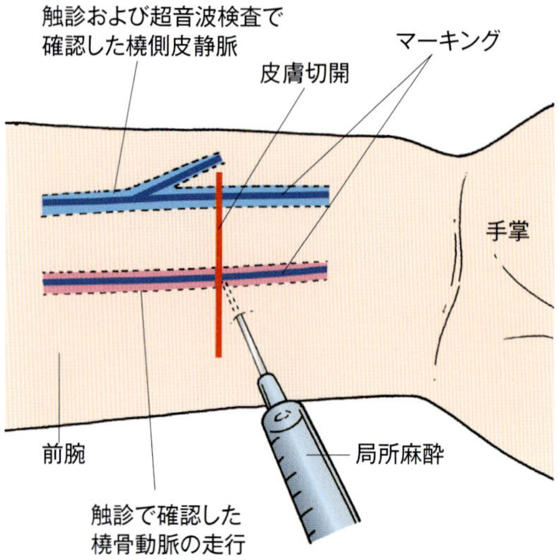

図3 静脈の剝離とテーピング
皮下を筋鉤を用いて鈍的に静脈の直上まで露出する。静脈を血管テープで確保したら，これを引きながら静脈の左右と背側も十分に剝離する。

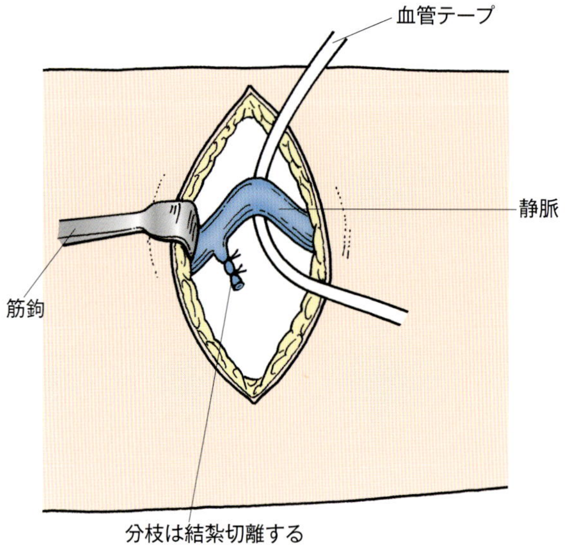

上にモスキート鉗子を通し切離しながら周囲組織を分けていき，血管テープで動脈を確保する。適宜分枝を結紮切離し，吻合に十分な動脈血管長を確保する（図4c）。

Advanced Technique

手関節近傍では，拍動する動脈直上で筋膜を切開すると動脈を同定できるが，前腕中部や肘部では筋肉内に迷入し，動脈の同定に難渋することがある。これらの部位では筋膜越しに透見できる前腕筋群の筋肉間の脂肪織を目印にして，その直上で筋膜に縦切開を入れ，筋肉間の脂肪をたどるように分けていくと動脈を同定することができる。

5 静脈の結紮切離とヘパリン加生理食塩水の注入

静脈本管を末梢側で結紮し，その中枢側で切離する（図5a）。開放された静脈内腔に20G静脈穿刺針の外套を挿入してヘパリン加生理食塩水を注入し，注液がスムーズであることを確認して静脈用ブルドッグ鉗子で静脈を遮断する（図5b，図5c）。

6 動脈血流遮断と吻合口形成

動脈にも吻合予定部の中枢側と末梢側に動脈用ブルドッグ鉗子をかけて，血流を遮断する。

剥離した動脈に静脈を寄せ，各々の吻合口形成部位を決める。11番メスないしはメッツェンバウムを用いて静脈を斜めに切開して静脈側の吻合口とする（図5c）。メスの先端を上向きに向けて動脈に切開を入れる。11番メスもしくはメッツェンバウムを用いて切開を延長し，吻合口6mmを形成する（図6）。動脈の中枢側にかけたブルドッグ鉗子をいったん緩め，吻合口から血液が勢いよく流出するかどうかを確認し，再度ブルドッグ鉗子をかける。

図4 動脈の剥離

ⓐ動脈の直上の皮下組織を鈍的に分け筋膜を露出し，筋膜下の血管を穿刺しないよう注意しながら筋膜下に局所麻酔を注入する。
ⓑモスキート鉗子とメッツェンバウムを用いて筋膜を縦方向に分ける。
ⓒ筋膜直下の組織も縦方向に分け動脈を露出し，これを血管テープで確保する。分枝を引き抜かないよう注意しながら，十分な血管長が得られるように結紮切離していく。

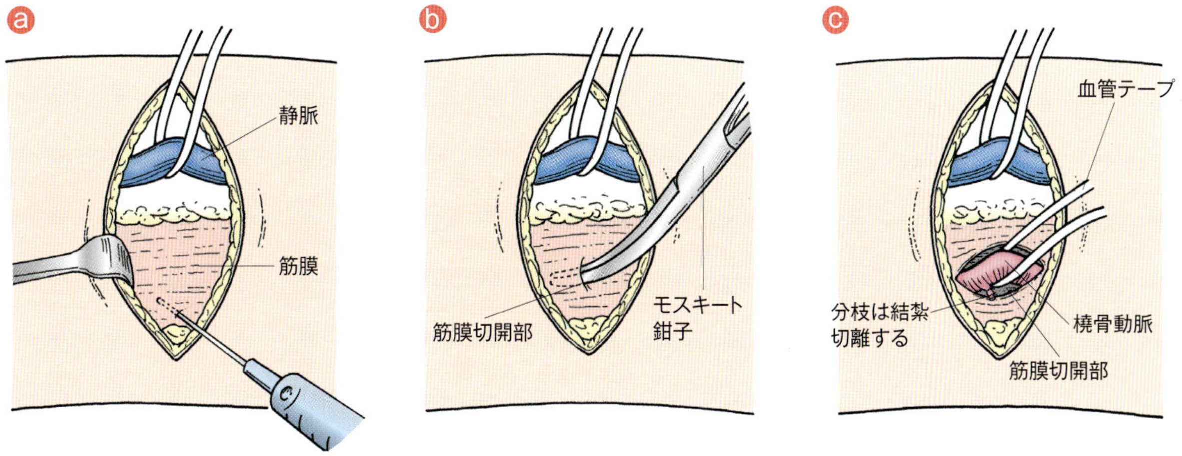

7 動静脈吻合

血管縫合にはいくつか方法があるが，縫いなれた方法で行う。当科では4点支持法で吻合しており，本法について解説する。

7-0モノフィラメント非吸収糸を用いて，動脈と静脈の吻合口の中枢側および末梢側遠位端に各々1針ずつかけ，これを結紮し支持糸とし，遠位側の支持糸の1本を吻合糸とする（図7a）。続いて動脈と静脈の吻合口前壁側のやや末梢側に1針ずつかけ，これを軽く牽引して吻合口の前壁を展開し，吻合口後壁の視野を確保する（図7a）。遠位側支持糸結紮部近傍から血管内腔に向けて運針し内糸とする（図7b）。支持糸を軽く牽引して動静脈の吻合口後壁をそろえ，血管内腔より5～6針かけて後壁を末梢側から中枢側に向け

図5 静脈の結紮部位からS吻合口形成

ⓐ静脈を末梢側で3-0シルクで結紮し切離する。
ⓑ静脈中枢断端より20Gサーフロー®針を挿入し，ヘパリン加生理食塩水を注入する。
ⓒ静脈用ブルドッグ鉗子で静脈を遮断し，動脈までの距離がちょうど良い位置で静脈吻合口を形成する。

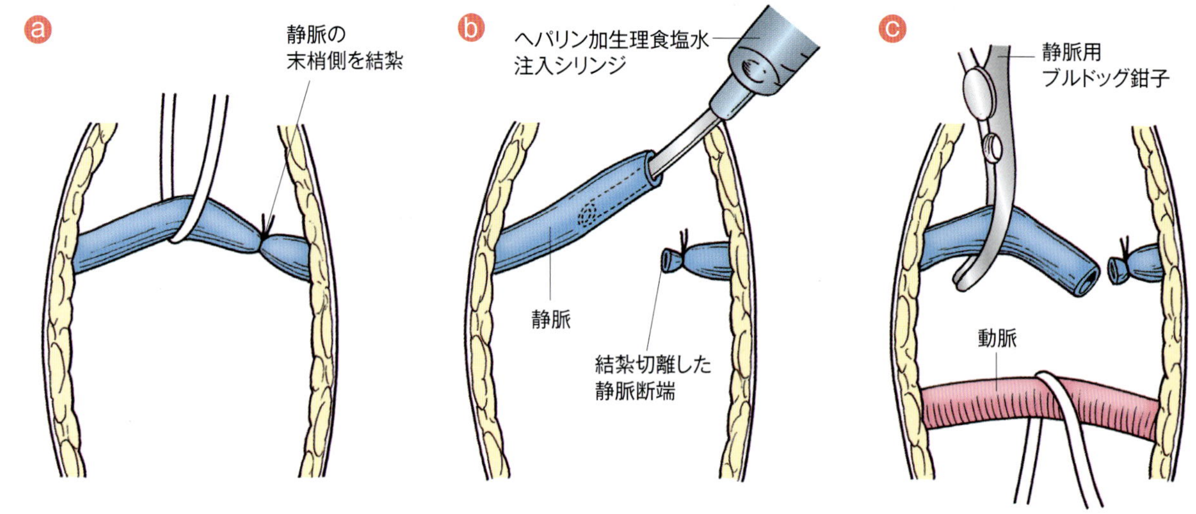

図6 動脈の血流遮断と吻合口形成

動脈の吻合予定部の中枢側と末梢側は，動脈用ブルドッグ鉗子をかけて血流を遮断し，11番メスの刃を上向きにして動脈に切開を入れ，吻合口を形成する。

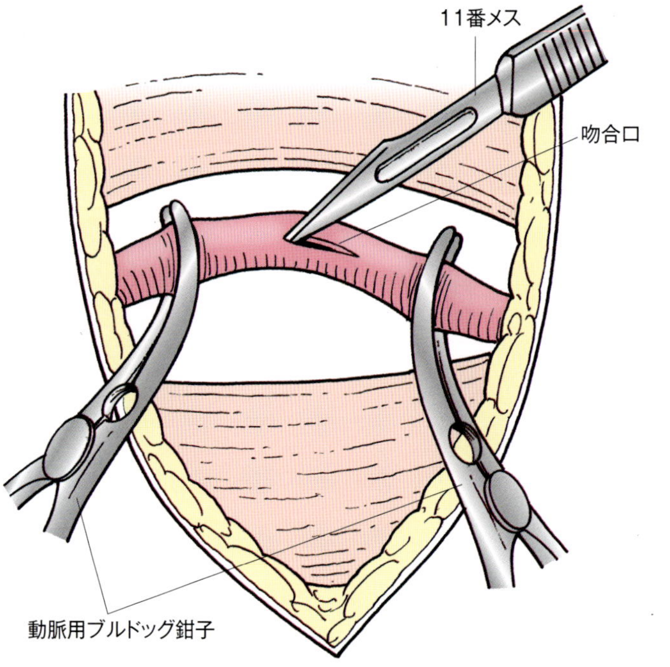

て連続縫合する（図7c）。中枢側支持糸近傍まで縫い上げたら，中枢側支持糸近傍で内腔より血管外へ運針し外糸とする（図7d）。後壁同様，5～6針かけて中枢側から末梢側に向けて動静脈吻合口の前壁を連続縫合する（図7e）。吻合口末梢側支持糸と結紮し，吻合を終了する（図7f）。

8 阻血解除

動脈と静脈にかけていたブルドッグ鉗子を開き阻血を解除する。用手的に動脈から静脈

図7 動静脈吻合
ⓐ吻合口の両端に1針ずつかけ，動脈と静脈前壁に1針ずつ展開用支持糸をかける。
ⓑ動脈内腔側に吻合糸がくるよう運針する。
ⓒ内腔側より吻合口後壁を連続縫合する。
ⓓ血管内腔側より外側に，動脈壁より運針し外糸とする。
ⓔ前壁を連続吻合する。
ⓕ吻合終了後。

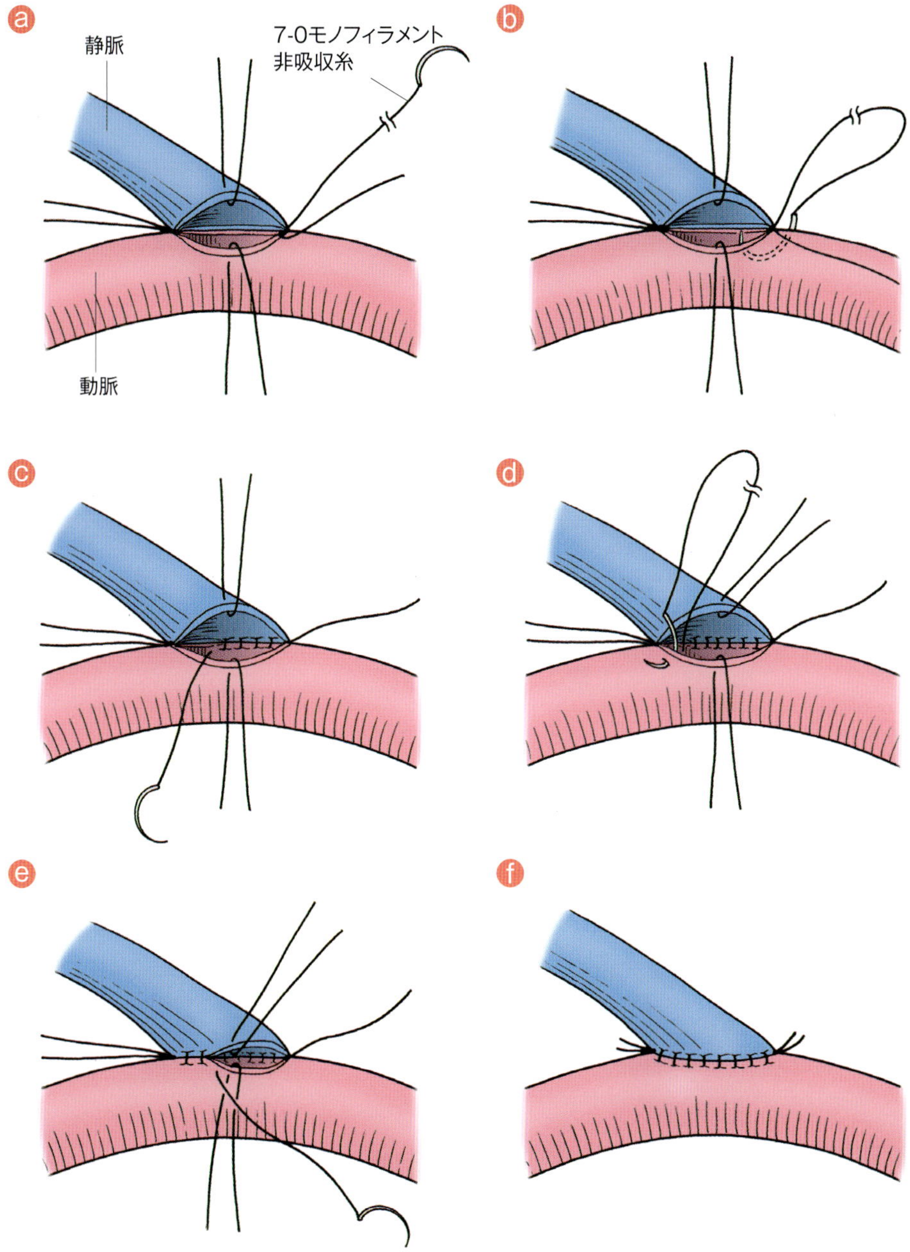

に向けて流れるシャント血流によるスリルが触知できることを確認する。

Advanced Technique

スリルが触知できずに吻合口が拍動している場合は，流出路となる静脈に狭窄が起きていることを意味する。最も多い原因としては皮下組織による静脈の圧排であり，圧排による静脈の狭小化が確認できたら静脈周囲の剥離を追加し，スリルの改善を確認する。
阻血解除直後は良好だったスリルが徐々に低下した場合には，動脈の攣縮が原因であることが多く，ヘパリンを静注し攣縮による血栓閉塞を予防する。

9 閉創

吻合部および血管剥離部を生理食塩水で洗浄し，出血がないことを確認し，3-0ナイロン糸にて一層で皮下および皮膚を縫合し，手術を終了する。

術後管理

術直後に問題となるのは，出血と動脈の攣縮による閉塞である。創部の腫脹が強くなったり創部から持続的に出血を認めたりした際には，再開創による止血術を考慮する。手術室では十分なシャント血流によるスリルを触知していたにもかかわらず，帰室時に消失しかかっている際には動脈の攣縮を念頭に置き，ヘパリンや低分子ヘパリンを静注すると，2〜3時間後にはスリルが回復することが多い。AVF作製後，穿刺開始までに一定期間をおくことが推奨されているが，即座に透析導入が必要で血管の発達が良好な際には慎重に穿刺を開始する。

AVG

手術のアウトライン

1 麻酔
2 皮膚切開
3 動静脈の剥離
4 静脈末梢側の結紮とヘパリン加生理食塩水の注入
5 静脈側人工血管吻合
6 人工血管の皮下への移植
7 動脈側人工血管吻合
8 阻血解除
9 閉創

1 麻酔

AVGは，ストレートにもループ状にも，また上腕にも前腕にも大腿にも作製することが可能である[4]（図8）。本項では前腕AVGの作製法について述べる。AVF同様，動静脈吻合予定部をマーキングし，剥離予定範囲の皮下に局所麻酔薬を注入する（図9）。前腕であればAVF同様，腕神経叢ブロックを選択することも可能である。

2 皮膚切開

人工血管吻合予定の動静脈直上に皮膚切開を置く（図9）。

3 動静脈の剥離

皮下を分け，筋膜下に局所麻酔薬を注入し，筋膜に縦切開を入れる。筋肉間の脂肪組織を分けていくと，周囲組織に囲まれた上腕動脈とそれに併走する伴走静脈とを同定できる。

図8 人工血管内シャントの設置方法

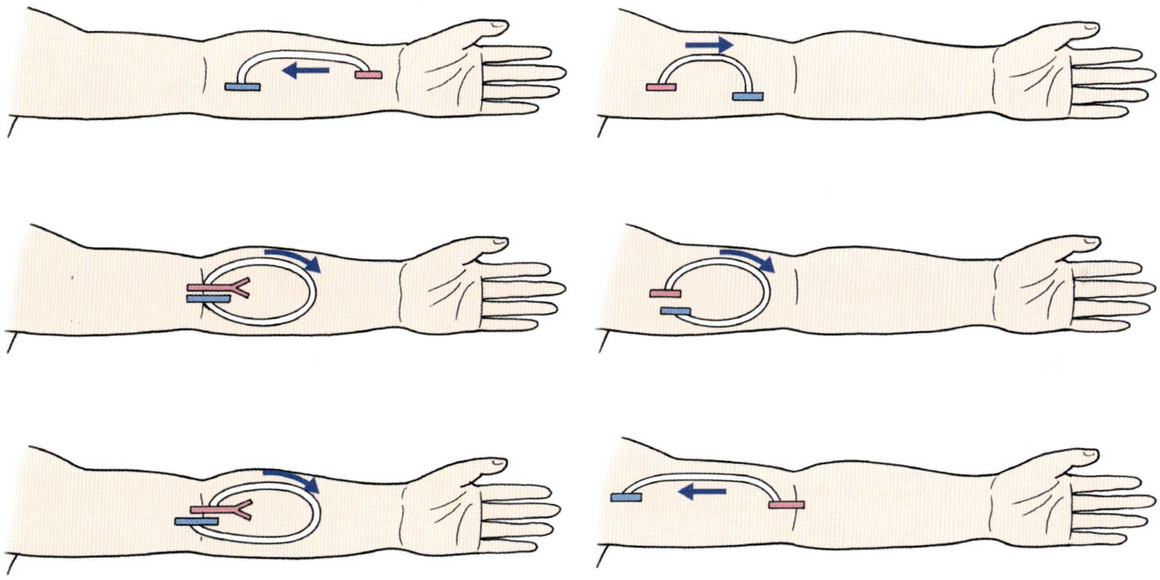

（日本透析医学会：慢性血液透析用バスキュラーアクセスの作製および修復に関するガイドライン．日本透析医学会雑誌 38巻9号，2005．より転載）

図9 AVG作製時の皮膚のマーキングと局所麻酔

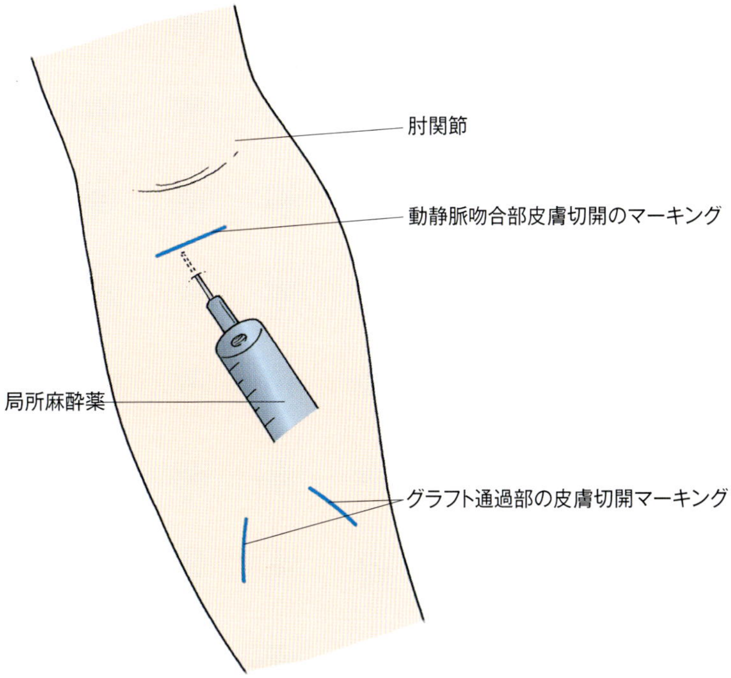

動脈と静脈をテーピングし，可及的に分枝を結紮しながら剥離を進め，吻合に必要な血管長を確保する（図10）。

4 静脈末梢側の結紮とヘパリン加生理食塩水の注入

静脈末梢側を結紮し，静脈に吻合口となる縦切開10mmを入れる。20G静脈穿刺針の外套を用いて静脈にヘパリン加生理食塩水が抵抗なく注入できることを確認し，静脈用ブルドッグ鉗子で吻合口の中枢側を遮断する。

5 静脈側人工血管吻合

人工血管の断端を斜めに切除し，吻合口を形成する。当科では吻合糸としてはゴアテックス®スーチャーCV-5を用いている。人工血管の吻合にもさまざまな方法があるが，当科で行っている3点支持法での吻合について解説する。

静脈と人工血管との吻合口の中枢側および末梢側に1針ずつ支持糸をかけ，末梢側のみ結紮する（図11a）。静脈には伸展性があるため，静脈→人工血管の順に運針する。先に吻合する対側の吻合口の末梢側約1/3の部位に支持糸を追加し，対側の血管壁の縫いこみを防ぐ。末梢側にかけた支持糸の1本を用いて中枢側に向けて連続縫合する。中枢側の支持糸を越えたら人工血管の向きを変えて2針程進み，中枢側の支持糸を結ぶ（図11b）。連続縫合をさらに末梢側の支持糸まで進め（図11c），最後に末梢側の支持糸を結び静脈吻合を終了する（図11d）。人工血管を立ててヘパリン加生理食塩水を内腔に満たし，吻合口からのメジャーリークがないことを確認する。メジャーリークを認めた際には縫合を追加する。

6 人工血管の皮下への移植

皮下に人工血管を通す部位をマーキングし，人工血管がカーブする2点の中継部となる皮切部と人工血管の皮下移植部に局所麻酔薬を十分に注入する（神経ブロックでは不要）。2点に皮切を入れ，筋膜の直上まで創部を剥離する。静脈吻合部から中継部に皮下にトン

図10 筋膜の露出，その切開による吻合予定の動静脈同定，剥離およびテーピング

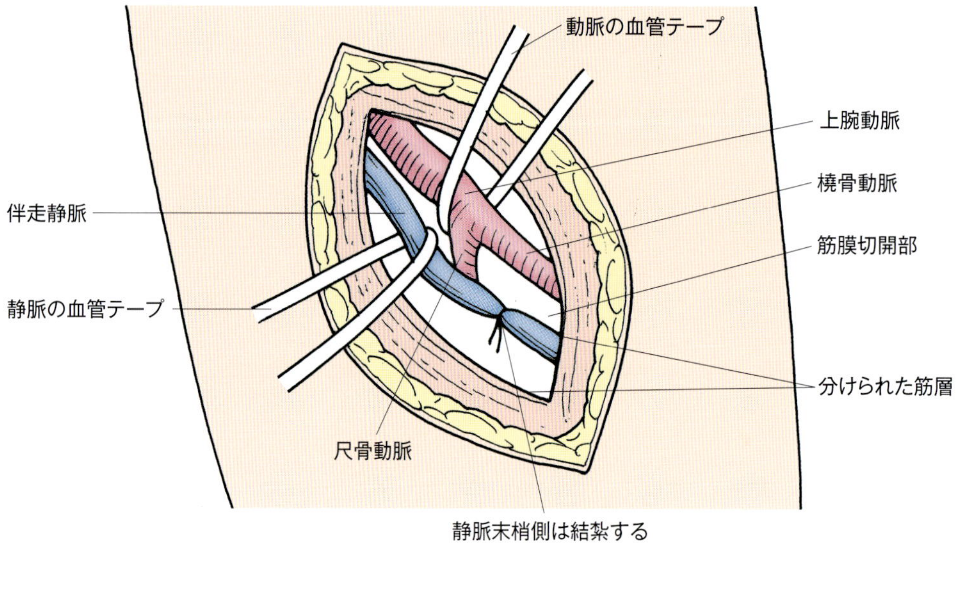

ネラーを通し，トンネラーの内腔に人工血管を通し，皮下に人工血管を移植する（図12）。

同様にして中継部2点間にトンネラーを通して皮下に人工血管を通し，最後に中継部から動脈吻合予定部に向けてトンネラーを皮下に通し，人工血管の皮下への移植を完了する。

DO NOT

人工血管が皮下深くに移植してしまうと穿刺しにくくなってしまい，逆に浅すぎると人工血管が露出する危険があるため，トンネラーを通す際には皮下深くなりすぎないよう，またトンネラーを通した直上の皮膚の可動性が保たれていることを確認しながらトンネラーを通すよう心がける。

図11 グラフトと静脈との吻合

ⓐ静脈とグラフトの吻合口に中枢側，末梢側，もう1本の支持糸をかけ，末梢側のみ結紮し，1本を吻合糸とする。
ⓑ支持糸をかけた対側より，末梢側から連続縫合する。
ⓒ中枢側支持糸を連続縫合できたら，支持糸をかけた側も連続縫合する。
ⓓ静脈側吻合終了後。

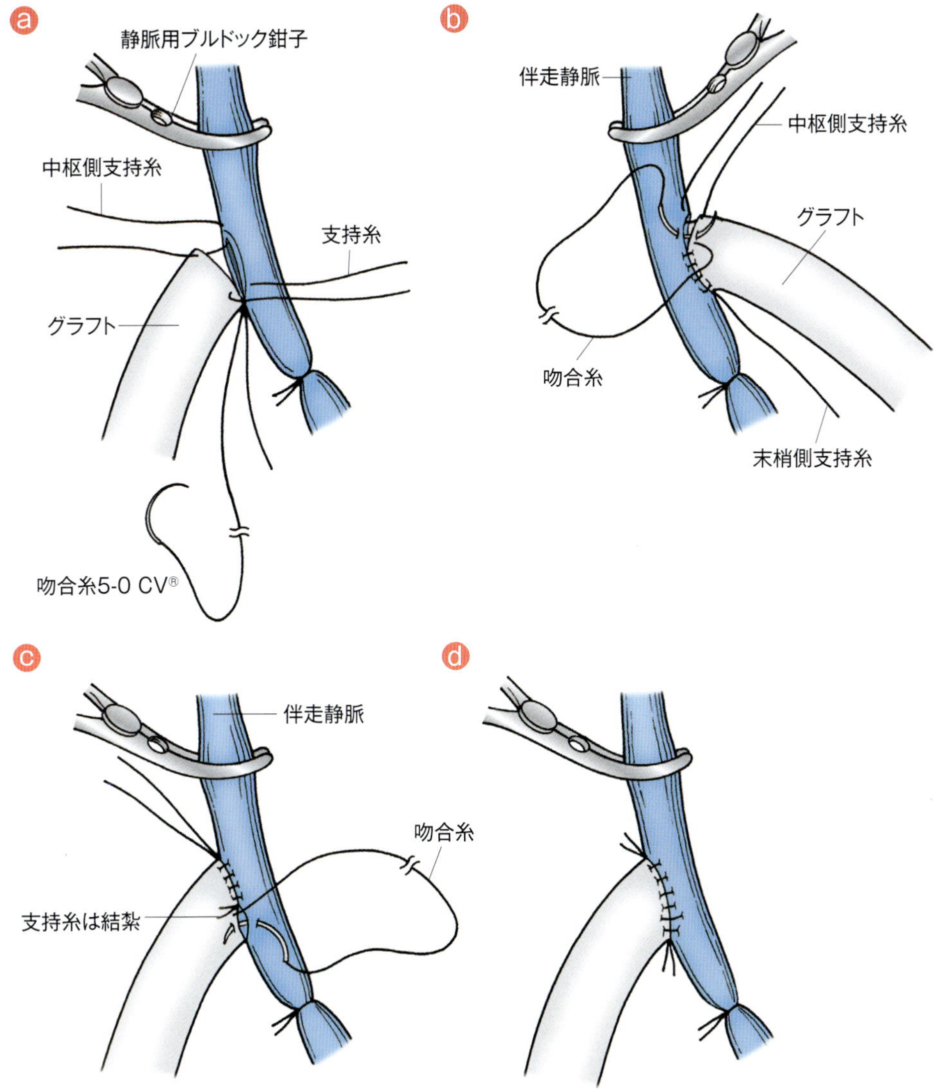

7 動脈側人工血管吻合

動脈と人工血管の吻合では，静脈吻合のように人工血管を倒して全周を吻合部の外側から縫合することが困難であるため，当科ではAVFと同じ方法で吻合している。余剰な人工血管は切除し，吻合口は過流量を防ぐために動脈側は7mmにとどめ，人工血管もそのまま吻合が可能であれば斜めに形成せずほぼ平行に形成している。動脈をその分枝を含めてclampする。吻合糸は静脈側同様，ゴアテックス®スーチャーCV-5を用いている。支持糸は吻合部の末梢側，動脈側吻合部前壁に3糸かけ，末梢側の支持糸は結んでおく（図13a）。末梢側の支持糸の1本を縫合糸とする。末梢側の支持糸をかけている近傍から動脈内腔に針を進め内糸とし，後壁を連続縫合する（図13b）。中枢側支持糸まで進めたら，この支持糸の近傍の動脈壁内腔から外に針を進め外糸とし，中枢側の支持糸を結ぶ（図13c）。最後に末梢側支持糸と結び，動脈側吻合を完了する（図13d）。

8 阻血解除

阻血解除はまず動脈側のみ行い，人工血管内腔の空気を針穴や静脈吻合部から抜き，血液のみが流出するのを確認して静脈側の阻血も解除する。シャントスリルが触知できることを確認する。針穴からしばらく出血するため，サージセル®を吻合部の全周にあてがい，しばらく出血がおさまるまで圧迫止血する。

9 閉創

圧迫止血により吻合部からの出血がおさまったことを確認し，イソジン®加生理食塩水で創部および人工血管の表面を洗浄し，4-0ナイロン糸ですべての創を1層で縫合し閉創し，手術を終了する。

図12 トンネラーを用いた皮下へのグラフトの移植

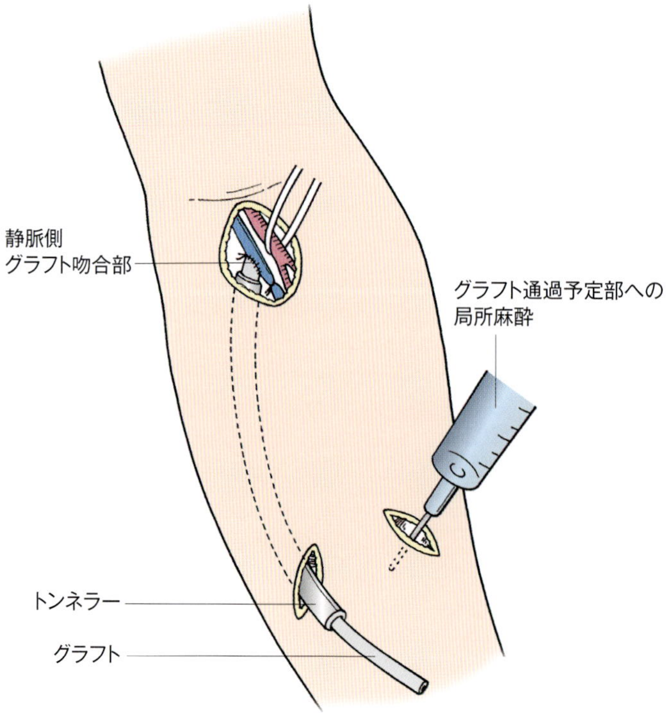

術後管理

通常，人工血管を吻合する動脈は上腕動脈など太い動脈であることが多いため，攣縮が問題となることは少ない。術直後に問題となるのは出血，過剰血流による心不全と急性閉塞であり，注意を払う。

図13 グラフトと動脈との吻合

ⓐブルドッグ鉗子で血流遮断後，動脈に吻合口を形成し，吻合口の中枢側と動脈前壁に支持糸をかける。
ⓑAVFと同様に，吻合口の内腔側から吻合口の後壁を連続縫合する。
ⓒ後壁の吻合後，中枢側より前壁側の吻合口を連続縫合する。
ⓓ動静脈吻合終了後，血流遮断を解除する。

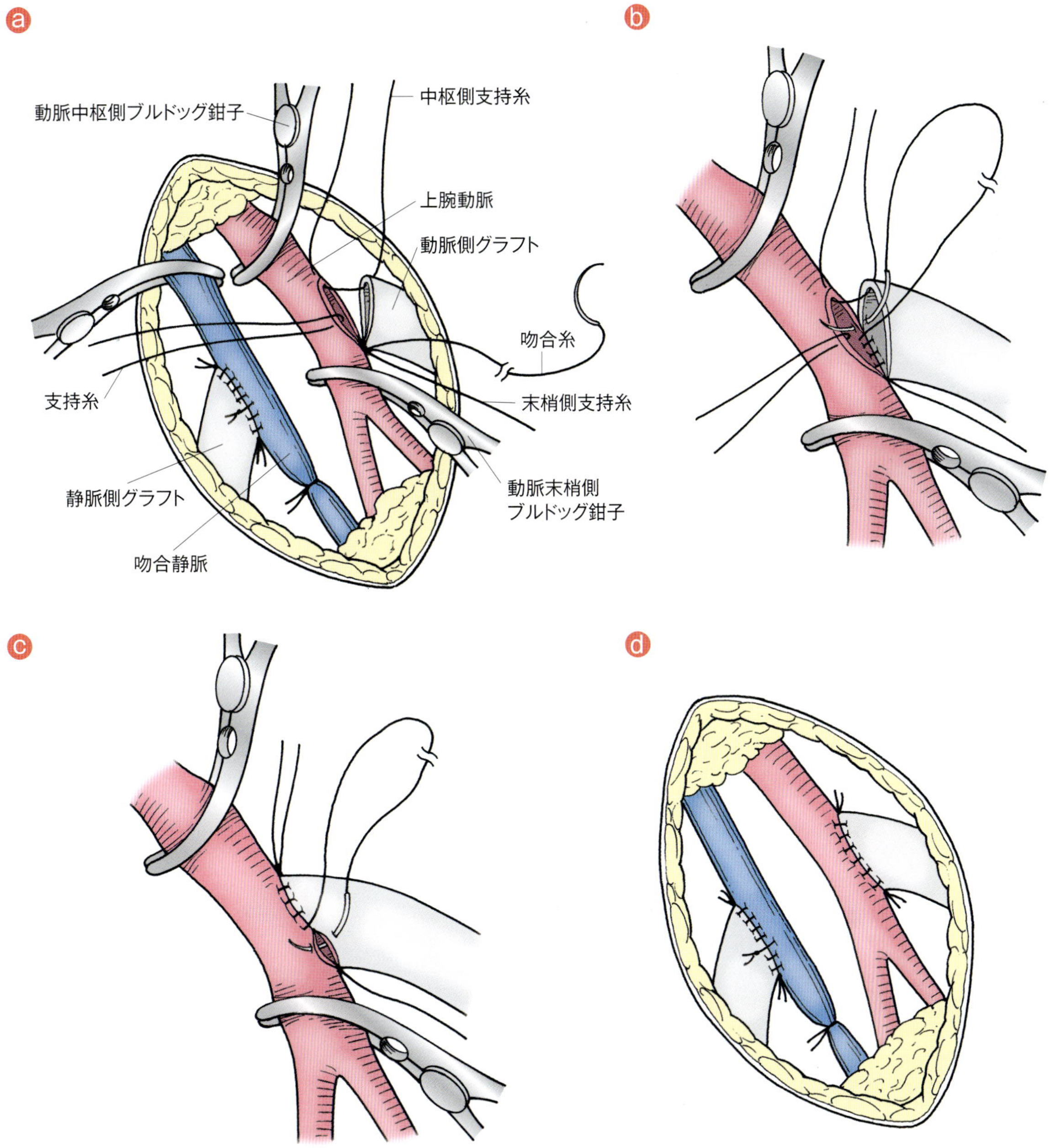

動脈表在化

手術のアウトライン

1 局所麻酔
2 皮膚切開と筋膜の露出
3 筋膜切開と上腕動脈の剥離
4 筋膜縫合による動脈の表在化
5 皮下ポケットの作製と上腕動脈の固定
6 閉創

1 局所麻酔

動脈表在化は上腕動脈と大腿動脈で可能だが，本項では上腕動脈表在化について述べる。

上腕動脈の走行を触診ないしは超音波検査で明らかにしマーキングを行い，その直上に局所麻酔薬を注入する（図14）。神経ブロックで麻酔をかける際には，腋窩神経ブロックでは上腕には麻酔がかからないため，鎖骨上ないしは斜角筋間からブロックする必要がある。

2 皮膚切開と筋膜の露出

上腕動脈の走行から約1cm尺側に約12cmの弓状の皮膚切開を置き，バイポーラで止血しながら筋膜が露出するまで，皮下を縦方向に十分に剥離する（図15a）。この際に太い静脈や皮神経を損傷しないよう注意を払う。

3 筋膜切開と上腕動脈の剥離

筋膜下に局所麻酔薬を十分浸透させ，縦方向に筋膜切開を置く。筋間を鈍的に剥離すると周囲組織に覆われた拍動する上腕動脈が同定できるため，この周囲組織を一部剥離し，上腕動脈を血管テープで確保する（図15b）。分枝を適宜結紮切離しながら十分な長さの動脈血管を確保する。

図14 局所麻酔と皮膚切開（左側）
上腕動脈の走行を確認しマーキングする。その直上よりやや尺側に，縦切開部に位置するように弓状の皮膚切開を入れる。

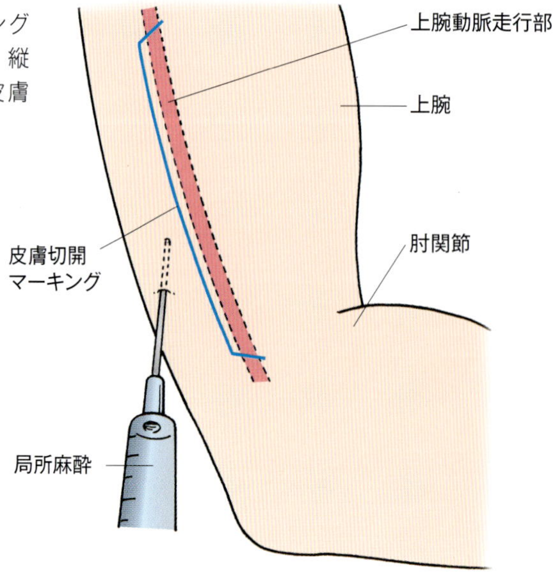

図15 筋膜の露出とその切開による上腕動脈の確保

ⓐ皮膚切開を入れた後，皮神経や表在静脈を損傷しないように皮下脂肪を分け，筋膜を露出し，その直下に局所麻酔を注入する。

ⓑ筋膜を切開し，伴走静脈や正中神経を傷つけないように上腕動脈を剥離し，血管テープで確保する。

ⓐ

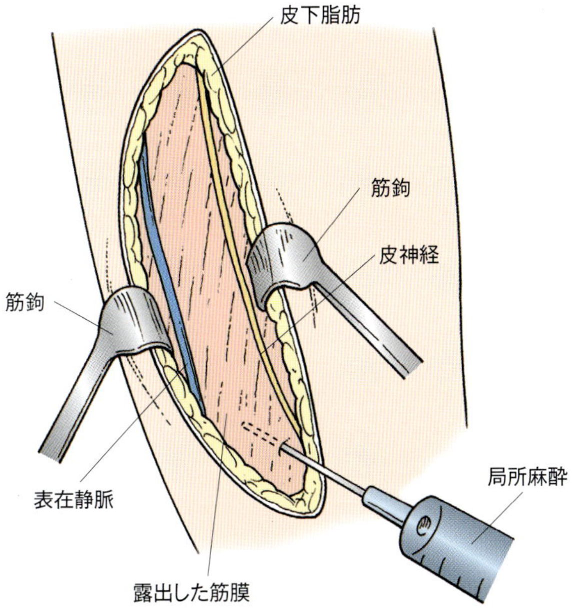

ⓑ

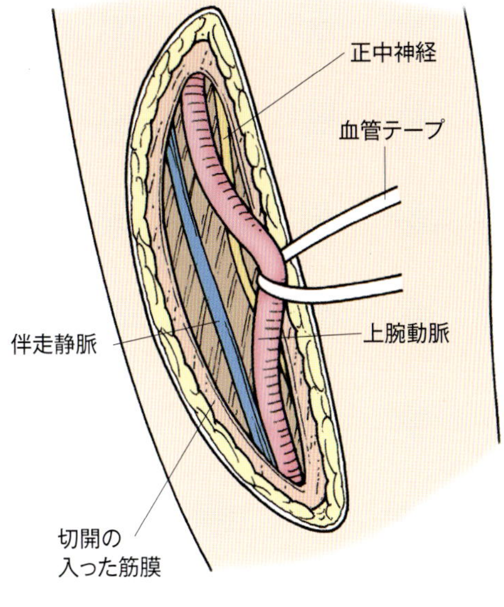

4 筋膜縫合による動脈の表在化

剥離した上腕動脈の背側で3-0吸収糸により筋膜を結節縫合し，上腕動脈を表在化する（図16a）。

5 皮下ポケットの作製と上腕動脈の固定

皮膚切開と上腕動脈の皮下の走行が重ならないよう，皮膚切開よりやや橈側に皮下を分けて上腕動脈の通る皮下ポケットを形成する。3点で皮下組織を縫合して，上腕動脈を固定する（図16b）。

Advanced Technique

脂肪組織が薄いときには筋膜直上を走行させてもよいが，皮下脂肪が厚い際には穿刺しにくくならないよう，また動脈が皮膚に露出しないよう，皮膚に皮下組織をつけつつも皮膚から上腕動脈の拍動が容易に触知できる深さに皮下ポケットを形成する。

図16 上腕動脈の表在化と皮下ポケットへの固定
ⓐ上腕動脈背側で筋膜を縫合し，動脈を表在化する。
ⓑ形成した皮下ポケット内に上腕動脈を固定する。

ⓐ

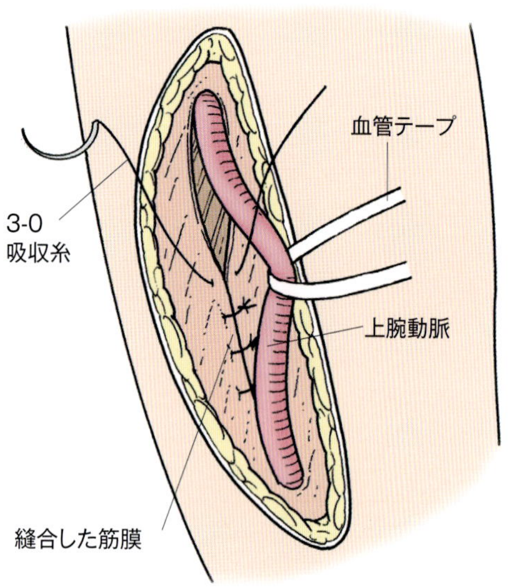

ⓑ

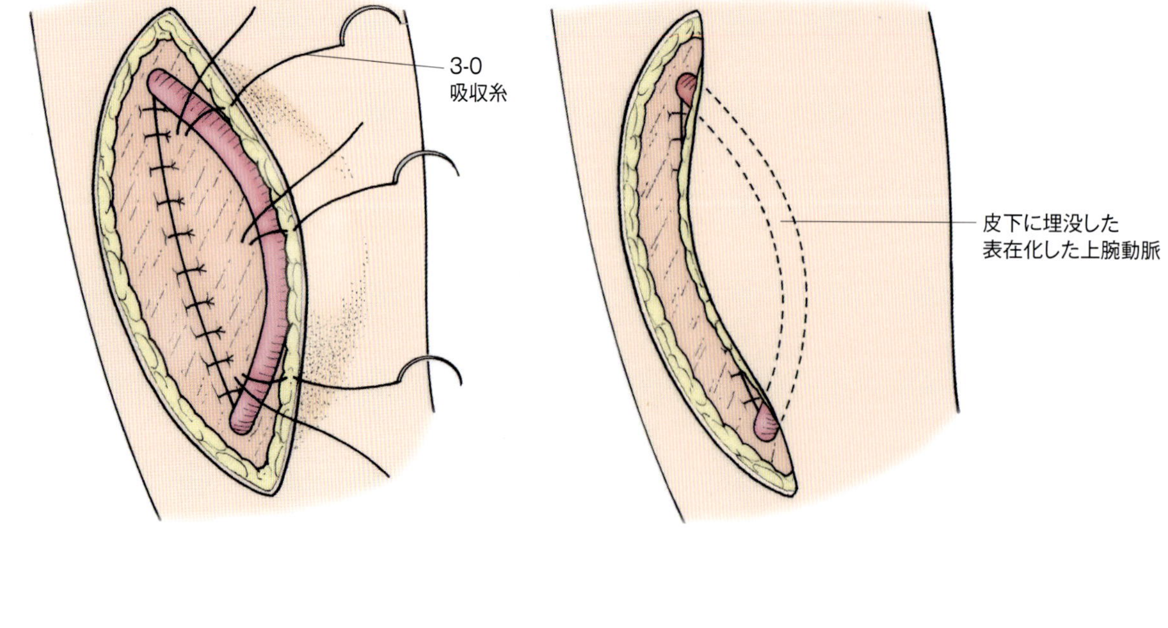

図17 閉創後の皮下の表在化された上腕動脈

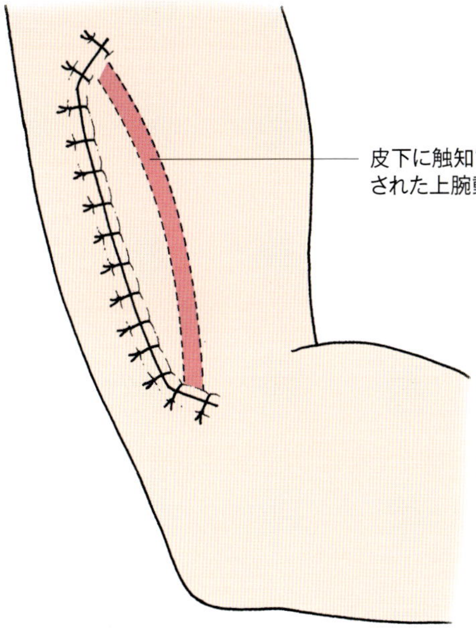

6 閉創

止血，洗浄し，4-0ナイロン糸で閉創し，手術を終了する（図17）。

術後管理

AVFやAVGと異なり，圧迫により上腕動脈が閉塞することはないため，術後はガーゼを用いて上腕動脈の拍動が消失しない程度に皮下を剥離した範囲を圧迫する。翌日出血がなければ圧迫は解除し，穿刺は術後2週間以上経過してから開始する。

DO NOT

上腕動脈はその周囲を剥離しており，早期穿刺は瘤形成や出血の原因となるため避ける。

文献

1） 中井 滋，鈴木一之，他：わが国の慢性透析療法の現況（2008年12月31日現在）．透析会誌 2010; 43: 1-35.
2） 久木田和丘，大平整爾，他：2011年社団法人日本透析医学会　慢性血液透析用バスキュラーアクセスの作製および修復に関するガイドライン．透析会誌 2011; 44: 855-937.
3） Aitken E, Jackson A, et al: Effect of regional versus local anaesthesia on outcome after arteriovenous fistula creation: a randomised controlled trial. Lancet 2016; 388: 1067-74.
4） 日本透析医学会：慢性血液透析用バスキュラーアクセスの作製および修復に関するガイドライン．透析会誌 2005; 38: 1491-551.

Urologic Surgery Next

1 腹腔鏡手術
担当編集委員 荒井陽一
発売中 定価(12,000円+税)
ISBN978-4-7583-1330-8

2 ロボット支援手術
担当編集委員 土谷順彦
発売中 定価(12,000円+税)
ISBN978-4-7583-1331-5

3 エンドウロロジー
担当編集委員 山本新吾
発売中 定価(12,000円+税)
ISBN978-4-7583-1332-2

4 オープンサージャリー
担当編集委員 土谷順彦
発売中 定価(12,000円+税)
ISBN978-4-7583-1333-9

5 尿路変向・再建術
担当編集委員 荒井陽一
ISBN978-4-7583-1334-6

6 尿失禁・女性泌尿器科手術
担当編集委員 髙橋　悟
ISBN978-4-7583-1335-3

7 小児泌尿器科手術
担当編集委員 山本新吾
兼松明弘
ISBN978-4-7583-1336-0

8 陰茎・陰嚢，アンドロロジーの手術
担当編集委員 髙橋　悟
ISBN978-4-7583-1337-7

9 外傷の手術と救急処置
担当編集委員 山本新吾
ISBN978-4-7583-1338-4

Urologic Surgery Next No.4

オープンサージャリー

2019年 4月 1日　第1版第1刷発行

■編集委員　荒井陽一《あらいよういち》・髙橋《たかはし》　悟《さとる》・山本新吾《やまもとしんご》・土谷順彦《つちやのりひこ》

■担当編集委員　土谷順彦《つちやのりひこ》

■発行者　三澤　岳

■発行所　株式会社メジカルビュー社
〒162 - 0845 東京都新宿区市谷本村町 2 - 30
電話　03(5228)2050(代表)
ホームページ http://www.medicalview.co.jp/

営業部　FAX 03(5228)2059
E - mail　eigyo @ medicalview.co.jp

編集部　FAX 03(5228)2062
E - mail　ed @ medicalview.co.jp

■印刷所　株式会社創英

ISBN 978-4-7583-1333-9　C3347